あなたは「祖父母が食べたもの」で決まる

健康と遺伝子の科学

ジュディス・フィンレイソン
加藤輝美〈訳〉

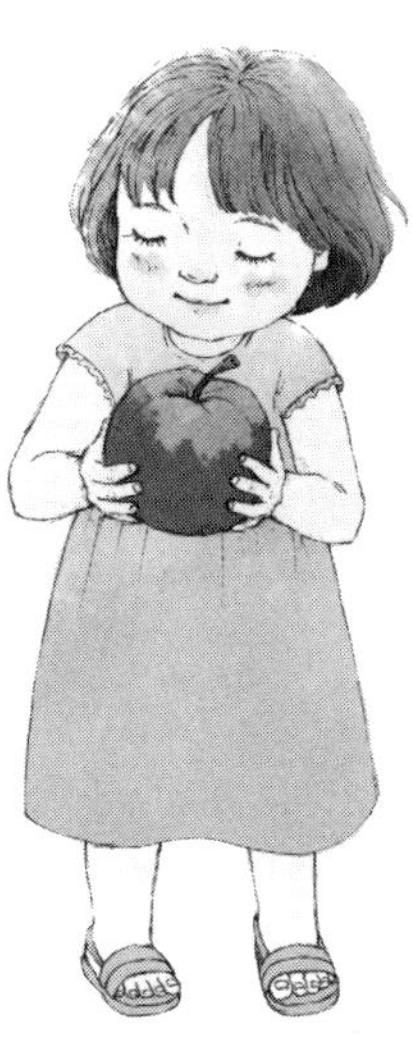

サンマーク出版

栄養のもつ力を信じ
本書執筆のきっかけをつくってくれた
チャーリー・ムーアに

まえがき――慢性病の原因に関する新しい理論

みなさんを、これまで一度もきちんと語られることがなかった物語の世界へお連れしよう。

この本があきらかにしてくれるのは、わずかここ三〇年のうちに、私たちが考えていた「病気はどのように起こるのか」が大きく変わったことについてだ。

・慢性的な病気の本当の原因は何なのか？

学問分野には、その研究内容を定める決まりがある。

医学においてはその決まりとは、病気の発生起源と治療法を知り、それに関わる知識をまとめて次の世代に手渡す枠組みをつくっていくことだ。

しかしいったんその枠組みができると、人間はつい現状に満足してしまいがちになる。人がかかる病気はすべて解明されつくしてしまったと誰もが信じたいのだ。

人が今、信じていることに疑問を投げかけることは、その安心をおびやかす危険な行為だ。だが研究者なら誰でも、「われわれが知らないことのほうがはるかに多いのだ」とわかっている。

この本がすばらしいのは、そのギャップを埋めてくれるところだ。

病気の発生起源について今、常識だと思われている考え方に疑問を投げかけ、慢性疾患の発生に関する医学界内部からの新情報をあきらかにしてくれるのだ。

・病気は受け継がれた遺伝子だけのせいではない

三〇年前、デヴィッド・J・P・バーカーという勇気ある医師（および疫学者）が人間の病気の発生起源について、当時の常識に反旗をひるがえした。なぜ北イングランドでは新生児の死亡率と成人の心臓病による死亡率が高いのに、南イングランドでは違うのか？　それは感染性病原体や有毒化学物質や遺伝子のせい、というこれまでどおりの常識にしたがうこともできたはずだ。だがバーカー博士はそうしなかった。かわりに彼が思いついたのは、「北部の赤ん坊の多くは労働者階級の苦しい生活がもたらす母体の栄養不良と強いストレスのせいで、子宮の中で身体的ダメージを受けて生まれてくる」という説だった。

さらに、そういう赤ん坊は何とか子ども時代を生きぬいて大人になっても、心臓病になる確率が高いことに気づいたのだ。

結局バーカー博士は自らの説が正しいことを証明し、「『悪い』遺伝子のみが病気を引き起こす原因である」という定説が誤りであることがあきらかになった。

・環境によって変化する遺伝子の働き

近年世界的な規模で糖尿病、肥満、高血圧の発生率が急激に上昇している。その発生状況を地理的にみてみると、環境に原因があることはあきらかだ。しかし遺伝情報の変化はそれほど急激に起こるものなのだろうか？　慢性疾患にかかる率がアメリカ国内でもっとも高い南部の人たちは、みな悪い遺伝子をもっているのだろうか？　答えはどちらもノーだ。このような病気の急激な増加は、変わりゆく環境に必ず関係があるはずだ。今では、栄養不良やストレスが感受性の強い遺伝子に影響を与えることがわかってきている。これが健康と病気の根本にあるメカニズムを解きあかす学問として最近認められつつある、「**エピジェネティクス**」の基本的な考え方だ。

だが「遺伝子は慢性疾患にかかるリスクとは関係がない」というのは正しくない。研究が進むにつれて、子どものころの環境が成人後の病気にどの程度の影響を与えるのか、その程度を決めるのは私たちの遺伝子のなりたちだということがしだいにあきらかになってきている。「生まれ（遺伝子）」だけ、あるいは「育ち（環境）」だけが単独で病気を引き起こすのではない。両方がからみあって働くのだ。

・あなたはおばあちゃんが食べたものでつくられている

バーカー博士の発見以降、「環境が引き起こす病」に対する私たちの考え方は劇的に変化した。今では、栄養不良が胎児に及ぼす悪影響は、母親が妊娠に気づく前からすでに始まっていることがわかってきた。栄養不良やストレスによる**遺伝子発現**の変化が、二世代以上にわたって受け継がれることもわかっている。こういった発見は、生殖活動に対する私たちの考え方を変化させつつある。

医学の話をうまく伝えることはむずかしい。科学的な細部はだいたい退屈なもので、正確さを求めると話がつまらなくなる。逆に正確さを犠牲にすると話が表面的で薄っぺらなものになってしまう。しかし幼児期の成長と栄養、それが生涯にわたって及ぼす影響についてくわしく学んだ作者ジュディス・フィンレイソンは、むずかしい医学的概念をやさしい言葉でわかりやすく解説し、なおかつ正確さにも細心の注意をはらう。自らの考えを売りこむために科学的な基盤を否定する怪しげな「健康本」が多い中で、本書ほど扱うテーマについて深く調べつくした本は他に類を見ない。

本書は巷《ちまた》にあふれる、いわゆる「健康本」ではない。現在の私たちがなぜこれほど多くの健康問題を抱えているのか、なぜもっと健康的な食品を摂取したほうがいいのか、なぜ食についてもっと真剣に考えるべきなのか、なぜこれから次の世代を産み育てていく若い人たちの健康と栄養にもっと気を配るべきなのか、その答えを与えてくれるすぐれたハンドブックだ。ジュディス・フィンレイソンは現在の人類が置かれた危機的状況の原因をあらたな観点から解きあかし、より健康に生まれ変わるための方法を教えてくれる。

ケント・ソーンバーグ

アメリカ・オレゴン州ポートランドのオレゴン健康科学大学
ボブ&チャーリー・ムーア栄養健康研究所所長、
ナイト心臓血管研究所発達健康センター長および内科学教授

あなたは「祖父母が食べたもの」で決まる

目次

まえがき――慢性病の原因に関する新しい理論……003
(オレゴン健康科学大学　ケント・ソーンバーグ博士)
イントロダクション――あなたの生き方が子孫に影響する……019

第一章

遺伝子に書かれていることといないこと……028

あなたがあなたになるとき……029
最初の遺伝学者はアリストテレス……031
世代を超えて遺伝子に影響する「経験」……033
チャールズ・ダーウィンの発見……036
失意の修道僧メンデルのエンドウ……037
一卵性双生児は同じ病気になりやすい？……039
遺伝子は変わる……046
遺伝子から将来をすべて予測することはできない……049
新たな科学――栄養のエピジェネティクス……050

第二章

おばあちゃんの食べたものがあなたをつくる……055

一〇〇年効果とは何か？……056
衰えている現代人の健康……060
胎内の栄養問題が病気を生む……061
低体重以外の要因……068
あなたの遺伝的形質……070
病気発症の複雑さ……072
なぜ栄養が大事なのか？……072
胎児のプログラミング……073
遺伝子と脳卒中のリスク……076

第三章 遺伝子に影響を与えるもの

遺伝子に影響を与えるもの……080
不幸な経験は健康に悪い……081
炭鉱労働の負の遺産……082
健康を決めるもの……084
ストレスの影響……085
戦争や災害が健康に影響する……086
栄養とストレス……094

壊れた社会環境は体も蝕む ……… 100
経験が生物に与える影響 ……… 102
大気も遺伝子に影響する ……… 105
有毒物質の影響が子孫に受け継がれる ……… 107
有毒物質と体と栄養 ……… 116

第四章

受胎前から乳児期が人生を決める ……… 121
受胎前にすべきこと ……… 123
妊娠前から食事に気をつける ……… 125
父親の精子鍛錬も大事 ……… 126
妊娠を望むなら ……… 130
子宮の中で起こること ……… 137
先祖の経験が子孫の体に影響する ……… 138
胎盤はすぐれた臓器 ……… 141
妊娠中はどのように栄養管理をするか ……… 148
妊娠中にとるべき栄養素 ……… 150
妊婦がさらされる現実世界の危険 ……… 160

体重増加は何キロまで？ ……… 166
生まれて最初の二年間 ……… 168
早産はさまざまな健康リスクを生む ……… 170
低出生体重が病気を起こす？ ……… 171
母乳がいちばん ……… 172
アレルギー――免疫系の異常 ……… 174
脳の発達をうながす ……… 177
幸せな子はよく育つ ……… 180
理想的な離乳食とは？ ……… 181

第五章

幼年期から青年期にすべきこと ……… 184

発育に重要な幼年期 ……… 185
成長基準に達しているかいないか？ ……… 186
筋骨格系――強い筋肉と骨と歯をつくる ……… 187
肥満が与える影響 ……… 188
免疫系は環境に左右される ……… 190
脳の急激な発達 ……… 193

注意欠陥多動性障害（ADHD）と貧困 ……… 195
ファストフードの悪夢 ……… 199
一面だけでなく全体像でとらえる ……… 205
青年期にはどう過ごすべきか？ ……… 210
巨大な炭酸飲料消費 ……… 212
思春期は気まぐれ ……… 213
カロリーはみな同じ？ ……… 214
青年期の脳 ……… 219
青年期にはどんな栄養が必要か？ ……… 222

第六章
生活習慣病にならないために ……… 227

世界共通の問題である肥満 ……… 229
何が肥満の原因なのか ……… 232
肥満であることの精神的影響 ……… 238
肥満、腸、免疫系 ……… 240
レプチンとその重要性 ……… 240
メタボリック・シンドローム ……… 244

非アルコール性脂肪性肝疾患 ……… 247
非アルコール性脂肪性肝疾患を防ぐには ……… 250
恐ろしい糖尿病 ……… 254
糖尿病とは？ ……… 255
妊娠糖尿病 ……… 256
1型糖尿病 ……… 257
2型糖尿病 ……… 260
糖尿病治療にもっとも有効なのは減量 ……… 270
糖尿病管理の最新兵器 ……… 275
糖尿病を食事で治す ……… 277
世界中の人が悩む高血圧 ……… 279
高血圧と民族性そして環境 ……… 280
高血圧の発生起源 ……… 282
高血圧は塩分のせいではない ……… 284
高血圧を食事で治す ……… 286
世界一の死因である心臓病 ……… 291
始まりはやっぱり胎内？ ……… 291

慢性的ストレスと心臓病……293
心臓病は遺伝子のせい？……295
コレステロールが心臓病を起こす？……296
こんな女性が心臓病になりやすい？……300
ミイラも苦しんだアテローム性動脈硬化症……301
慢性炎症を治療するには……308
心臓の鼓動が乱れる不整脈……311
運動で慢性疾患は治る？……319

第七章 年をとっても元気でいる

年をとっても元気でいる……322
加齢とはいったい何か？……323
テロメア……325
増え続けている「がん」……332
がんとは何か？……333
がんは遺伝子が原因なのか？……335
がんの原因……336
DESの歴史……339

食べるものでがんを防ぐ……342
がんと食事と生活習慣……347
骨折を起こす骨粗鬆症……352
骨折の連鎖……352
精神的な病気にもつながる……353
胎児期とのつながり……354
母親の栄養の重要性……355
骨量の減少を防ぐ方法……356
サルコペニア――加齢による筋肉の衰え……361
筋肉量と健康の関係……362
肥満との関わり……362
サルコペニアを防ぐ栄養と生活習慣……363
認知症とアルツハイマー病……367
もつれた糸……367
遺伝子とアルツハイマー病……369
胎内環境とアルツハイマー病……370
やっかいな細菌……371

認知症発生率低下の明るいきざし……371
認知症とアルツハイマー病のリスク因子……372
脳によい食べ物……377
脳の健康と生活習慣……379
睡眠は健康の要……379
体内時計を狂わせない……380

第八章

人の体の五七パーセントは細菌である……383

第二のゲノム……384
体内の生態系……386
腸が健康を左右する……390
免疫系は腸が決める……394
腸内細菌と代謝性疾患……400
第二の脳……402
腸内の住民に影響を与えるもの……406
食事が細菌叢を決める……407
食物繊維が腸を健康にする……410

体を動かすと腸にいい……422
複雑な人間の体……423
エピローグ……425
語句集……430
謝辞……441
訳者あとがき……443

装丁　轡田昭彦＋坪井朋子
装画　なかがわみさこ
翻訳協力　株式会社リベル
編集協力　株式会社ぷれす

イントロダクション——あなたの生き方が子孫に影響する

一九六九年、ウガンダのカンパラに住む若い医師デヴィッド・バーカーは、ブルーリ潰瘍の研究にたずさわっていた。皮膚に醜い跡を残すこの病気は当時、蚊によって感染すると思われていた。

だがウガンダの河岸沿いを調査したバーカー医師は、この病気はナイルの河岸に生える鋭い草の葉が人の皮膚を傷つけることによって起こるという結論を導き出す。おそらくこの前にもすでに医学界の常識を破るような発見をしていたバーカー医師だが、この比較的短いアフリカ滞在時の経験がその後の彼の進路を決定的に変え、彼は慢性疾患の原因解明に没頭するようになる。

この既成概念にとらわれない知的好奇心がやがて慢性疾患の新たな発生モデルを組みたてる足がかりとなり、そのためには子宮内に始まり幼児期にいたる子どもの成育状況を解明することが必要だと考えられるようになった。

・デヴィッド・バーカー博士の遺産

私が成人したころには、古い常識が幅をきかせていた。当時は（というか今でもあまり変わっていないが）肥満、糖尿病、心臓病、時にはがんさえもが大人になってからの生活習慣によって起きるというのが公衆衛生の常識だった。すべては高カロリーだが栄養不足の食べ物、酒やタバコ、運動不足のせいだと思われていたのだ。

確かにそれも病気の一因にはちがいない。だが病の根源はじつは別のところにあるとデヴィッド・バーカー博士はあきらかにした。受胎に始まる最初の一〇〇〇日間、いやそれどころかもっと前から病気の種は芽吹いているというのだ。おばあちゃんが食べていたもの、おじいちゃんが若い頃タバコを吸っていたかどうか、両親がトラウマを負ったかどうか――そういったものが、生まれて数十年たってから慢性疾患を発症するリスクを増やすなんて、いったい誰が想像しただろう？　研究にとりかかった当初は、当のバーカー博士本人も想像していなかった。だがやがて研究を進めていくうちに、博士はこの「**健康と病気の発生起源**」という説にたどりつく。

デヴィッド・バーカー博士は二〇一三年に亡くなったが、その研究が本書の下敷きとなっている。初期の研究は、人の住む場所と特定の病気にかかるリスクとの関係を解きあかすものだった。しかしやがて博士は、当時まだ生まれたばかりだった**エピジェネティクス**（P027）の研究に没頭していく。現在この遺伝子に深く関わる学問は、大きな注目を集めている。なぜなら実質的に食べ物、運動、体重、加齢といった私たちの生活のあらゆる面がそこにつながっていくからだ。ざっくり言えば、エピジェネティクスとは遺伝子と環境のつながりを解きあかす学問だ。

簡単に説明しよう。

さまざまな経験が私たちの遺伝子に影響を与え、それがいわゆる「**遺伝子発現**」となってあらわれる。ここ二〇～三〇年の間に、遺伝子が外からの刺激にいろんな形で反応するという事実が次々にあきらかになってきた。たとえば子宮内の胎児に母から与えられる栄養が、外からの刺激の一例だ。そういった栄養不良などの刺激によって、DNA自体は変化しないが、遺伝子の発現状況が変化するような反応が起こり、心臓病や糖尿病、がんといったさまざまな慢性疾患にかかるリスクが高まるのだ。こういった変化は時には子宮内ですでに始まっており、さらに次の世代へ伝えられる可能性もある。

バーカー博士が初期に行った**疫学**（P027）研究は地域性と心臓病とを結びつけた研究だ。その論文『一九六八年から一九七八年のイングランドおよびウェールズにおける特定の病気の死亡率分布図』にまとめられた時代には、心臓病は金持ちの病と思われていた。ではなぜこの分布図を見ると、イングランドの貧しい地域に暮らす男性が心臓病になる率が高いのか？

バーカー博士は統計上の矛盾を指摘するだけでは満足しなかった。数字の背後にある事実を確認しようと考えたのだ。そして心臓病の発生率が高い地域では乳幼児の死亡率も高いことに気づいたとき、新たなひらめきが博士の頭にふと浮かんだ。心臓病の発生は子どものころの発育状況に何か関係があるのではないか？　そうだとしたら、心臓病になった人たちが子どものころどんな暮らしをしていたのか、もっとくわしく知る必要がある。

・慢性疾患は胎児期と関係がある

ここで登場するのがエセル・マーガレット・バーンサイド。イギリス、ハートフォードシャーで最初の訪問保健師長であり、助産師監督官でもあった。彼女は私の大好きなキャラクターだ。E・マーガレット（それが彼女のお気に入りの呼び名だった）が仕事を始めたのは一九一一年のこと。彼女は看護師と助産師のチームを率いて自転車で地域をくまなく回り始めた。

チームは彼女が細心の注意をかたむけて訓練したメンバーばかりで、新生児の誕生に関するさまざまな事実をこまかく記録するよう指示されていた。この記録があったからこそバーカー博士は、慢性疾患の原因が胎児期にまでさかのぼるという推論の証明に向かって大きな一歩を踏み出すことができたのだ。一九八六年、イギリスの医学誌『The Lancet［ランセット：五大医学雑誌のひとつ］』にこの記録にもとづくバーカー博士の仮説が掲載された。

残念ながら、「心臓病は胎児期の栄養不良に始まる長い環境要因の作用の結果である」という彼の仮説は、当時の医学界からはナンセンスだと決めつけられてしまう。彼の説がまちがいだと証明しようとする研究者もあらわれた（少なくともそのうちの一人はのちにバーカー博士の親しい同僚、友人となるのだが……）。ところがこのことは証明できずに終わる。一方バーカー博士は本書の「まえがき」を書いたオレゴン健康科学大学のケント・ソーンバーグ博士など複数の共同研究者とともに研究を続け、胎児期の栄養不良と成人後の慢性的な健康への悪影響につながりを見いだす研究結果を次々に発表していった。

二一世紀の訪れとともに、流れが変わり始める。二〇〇〇年、それまで彼の研究に懐疑的だった著名なアメリカ人研究者たちが医学誌『Paediatric and Perinatal Epidemiology［ピディアトリック・アンド・ペリネイタル・エピデミオロジー：小児科・周産期疫学に関する医学雑誌］』に論文を発表し、バーカー博士の推論を認めることを宣言。その数年後、バーカー博士は世界有数の生物学・医学研究機関であるアメリカ国立衛生研究所（NIH）にまねかれて講演を行った。これにより心臓病の起源は胎児期にあるとする彼の考えは、もはや仮説ではなく証明された事実であると公に認められたのだ。

その後このバーカー博士の研究を土台に、疫学的な手法を駆使して、出生体重、幼児期の成長速度などの要因と糖尿病、心臓病といった慢性疾患との関係をあきらかにするさまざまな研究が行われてきた。今では相当数の調査結果により、胎児期の経験（さらには両親や祖父母の胎児期の経験）が慢性疾患発症に大きな影響を及ぼすことがわかっている。だがこの発症のメカニズムは非常に複雑で、じつにさまざまなパターンがある。両親からどのような遺伝子を受け継いだかということだけでなく、胎児期の栄養状態などの因子が内臓にどのような影響を与え、それにより遺伝子がどのように発現するかという結果も関わってくるからだ。

ハートフォードシャーのデータを分析したバーカー博士の研究は、妊娠中の栄養不良が成人後に慢性疾患にかかるリスクを増やすことを示す多くの研究のまさにさきがけとなるものだった。今では彼の研究が基盤となって、胎児期の環境とさまざまな慢性疾患の関係を調べる研究が世界中で進んでいる。そういった研究のどれもが、成人後の慢性疾患と子宮内での胎児の経験につながりがあることをはっきりと示している。またそれには胎児期の栄養不良にとどまらず、外傷や有毒物質による影響も考えられることがあきらかになっている。

・本書の構成

本書は大きく三つの部分に分かれる。

第一章から第三章までの最初の部分では、研究の背景となる情報を説明する。

第一章では、遺伝学およびエピジェネティクスの発展が描かれる。胎児期の経験と成人後の健康状態を結びつけるカギとなる学問だ。

第二章は遺伝の可能性に的を絞り、家族の経験が生物学的に次世代へと受け継がれていく様子を語る。一〇〇年にわたる暮らしを見ていくと、おばあちゃんの食べたものがあなたをつくりあげている遺伝物質に大きな影響を与えていることがわかってくる。

第三章では引き続き遺伝を扱うが、病気発症の原因を栄養から広げ、社会的・経済的ストレス、さらには外傷や有毒物質の影響にも踏みこんでいく。

二つ目の部分となる第四章から第七章では、受胎に始まって幼児期、青年期から壮年さらには老年にいたる、人間のライフサイクルを通しての成長過程に光を当てる。一般的に受胎から二歳の誕生日を祝うまでの最初の一〇〇〇日間は、発達上もっともさまざまな要因から影響を受けやすい時期であるとされる。とくに胎児は環境からの悪影響を受けやすい。胎児期に子宮の中でどのような育ち方をしたかが、その後の数十年にわたる健康状態に多大な影響を及ぼす。また幼児期や青年期の成長パターンや思春期の訪れるタイミングを見ることにより、胎児期に何らかの問題があったかどうかがわかり、それが将来の健康問題発生を予測する手がかりになるのだ。

第六章と第七章では、現代のおもな慢性疾患についてくわしく見ていく。これらの慢性疾患はすべて密接につながりあっており、そのほとんどが発達期のインプットにまでさかのぼることができるものだ。この部分ではおもに、胎児期と乳幼児期の経験が成人後にもたらす結果と、肥満をまねく環境などのマイナス要因が**世代間遺伝**として受け継がれていく様子が語られる。さらに食生活や運動パターンを少し変えるだけで、遺伝子の発現をよい方向へと変え、慢性疾患の発生を抑えることができるという明るい話題にもふれている。

最後に三つ目の部分、第八章では、人体の表面や体内に存在する細菌の豊かな世界に焦点を当てる。これらの細菌の細胞と遺伝子のまとまり、いわゆる**細菌叢**《さいきんそう》は、私たちの健康にきわめて大きな役割を果たしており、「第二の**ゲノム**」［ゲノム：人がもって生まれた全ＤＮＡ情報の集合体］と呼ばれるほどだ。

バーカー博士はちょうどこの細菌叢が新たな研究分野として注目を集め始めるころにこの世を去ったが、

その可能性に気づいていた。もう少し長生きしていれば、おそらくこの細菌の生態系に非常に興味をもっていたにちがいない。現在の私たちは、細菌叢が子宮の中の胎児期にすでに生まれ、全身に影響を及ぼすことを知っている。この小さな細菌たちは、**代謝**や免疫系、時には脳においても大きな役割を果たしているのだ。疫学者でもあったバーカー博士は、たとえば人が住む場所によって腸内細菌の種類が決まるといった事実にきっと興味をそそられたにちがいない。

また細菌叢のバランスの乱れが肥満、脂肪肝さらにはアレルギーといった慢性疾患を引き起こすという研究に、きっと夢中になって没頭していたことだろう。おそらく細菌叢が、慢性疾患の発生をかたちづくる**エピゲノム**（P027）に影響を与えると知っても、博士はまったく驚かなかったはずだ。

・慢性疾患の原因の新しい考え方

デヴィッド・バーカー博士の研究に出会う前は、私も従来の考え方にとらわれていた。慢性疾患は親から受け継いだ遺伝子と、これまでの自分の生活習慣のせい、という考え方だ。しかし今は、それとはまったく違った目で健康というものを見ることができるようになった。確かに遺伝子も関わってはいるが、その役割は映画で言えば役者のようなもの。

ゲノムという観点から見れば、遺伝子に役を割りふり、撮影を命ずる監督の役割を果たすのはエピゲノムなのだ。

これまで、「生まれ」と「育ち」はまるで対立する敵どうしのようにとらえられ、どちらの影響が大きいかが議論の的になってきた。しかしエピジェネティクスという学問の登場により、確かに慢性疾患の発症には生活習慣も一定の役割を果たしてはいるものの、その影響は私たちが思っているほど大きくないということがわかってきた。「生まれ」と「育ち」は、分かちがたく結びついている――あのＤＮＡの二重らせんのように。そうやって「生まれ」と「育ち」はたがいに作用しあいながら、あなたの一生を通して影響を及ぼし続ける。さらにその影響はあなたの両親の代に始まってあなたの代で終わるのではなく、この先何世代にもわたって伝えられていくものなのだ。

本書の中にはあまり知りたくないような情報もある。しかし幸い、エピゲノムの好ましくない変化を無効化し、リスクを回避することができることもわかっている。それを念頭に置いたうえで、たとえば妊娠を望むときにどんな栄養をとればいいか、といった実用的な情報もたくさん紹介した。

本書にはどんな人にとっても役にたつ情報がいっぱいだ。科学の話はどうしてもむずかしくなってしまいがちだが、できるだけわかりやすい言葉を使い、この急速に拡大しつつある研究分野の中からもっとも大切な情報だけを選んで解説するよう心がけた。

また、重要語句は次ページのようにピックアップして本文中で解説し、加えてわかりづらいと思われる語句は太字にして巻末に語句集としてまとめた。

このすばらしく魅力的なテーマを研究しながら私がおぼえた興奮。それを少しでも読者に感じていただけたら幸いだ。そして本書に紹介した情報が、健康管理に向けてあなたが積極的な一歩を踏み出すきっかけとなることを心から願っている。

▼エピジェネティクス

ＤＮＡの配列を変えずに遺伝子の働きを変えるしくみ。(分裂しても同じタイプの細胞に伝えられるような）遺伝的な変化を引き起こす生物学的作用であり、次世代の細胞や子孫にも受け継がれる。

▼疫学

さまざまなグループ内で病気が発生する原因を特定し、その発生パターンを確認する学問。個人よりも集団の研究に目を向けることにより、多数の人びとの健康状態の保持・増進をめざす公衆衛生の基礎をになっている。

▼エピゲノム

遺伝子の周囲を囲む化合物のネットワーク。固定されたゲノムとは違ってエピゲノムは環境と相互作用し、外的影響にこたえて遺伝子の上下を入れかえたり、遺伝子のスイッチを入れたり切ったりする。ＤＮＡの配列を変えずに遺伝子の働きを決める情報の集まり。

第一章

遺伝子に書かれていることといないこと

遺伝子はひとつだけ独立しているものではなく、たくさんの遺伝子がともに働く。そしてその働きは、体のどこかほかの部分で起きていることに影響される。同じ遺伝子が人によって違う働きをみせる。どう働くかは多数決によって決まる。

——デヴィッド・バーカー『Nutrition in the Womb』

人間の**ゲノム**が最高なはず！　とあなたは思っているかもしれない。でもそれって本当？　遺伝子の数だけで言えば（ちなみに人間の遺伝子の数は二万六〇〇〇、遺伝学の進歩によってその数はもっと少ないとされつつある）、私たちはほかの種よりもずいぶん劣っている。そのへんに落ちている米粒にはあなたの約二倍の遺伝子（四万六〇〇〇）が詰まっているし、集合的に見ればあなたの腸内の細菌にはその数兆倍もの遺伝子が含まれている。遺伝子の量のうえでは、私たちはミミズといい勝負なのだ。だが大事なのは量ではない。遺伝学者で作家でもあるシッダールタ・ムカジーが著書『遺伝子――親密なる人類史』〔早川書房・二〇一八年刊〕に書いているように、人間だけが傑作を描くことができる。つまり、「問題はあなたがどんな遺伝子をもっているか、ではない。その遺伝子をどうするかだ」

言い方を換えよう。遺伝子だけがあなたという人を決めるのではない。両親から受け継いだ遺伝的形質は変わらないが、遺伝子と環境の間にはつねに活発な相互作用が働いていることがわかっている。栄養やストレスといったさまざまな要素が、遺伝子の発現に影響を与えるのだ。**遺伝子発現**が重要なのは、それが人の健康に非常に大きな役割を果たすからだ。その影響は胎児期にまでさかのぼる。胎内での遺伝子発現の変化は、胎児が環境的なきっかけに対して適応するひとつの方法なのだ。

あなたがあなたになるとき

あなたの誕生のいきさつを非常にやさしい遺伝子用語で言うとこうなる。受胎時、父と母の両方からの情報が等しく受け継がれてあなたのゲノムができる。父の精子と母の卵子が結びついてできるひとつの細胞（受精卵）には、両親それぞれから二三ずつ受け継いだ四六の**染色体**がある。遺伝子があるのはこの染色体の中だ。遺伝子はそれぞれ対になっており（これは**アレル**と呼ばれる）、ひとつは父から、もうひとつは母から受け継ぐ。

母の**胎内で**発達を始めると、受精卵は分裂してさまざまな細胞からなる有機体をつくり出す。胎児だ。実質的にはこの胎児をつくりあげている細胞はすべて同じ二三組の染色体をもっているのだが、発育のさまざまな段階で細胞には違いがあらわれ、特殊な機能をもったさまざまなタイプの細胞がつくられる。脳細胞、肝細胞、**幹細胞**、肥満細胞などなど。こうして数百種類の異なるタイプの特定の目的をもった細胞ができていくのだ。

では、胎児は人間として機能するのに必要なさまざまな細胞をどうやってつくり出すのだろうか？　思いきり単純に言うと、すべての細胞に含まれるＤＮＡ（デオキシリボ核酸）がそれを可能にするのだ。ＤＮＡとは遺伝情報を伝える化学物質で、いわば生物学上のコンピュータ言語だ。ＤＮＡは特定の遺伝子のスイッチを入れたり切ったりすることにより、つくられる細胞の種類を決める指示を出す。

エピジェネティック・ランドスケープ

一九四二年、**エピジェネティクス**という言葉を最初に使ったのは、イギリスの科学者コンラッド・ワディントンだ。その一五年後、ワディントンは複雑な細胞分化をわかりやすくあらわすイメージはないものかと頭を絞っていた。当時の科学者の多くは、胎児は大人のミニ版だという考えに何の疑いももっていなかった。大人になったときの特徴はすべて受胎の瞬間から胎児に備わっているというのが彼らの常識だった。だが、長期間にわたってさまざまな構成要素の間に相互作用が働き、それが赤ん坊の発育に影響を与えると考える人たちもいた。ワディントンは後者の立場をとる人で、一九五七年に自らの理論の枠組みを解説する論文を発表する。

この理論は「ワディントンのエピジェネティック・ランドスケープ」として知られる。彼の考え出したこの魅力的な図は、細胞が異なる結果へと向かって分化していく途中でさまざまな発達の道をたどっていく様子をじつにたくみに表している。ワディントン描くところの受精卵は丘のてっぺんに置かれたボールだ。丘の中腹からはいくつもの谷が分かれ出ており、谷はそれぞれ別の行き先へ向かう。ボールが転がり落ちて（つまり細胞が発達して）さまざまな地形を通り過ぎると、その経験がすべてボール（つまり細胞のＤＮＡ）に記録され、時とともにボールに変化をもたらす（分化が進む）。やがてボールは、それまでに出会った変化をすべて積みかさねながらふもとに着く。

丘のふもとに着くまでに、ひとつの細胞はいくつにも分化し、人間になるのに必要なすべての細胞（心臓、脳、肝臓など）をつくり出す。分化した細胞はさまざまな谷におさまっていく。細胞はもとももっていた遺伝的素材を保っているが、遺伝子の発現のしかたは変化している。

ワディントンがこの地形図を考案したのはエピジェネティクスのメカニズムが一般に理解される前のことだったが、細胞分化のプロセスをみごとに説明するモデルだということで科学者たちの意見は一致しているようだ。細胞分化とはエピジェネティック・ランドスケープの変化によって起こる**エピジェネティックな**現象であって、遺伝的形質の継承によって起こるものではない。ボールを丘の上に戻すことは、細胞を幹細胞の状態に戻すことを意味するが、これはきわめてむずかしい手順を必要とする。実際このプロセスは、クローン技術の領域に踏みこむものだからだ。

最初の遺伝学者はアリストテレス

あなたのすべての遺伝子が集まってゲノムをつくる。遺伝子そのものはＤＮＡの中にある領域であり、ＤＮＡはあなたのゲノムの中で基本的な情報を運ぶ化合物だ。ＤＮＡが発見されたのは一九五三年。しかしだからといって遺伝学がごく最近の学問だということにはならない。じつは何世紀にもわたって、数学者、化学者、生物学者といったさまざまな分野の研究者たちが、なぜ私たちは私たちになるのかということとをあきらかにする科学に真剣に取り組んできたのだ。一見したところ、その中にギリシャの哲学者アリストテレスが含まれるとはちょっと考えにくいかもしれない。だが子どもは父と母の両方から特質を受け継ぐというアリストテレスの考え方は、当時の人たちにとっては天地がひっくり返るような驚きだった。当時は子どもに生命を与える基本的な力は男性の精液にあり、子どもが受け継ぐ情報は父親だけのもので、女性は子どもに養分を提供する単なるうつわだと思われていたのだ。

こまかい部分では誤りも多いが、遺伝を情報の伝達と見るアリストテレスの考え方は科学史における大きな転換点だった。科学者の中にはアリストテレスを、のちにDNAによって説明される両親からの遺伝の原理を初めてとなえた人物として認めるべきだと考える人もいる。しかし遺伝的形質についてさらに大きな転換点をもたらしたのは、グレゴール・メンデルのエンドウの研究だろう。実際この遺伝的形質の継承に関する研究は、今では**メンデルの遺伝の法則**と呼ばれている（37ページ「失意の修道僧メンデルのエンドウ」参照）。

古典的なメンデルの遺伝の法則は、形質は比較的明確な方法で（つまり遺伝子によって）親から子へと受け継がれるという原理にもとづいている。遺伝子発現とともに決まる人のゲノムの最終的な形態は、**表現型**と呼ばれる。表現型はかなり複雑な概念だが、ざっくり言ってしまえばそれはあなただ。あなたの肉体の形、性格、雰囲気、そしてある程度は行動をも示す。あなたの表現型を決めるのは遺伝子だが、遺伝子は環境要因によって影響を受けるエピジェネティックなメカニズムにより制御されている。したがって形質が遺伝するメカニズムは、メンデルが考えたほど単純なものではない。ソーンバーグ博士は言う。「メンデルが遺伝子発現の指標としてエンドウの色を選んだのはラッキーでした。ふつう表現型の遺伝子発現はもっと複雑だからです」

世代を超えて遺伝子に影響する「経験」

スウェーデンの疫学者ラース・ビグレンとイギリスの遺伝学者マーカス・ペンブリーの二人は研究により、祖父母の経験が遺伝的に孫に伝えられる可能性があることを示した。スウェーデンのエベルカーリクスの町に保存されていたデータを使って、ある世代の健康上の経験と別の世代の健康状態を結びつけることにビグレン博士は成功した。だがこのデータには何の問題もなかったのに、その論文は雑誌掲載に至らなかった。審査した科学者たちがこの論文を棄却したのは統計に問題があったからではなく、結論があまりにとっぴだったからだ。

どこの学会誌からも掲載を拒否されたビグレン博士は、ほかに同じような発見をした人がいないか論文を探し始めた。そして二〇〇〇年、ロンドンの児童保健研究所に勤める臨床遺伝学者マーカス・ペンブリーに出会う。ペンブリー博士は第一五染色体のＤＮＡ配列に欠損がある子どもに起こる病気を研究していた。当時その研究テーマはメンデル遺伝学の枠を逸脱するような結果を示しており、その結果に戸惑っていたペンブリー博士は、エベルカーリクスのデータに興味をおぼえた。博士が研究していたのは二つの異なる病気だが、その違いはＤＮＡの欠損が父親の第一五染色体のものなのか、母親の第一五染色体のものなのかによって決まる。父から受け継いだＤＮＡが欠損していた場合に発症するのはプラダー・ウィリー症候群。これは異常な食欲が極度の肥満を引き起こす病気だ。一方母から受け継いだＤＮＡに同じ欠損がある場合、子どもはアンジェルマン症候群を発症する。これは重度の知的障害や運動障害、発語障害をともなう。

この第一五染色体のＤＮＡ欠損が父と母のどちらから受け継いだものなのか、何らかの形で記録されているはずだとペンブリー博士は考えた。だがどうやって？　どちらの病気のDNA配列にもまったく違いは見られない。とすると何かほかのもの（染色体がどこからきたかという記憶のようなもの）が受け継がれているのではないか？　エベルカーリクスのデータは、同じような世代間にわたる遺伝的形質の継承の証拠を示していた。どうやらDNAコード以外の何かが世代間で受け継がれるらしい、という結論に二人は達したのだった。

ビグレン博士とペンブリー博士は二手に分かれて、人間の経験が世代を超えて継承されるかどうかをさらに深く探る共同研究を開始する。一方のチームが利用したのはイギリスのエイヴォン親子間長期追跡調査（ALSPAC）。これは数千人の子どもの健康と発育を胎児期から追跡調査した記録だ。この記録中、喫煙をしていた父親は五四五一人いた。そのうちの一六六人は精子（遺伝物質を伝える媒体と考えられる）が形成される思春期直前から喫煙を始めていたが、その人たちの息子は平均より体重が重い傾向があった。また、常習的に喫煙していたが、睾丸《こうがん》が精子をつくり始める多感な時期を過ぎてから喫煙を始めた人たちの息子に比べても、肥満の傾向が高かった。ここでも、特定の時期に特定の経験（この場合は有毒物質の摂取）をすると、遺伝物質に何らかの記録が残り、それが子孫へ受け継がれるらしいことがわかった。

もう一方のチームはエベルカーリクスのデータ分析をさらに進める。調査対象をさまざまな年に生まれた男女両方に広げたところ、同じように興味深い結果が得られた。前にビグレン博士が調べたところによると、思春期直前に豊作を経験した男性の男の孫は早死にするリスクが非常に高い。だが今回の調査で、妊娠中に飢餓を経験した女性の女の孫も早死にするリスクが非常に高いことがわかった。つまり、精子がつくられ始めるころに栄養過多だった男性の男の孫は早死にするリスクが高く、妊娠中（すなわち胎児の卵子がつくられる時期）に栄養不良だった女性の女の孫も早死にするリスクが高いのだ。ではそのような遺伝子に関わらない情報がどうやって次の世代に受け継がれるのだろうか？

エピジェネティクスによる遺伝情報継承

第一五染色体のDNA欠損が父親の精子由来か母親の卵子由来か、どのようにかはわからないが記録されているというペンブリー博士の発見は、エピジェネティクスにより世代間にわたって遺伝情報が継承されるという新しい考え方の成立に大きな役割を果たした。博士の初期の論文では刷り込みの作用を認めてはいるが、ある遺伝子のコピーがエピジェネティックな働きを通して子どもにはどのように発現しないのかということも述べており、博士の研究がより広範囲にわたるエピジェネティクスによる遺伝情報の継承の可能性に道を開いたことはまちがいない。

ペンブリー博士の業績は高く評価され、その後の研究によりある種の**エピジェネティックなタグ**（標識）は子どもに受け継がれることがわかった。しかし特定の経験が遺伝子に化学的な痕跡を残し、それが未来の世代に受け継がれるという考え方に異議をとなえる遺伝学者もいる。その考え方には、人の形質は「生まれつき備わった」DNAによって伝達されるという仮定と相反する部分があるからだ。この研究分野は分刻みで変化している。現在もっとも有力な説は、ほとんどの**DNAメチル化**（P042）の痕跡は受精卵の段階で消失するが、外的要因によって引き起こされた**エピジェネティックな変異**の中には継承されるものもあるという考え方だ。

ある最新の研究では、受胎時における男性の健康状態が子どもの健康状態にどんな影響を与えるのか、ということに焦点を当てている。それによると、父親の年齢や食事、体重といった要素が子どもの健康に影響を与える可能性があるという。ペンブリー博士が行った若い男性の喫煙に関する研究の結果と同じく、有毒物質にさらされた生物学的な記憶は未来の世代に引き継がれるのだ。こういったことがなぜ起こるのか、私たちはまだやっと理解し始めたところだ。

チャールズ・ダーウィンの発見

伝統的な考え方によると、人の**ゲノム**（人がもって生まれた全ＤＮＡ情報の集合体）は生涯にわたって変わらない。この説は今でも正しいと言えるのだろうか？　そうだとも言えるし、そうでないとも言える。チャールズ・ダーウィンの説を思い出してみよう。ダーウィンが生きていたのはほぼ二〇〇年前、遺伝子科学が誕生する前のことだ。彼は自然を固定された静的なものではなく、絶えずゆっくりと、しかし着実に変化していく現象と見ていた。彼は知らなかったが、その進化の理論は大まかに言えばＤＮＡとその変化の理論にもとづいている。

ダーウィンは大量の貴重な標本を抱えて航海から戻ってきた。そこには何種類もの鳥の標本が含まれていた。よく調べてみるとその鳥はみなフィンチの一種なのだが、それぞれが非常に異なる特徴をもっていたため、同じフィンチの仲間とはわからなかった。その特徴は住む場所によって大きく違うのだが、種としてはみなフィンチであるため、同じ祖先をもつはずだとダーウィンは考える。そして彼らはそれぞれ自分の住む場所の異なる環境に合わせて、生きやすいように進化したのだと考えるにいたった。何世代にもわたって鳥たちは環境に合った特性を子孫に伝えた。だからこそ種として生き延びることができたのだ。

進化論を考え出したのはダーウィンだけではなかった。一八〇一年に『Theory of Inheritance of Acquired Characteristics〔獲得形質の遺伝に関する理論〕』を発表したフランスの科学者ジャン＝バティスト・ラマルクも、動物が環境に合わせて獲得した変化は未来の世代に受け継がれると信じていた。たとえば彼の理論によると、キリンはもともと首の短い動物だった。だが食べ物である木の葉が上へ上へと伸びていくと、それを食べるために動物はつねに首を伸ばさねばならない。やがて首は長くなり、その身体的特徴は子孫に伝えられる。彼の考えはごく最近まで科学界からは無視されてきたが、その基本的な根拠はエピジェネティクスで説明できることがあきらかになってきた。ラマルク的に言うと、キリンが長く伸びた首を親から受け継ぐように、人間の子どもも栄養不良などの環境がもたらすエピジェネティックな変化を受け継ぐのだ。

当時ほかの科学者がそうだったように、ダーウィンも選択的種育にはなじみがあった。農民は牛の乳の量を増やすために何世紀にもわたって選択的種育を行ってきたし、犬やモルモットの愛好家は望みの毛色やふさふさの毛をつくり出すために意図的な交配を繰り返してきた。感情的な特徴も肉体的な特徴も親から子へと伝わることを、ほとんどの人が知っていた。しかしダーウィンの時代には、それがどうやって伝わるかはひかえめに言っても部分的にしかわかっていなかったのだった。

失意の修道僧メンデルのエンドウ

ダーウィンが航海から戻った二〇年後、オーストリアの修道僧グレゴール・メンデルは最初の「純系」

のエンドウの種を畑にまいた。ダーウィンははるか海の彼方まで旅して貴重な標本を集めたが、メンデルはウィーンで教師になるための試験に失敗し、失意のうちに故郷へ戻って庭仕事に心の安らぎを見いだした。メンデルはダーウィンのようにすぐれた知性と壮大な目標をもった人ではない。おそらく彼がとったもっとも思いきった行動は若いころに行ったハツカネズミ（マウス）の交尾の習性を調べる実験だが、これは彼が所属していた僧院の司教に不謹慎すぎると責められ、研究を禁止されてしまった。そこでメンデルはエンドウに関心を移し、さまざまな交配種の育成を始めたのだった。

この時間と手間のかかる肉体労働に八年を費やし、メンデルは三万本のエンドウを育てる。しかしエンドウの種をまき世話をするのは、研究のほんの手始めだった。本当の仕事が始まるのはエンドウを収穫してからだ。結果をくわしく記録し、発見したことを何度も見直すという果てしなくこまかい作業を繰り返すうちに、遺伝の根本にあるパターンがあきらかになってきた。

作業の大部分は退屈なものだったが、辛抱づよい観察と詳細な記録によって、メンデルは遺伝に対する私たちの理解を大きく変える世紀の発見を成しとげた。当時の常識では、子どもには両親の特性が混じってあらわれると考えられていた。しかし黄色いさやと緑色のさやといった非常に異なる特性（ほかにも背の高い種類と背の低い種類など）をもつ純系の植物を交配させると、常識とは違う結果があらわれた。いくつかの特徴が次世代に受け継がれる中で、ある種の特徴はほかより多く受け継がれるのだ。

たとえば、これまで考えられてきたようにそれぞれの純系の特徴が混じりあってあらわれるのだとしたら、次世代のさやは黄緑色になるはずだ。だがそうはならず、最初のエンドウを交配してできた第一世代の子孫はすべて黄色いさやをもっていた。緑色のさやは第二世代の子孫になって初めてあらわれ、その比率は黄色が三、緑が一だった。この比率はその後の世代になっても続いた。興味深いことに、ふつうは黄色いさやをつける交配種のエンドウにも、緑色のさやをつける傾向が何世代にもわたって隠れていることがわかった。これは今では劣勢遺伝子として知られている。

メンデルの研究結果は、今では遺伝学と呼ばれる科学の学問の基礎をつくった。これは人のゲノムの固定された部分（「遺伝子固着」と呼ばれる）に関する学問だ。植物を交配することにより、彼は特性が両親から等しく受け継いだ何らかの物質によって規則的に次世代へと受け継がれることを知った。その何らかの物質こそ、今私たちが遺伝子と呼ぶものだった。

一卵性双生児は同じ病気になりやすい？

メンデルの発見以来、遺伝子とその働きについて多くのことがわかってきた。その研究は実験室にとどまらず、ミツバチや人間の集団と個人といった自然の中に生きる生物についても行われている。中でも一卵性双生児の研究は、じつに貴重な知識を私たちに提供してくれる。

一卵性双生児ほどよく似た条件の対象はほかにない。同じ受精卵から育ち、まったく同じ遺伝子をもつからだ。胎内環境も同じであるため、遺伝子のスイッチを入れたり切ったりする化学物質のタグも同じだし、乳幼児期の経験もほぼ同じ。つまり、エピジェネティクスの基盤となる生まれと育ちの関係を研究するのに、一卵性双生児は理想的な対象ということになる。

ふつう一卵性双生児なら同じ病気にかかりやすいのでは？　と思うだろう。じつはそうでもないのだ。彼らのもつ同じ二三対の染色体が病気の原因となる可能性は非常に低い。たとえば統合失調症の場合を考えてみよう。この病気の原因は遺伝子によるところが大きいと一般的に思われているが、研究によると双子の一人が発症しても、もう一人が発症する確率は半分以下なのだ。ほかの病気をみてみると、さらに驚くべき事実がわかる。一人が心臓病になっても、もう一人が心臓病になる確率は三〇パーセント。自己免疫疾患である関節リウマチではわずか一五パーセントだ。実際、イギリスのキングス・カレッジ・ロンドンの研究によると、同じ病気で亡くなる一卵性双生児はめったにいないというのだ。

ここで長年にわたるあの疑問がまた頭をもたげてくる。私たちの健康はどの程度生まれ（つまり遺伝子）によって決まり、どの程度育ち（つまり環境）が影響するのか？

今では食事や運動、有毒物質やストレスといったさまざまな環境要因が病気発症のリスクに影響を与えることがわかっているし、病気にかかった場合その症状をさらに増幅することもわかっている。双子は成長するとともに一緒に過ごす時間が少なくなり、それぞれの生活が変わっていく。それぞれ違う経験をし、違う食べ物をとり、違う活動を楽しむ。しだいに見た目も変わってくる。七〇代後半になって一人がアルツハイマー病になっても、もう一人がなるとは限らない。なる確率は四〇パーセントだ。

この差異の発生率を確認するため、オーストラリアの研究者が過去五〇年間に発表された双子の研究のすべてを調査した。その結果は二〇一五年、学会誌『Nature Genetics［ネイチャー・ジェネティクス：遺伝学の学術雑誌］』に発表されたが、研究された形質のうち遺伝子由来のものは四九パーセント、環境由来のものが五一パーセントだった。

同じインプットでも異なる結果

では同じ遺伝子をもち、似たような環境で育った一卵性双生児が、成人後かなり違った人生を送るというこの不可解な現象をどう説明すればいいのだろうか。研究によると、ある時点で彼らのエピジェネティックなタグが変わり始める。つまり、異なった人生経験をすることにより、遺伝子の働きが変わってくるのだ。こういった変化を引き起こすのはさまざまな化学的プロセスだが、それには大きく分けて三つの種類がある。**DNAメチル化**（P042）、**ヒストン修飾**（P043）、**RNAシグナル伝達**（P043）だ。これらのメカニズムを使って細胞は遺伝子発現に影響を与えるのだが、それは食事や病気、薬、有毒物質、ストレスなどのさまざまな要因によって発動する。

DNAメチル化では、**メチル基**（ひとつの炭素原子と三つの水素原子の集まり）がDNAに加わり、遺伝子の「ボリューム」を上げたり下げたりする。あるスペインの研究によると、一卵性双生児のDNAのレベルは、メチル化を見ても**ヒストンのアセチル化**を見ても幼児期にはほぼ同じだったが、成長とともにその差は大きくなった。とくにその双子が長期にわたって離れて暮らしていた場合、違いがはっきりあらわれたという。

キングス・カレッジ・ロンドンの双生児研究科の学科長ティム・スペクター博士が行った研究によると、乳がんや糖尿病といった特定の病気と、ある種の遺伝子をエンコードするDNAのメチル化にはつながりがあることがわかった。科学者たちは、たとえば特定の遺伝子のスイッチが入っているかどうかを確認すれば、双子のどちらがある病気になりやすいかを予測できるようになる未来をめざしている。喫煙がDNAメチル化に影響を与えることはよく知られており、喫煙者の双子の女性を調べた結果、ある種の皮膚がんと喫煙との間につながりがあることがわかった。喫煙や運動不足といった生活習慣の違いにより、双子のエピジェネティックな差異が大きくなることもわかっている。幸い、喫煙をやめるとメチル化の状態も改善することが、研究によってあきらかにされている。だが結局それもあまり意味がないことかもしれない。というのもメチル化全体の状態を見ても、病気になるリスクはわからないからだ。重要なのは、どの遺伝子がどの程度メチル化されているかを知ることなのだ。

フィンランドの研究者たちが、遺伝子の働きの改変がどの程度の速さで進むのかを知るため、大人になるまで非常によく似た環境で育った一卵性双生児一〇組を対象に調査を行った。二〇代前半になると、運動の習慣が変わってくる。三年たつと、運動をしないほうの人たちに体力不足、体脂肪率の上昇、**インスリン抵抗性**の徴候といったあまり望ましくない症状があらわれ始めた。さらに、運動不足が脳の発達にも影響を及ぼすという驚きの結果があきらかになった。活動的な人のほうが、とくに運動能力や運動協調性に関わる部分の脳の働きがすぐれていたのだ。

なぜこういうことが起こるのか、その理由はまだはっきりとはわからないが、研究者の中には身体的な運動によるエピジェネティックな変化が、心と体の健康を向上させると考える人たちもいる。さらに二〇一七年にスカンジナビアの学会誌『Acta Physiologica［アクタ・フィジオロジカ：国際的な生理学の学術雑誌］』に掲載された論文によると、マウスを使った実験により、父か母のどちらかが健康的な食事と適度な運動というよい環境の中で健康に育った場合、その健康な特質は子どもにも受け継がれるということがわかった。ラマルクを思い出させるような結果ではないだろうか。

重要語句

▼DNAメチル化

メチル基は生体細胞内に存在する構造単位。メチル化とは細胞内で起きる化学反応で、メチル基がDNAに付加されたときに起き、ふつう付加された遺伝子の発現を阻害する。

▼ヒストン修飾

ヒストンはDNAと密接に結びついたタンパク質。数種の異なる分子やメチル基などによって修飾される。これらの修飾はメチル化による変化よりもっと強い影響を与える。ヒストン修飾にはいくつかのタイプがあり（アセチル化、メチル化、リン酸化など）、遺伝子のスイッチオン／オフやDNAの修復などさまざまな生物学的効果を与える。

▼RNAシグナル伝達

RNA（リボ核酸）は遺伝子の制御と発現に重要な役割を果たす分子。mRNA（メッセンジャーRNA）、miRNA（マイクロRNA）、lncRNA（長鎖ノンコーディングRNA）などさまざまな種類があり、DNAの情報を細胞のほかの部分へ運んだり、遺伝子の発現を制御したりする働きをもつ。

美しいペットほど早く死ぬ――美人薄命の科学

ダーウィンの時代には、モルモットとマウスは非常に人気のあるペットだった。どちらもあざやかなオレンジの毛色や長い巻き毛といったみなが望む特徴をもつように改良された。メンデルの遺伝子の枠組みを使えば、こういった特徴は遺伝子のパターンに「組み込まれ」、かなりの精度で予測可能な手法により子孫にも伝えられる。

ヴィクトリア時代のネズミ愛好家たちは、できるだけあざやかなオレンジイエローの毛色が広範囲に出ているマウスを好んだ。彼らは遺伝のしくみは何も理解していなかったが、望みの結果を得るために突然変異した遺伝子を選び出し、それがしだいに子孫を増やしていった。こういった動物を研究し始めた科学者がまず注目したのは「アグーチ遺伝子」だ。この遺伝子はとくに哺乳類の毛色と模様を決める働きをもつ（つまり、私たち人間もアグーチ遺伝子をもっている）。そして「もっとも美しい」マウス（つまりもっともあざやかな毛色が広範囲に出ている個体）は「死をまねく黄色」として知られるアグーチ遺伝子の一種をもっていることがわかった。この遺伝子をもつマウスは非常に病気にかかりやすく、早死にする傾向があったのだ。そこまで美しくはないがまあまあ美しいと言えるマウスは、「生き残る黄色」として知られる種類の遺伝子をもっていた。こちらのマウスはもう少し長く生きられたが、肥満、糖尿病、ある種のがんといった病気にかかりやすかった。

なぜこういうことが起きるのだろうか？　まず、アグーチ遺伝子はメラニン色素の働き方に影響を与えることによって毛色を決める。問題は、メラニン色素の働きかける細胞は毛色に影響を与える部分だけではなく、体全体に存在していることだ。アグーチ遺伝子がメチル基を失うと（いわゆる低メチル化）、その欠損が肝臓や腎臓といった臓器に影響を与える。そのため死をまねく黄色の突然変異体をもったマウスは早死にし、生き残る黄色の突然変異体をもったマウスは病気にかかりやすくなるのだ。

研究を進めていくと、生き残る黄色の突然変異体をもったマウスの毛色には、あざやかなオレンジイエローからまだらの茶色までじつにさまざまな色があることがわかった。このうち茶系の色が出る遺伝子は「擬似アグーチ」と名づけられた。「死をまねく黄色」の突然変異体のように、マウスの毛色はその健康状態も示していた。黄色に近くなればなるほど健康状態は悪くなり、逆に擬似アグーチの色に近くなればなるほど体は健康になるのだ。

アグーチ・マウスの毛色の研究により、科学者たちは栄養が遺伝子発現によい変化をもたらすことや、そういった変化が世代を超えて伝わることを解きあかし、科学界に大きな革新をもたらした。ノースカロライナのデューク大学の研究者ロブ・ウォーターランドとランディ・ジルトルが二〇〇三年に発表した研究では、メスの黄色いアグーチ・マウスにビタミンB12、葉酸、コリン、ベタイン（メチル基をもちメチル化を改善することで知られる栄養素）を含むエサを与えた。するとそのメスからは健康な茶色のマウスが生まれたのだった。この結果はDNAの化学的な遺伝情報を変えることなく達成されたものだ。

子どもは黄色い毛色の遺伝子の一種をもってはいるが、栄養たっぷりのエサを食べることにより遺伝子のメチル化が起き、それによって黄色い毛色の遺伝子の発現がオフになったのだ。さらには生まれた子どもが成長して母親になると、とくに栄養分の多いエサを与えなかったのに、産んだ子どもはやはり健康だった。黄色い毛色の遺伝子はまだ存在していたがやはり発現せず、オフになった設定のまま受け継がれていたのだった。

・葉酸とメチル化

ちなみに妊婦は葉酸をとると良いといわれるのだが、葉酸は**メチル基供与体**だ。アグーチ・マウスの研究により、葉酸のようなメチル基供与体は特定の遺伝子の働きを助けることがわかっている。ただ、やはりメチル基供与体が、遺伝子が影響を与える**代謝**のしくみ全体にどのように働きかけているのかは不明だ。その相互作用は非常に複雑なものなのだ。遺伝子の中には、アグーチ遺伝子のようにメチル化して健康に寄与するものもあれば、過度にメチル化されると不適切に抑制されてしまうものもある。しかし、私たちの体は絶えずメチル基を必要としているため、葉酸をとりすぎてしまっても遺伝子が「偶然」過度にメチル化されてしまうことを心配する必要はないというのが専門家の考えだ。

ありがたいことに、葉酸をはじめとするさまざまなメチル基供与体は、じつに多くの食品に含まれている。緑黄色野菜、タマネギ、ニンニク、ビーツ、そして小麦、大麦、ライ麦といった全粒の穀物などだ。あなたの体のDNAメチル化を進めるには、サプリメントをとるよりも栄養分をたっぷり含んだ食品をたくさんとったほうがいい。

現在栄養素と遺伝子の相互作用に関する件として、メチル化はおそらくもっとも研究が進んでいる現象だと言える。しかしそれは氷山の一角にすぎない。ほかの遺伝子に関わる現象や栄養素と遺伝子の相互作用、特定の食べ物に対する個々の反応について、科学者たちは精力的に研究を続けている。また栄養素と遺伝子と健康の関係を研究する**ニュートリゲノミクス（栄養ゲノム学）**という新しい分野も急成長を続けている。

遺伝子は変わる

メンデルは遺伝のしくみの解明に大きな功績を残した。親から受け継いだ特質にもとづいて子にある特定の色が出る確率を初めて予測したのだ。この研究がもとになり、親の遺伝子型にもとづく遺伝的形質の予測が現在行われるようになった。だがメンデルは当時の常識にしたがい、遺伝的形質は「固定されたもの」と考える立場をとった。さまざまな学問がつながりあう現在の世界では、多くのメカニズムが遺伝子に影響を与えており、それによってにぎわう自由貿易圏のようなものが形成されていると考えたほうがいいだろう。社会的ネットワークの研究者ニコラス・クリスタキスなどは、遺伝学と文化はそれぞれ別物として思考するのではなく、ひとつながりの学問としてもっと密接に協力しあうべきだと考えているほどだ。

たとえばこんな話がある。歴史学者エドマンド・ラッセルによると、初期の人類にはもともと乳糖に対する耐性がなかった。私たちが乳製品を消費できるようになったのは遺伝子の変異によるもので、その変異はまず牧畜の歴史をもつ人びとに起きた。乳糖耐性は、入手できる栄養素の量と範囲を増やすことにより、牧畜で暮らす人びとが利益を得られるように進化してもつようになった特性だとラッセルは言う。とくに農作物が不作のときには、乳糖耐性があることは非常に有利だった。アフリカ系の人びとには乳糖耐性をもたない人の割合が高いが、その中でも牧畜民族の子孫はやはり乳糖耐性をもっていることがわかっている。

二〇世紀が進み、道路や鉄道といった交通網や電信・電話といった情報網が世界中をつなぐようになると、メンデルの後継者たちは遺伝をもっと動きのあるものとしてとらえ始めた。一九〇〇年代初期、コロンビア大学でショウジョウバエの研究をしていた細胞生物学者トーマス・ハント・モーガンの登場により、メンデルの遺伝の概念はもっと遺伝子の実際の働き方に合った、現在の考え方に近いものへと進化する。

自分の研究室で生まれた白い目のショウジョウバエのことをどうすればうまく説明できるだろうか？そう考えたモーガン博士は、突然変異遺伝子の概念を導き出した。これは今ではさまざまな慢性疾患につながると考えられている遺伝子の欠陥だ。そしてモーガン博士は、遺伝子は不変ではないという結論に達する。遺伝子は発達の途中で、発達しつつある器官の要求に応じて変化する可能性があると考えたのだ。この考え方がエピジェネティクスへとつながる道を開いたと言っていい。

同じころハーバード大学の大学院生シューアル・ライトはモルモットの研究をしていた。その研究対象は、モルモットの愛好家たちがこぞって欲しがるような特殊な毛色を生みだすアグーチ遺伝子だ（43ページ「美しいペットほど早く死ぬ」参照)。もともと生理学を研究していたライトは、生命体の一部として遺伝子がどのようにふるまうか、ということにとくに興味をもっていた。彼の研究により毛色に影響を及ぼす遺伝的要因がさらにあきらかになったが、変異の中には遺伝子伝達だけでは説明のつかないものもあることがわかった。そこで環境的要因が遺伝に何らかの影響を及ぼしているのではないかとライトは疑い始める。

一九五〇年代になると、二人のフランス人研究者があらわれる。アメリカでトーマス・モーガンとショウジョウバエの研究をしていたジャック・モノーと、数学と物理学をやめて医学の道に進んだフランソワ・ジャコブだ。二人はときどきアーサー・パーディーというアメリカ人遺伝学者の助けも借りながら、遺伝子がもつ動的要素の可能性を精力的に探り始めた。モノー博士は大腸菌の研究から、細菌が与えられた食物によって異なる**酵素**をつくり出すことを知っており、遺伝子にも代謝環境に適応する能力があるのではないかと考えたのだ。やがて彼らの研究が遺伝学に劇的な転換点をもたらす。遺伝子はスイッチのオン/オフやボリュームの上げ下げができるだけでなく、一種のマスター・スイッチのようなものがあって、その変化全体を制御しているということがわかったのだ。

モノー博士とジャコブ博士によれば、ゲノムを構成する遺伝子はそれぞれが設計図のような働きをもっている。そして、それを統括するプログラムがあり、特定のプロセスにしたがってプログラムが実行される。一九六五年、彼らはアンドレ・ルヴォフとともに、現在では**遺伝子制御**と呼ばれる分野において先駆的な研究を行った功績によりノーベル生理学・医学賞を受賞した。遺伝子制御にはさまざまな形態があり、その技術のすべてに現在ではエピジェネティクスと明確に定義されているような遺伝的メカニズムが使われるわけではない。というより、遺伝子制御においてはそのつど必要とされる遺伝子のオン／オフを切り替える手法を使うことのほうが多いと言っていい。

遺伝子から将来をすべて予測することはできない

遺伝子が自らをどのように制御し発現するかを研究する科学は、今では多くの研究者が参加する一大分野となった。たとえば現在私たちは、細胞がその究極の目的を実現するさまざまな方法を知っている。考えてみてほしい。すべての細胞がもつ遺伝情報は同じなのに、その働きは一つ一つ違う。脳細胞になるものもあれば、腎細胞になるものもある。遺伝子はほかの要因と力を合わせて、細胞たちを必要な場所へと送る。遺伝学者がよく使うたとえで言うと、イモムシは変身してチョウになるが、どちらのゲノムもまったく同じだ。どうしてそんなことが起こるのか？

遺伝子は「設計図」ではあるが、固定されたものではない。むしろ科学者たちの研究によれば、非常に予測不能なものなのだ。環境と交わり、ほかの遺伝子や物質と連携して、発達のプロセスに関する指示を出す。たとえて言うなら劇や映画の脚本のようなものだ。同じセリフで同じ演出のもとに演じられても、まったく違った結果が生まれることも珍しくない。あるいは料理のレシピのようなものと考えてみてもいい。材料のリストと調理の手順は書いてある。しかし遺伝子のレシピからは、どんな料理のレシピがつくり出すよりもはるかに多くのバージョンが生まれてくるのだ。

つまり、遺伝子の進化を完全に予測することは不可能だ。ノーベル賞を受賞した遺伝学者バーバラ・マクリントックの言葉を借りれば、遺伝子は「対処すべき課題の性質に合わせて」変化する。遺伝学者リチヤード・A・ヨルゲンセンはエピジェネティクスと量子力学理論を比較した論文の中で、この遺伝子の複雑な性質について述べている。「一つ一つの遺伝子について私たちは多くの知識を得ることができるが、その『可能性の領域』のすべてを知ることは絶対にできない。あらゆる遺伝子が、その生命体が経験するかもしれないあらゆる状況を予測することは不可能だからだ」

この事実が私たちの健康にとってどういう意味をもつか、判断するのはむずかしい。だが科学の進歩とともに、めざすべき目標はあきらかになってきた。それは栄養豊かな食べ物を摂取し、健康な生活を送って、遺伝子を健全に保つことだ。そうすれば慢性疾患にかかるリスクを大幅に下げることができ、さらに子孫の病気のリスクまでも下げることができるのだ。

新たな科学――栄養のエピジェネティクス

あなたは一日を気分よく始めるのにコーヒーが必要なタイプ？　それともカフェインをとると一晩中眠れなくなるタイプ？　自分では気づいていないだろうが、あなたの朝のコーヒーの習慣はゲノムが決めている。コーヒーが分解される速度は人によってそれぞれ違うが、心配なのは夜眠れなくなるだけではない。あなたの体がコーヒーを**代謝する**には、じつにさまざまな遺伝子が働く。コーヒーの効能を研究すると相反する結果が出る場合があるのはそのためだ。コーヒーが万能薬にはなりえないのは、非常に多くの遺伝的な因子が関わっているからなのだ。

興味深いのは、コーヒーを代謝する遺伝子のうち少なくともひとつが、さまざまな薬の代謝にも関わっていること。多くの人が処方薬に拒否反応を起こすのは、遺伝的差異があるためだ。**薬理ゲノミクス・テスト**は最近それほど珍しいものではなくなってきているが、これはおそらく欧米社会では薬に対する拒絶反応が事故死のおもな原因のひとつになっているためだろう。遺伝子検査によって、ある薬が効きそうか、それとも危険をまねくおそれがあるのかを予測することもできる。

人が摂取するほかの成分についても同じことが言える。塩やアルコール、さらには緑茶の消費が及ぼす効果も人によって千差万別だ。ある研究結果によると、アンギオテンシン変換酵素（ACE）の活性が高い遺伝子型をもつ女性は、緑茶を日常的に飲んでいると乳がんにかかるリスクが下がった。一方、ACE活性の低い女性が緑茶を飲んでいても、乳がんにかかるリスクは変わらなかった。つまり緑茶の抗がん能力は、特定の遺伝子型をもつ女性にだけ効果を発揮するのだ。このような知識があれば、もっとも効果のありそうな人だけに栄養上のアドバイスを効果的に与えることができる。遺伝的差異が人それぞれにどんな栄養素が必要かを決めるのだ。ある特定の食事療法が万人に効くわけではないのはそのためだ。

遺伝子が栄養素に与える影響

食べてもまったく太らない人もいれば、フライドポテトを見るだけで太ってしまうような人がいるのはなぜ？　人の遺伝子構成と太りやすさの関係はかなり複雑だが、人によって異なる遺伝子構成がいろんな栄養素や食べ物に対する反応の違いに反映されている可能性は高い。たとえばAPOA2遺伝子の変異体は、飽和脂肪酸をとったあと体重の増加やBMI（肥満指数）値の上昇に影響を与えることが、研究により報告されている。

最近話題になっている新分野、**ニュートリゲノミクス**（**栄養ゲノム学**：ニュートリジェネティクスとも呼ばれる）は、「特定の栄養素に対して人の反応がそれぞれ違うのは、遺伝子の変異によるものだ」という考え方にもとづいている。その人特有の遺伝子変異（すなわち**一塩基多型**：**SNP**）が栄養素をどのように吸収、保存、使用するかを調べることにより、遺伝子と栄養素の相互作用を解きあかしていくことをめざす。

栄養素が遺伝子に与える影響

一方、**ニュートリエピゲノミクス**は、栄養素や食べ物が遺伝子発現に与える影響を研究する。ただ母体の栄養が妊娠中に胎盤を通してどのように伝わるのかがよくわかっていない現在、研究面ではまだ評価の定まらない分野だ。しかし多くの研究者が、栄養が伝わる方法を解明しようとこころみている。

栄養素と遺伝子の相互作用を理解するためには、まず人間の体は基本的にタンパク質によって動かされていることを知っておく必要がある。タンパク質は血液に乗って酸素を運び、食べ物を人の活動源である栄養素に変える手助けをする。タンパク質をつくるプロセスを制御するのは遺伝子だ。このプロセスは環境の影響によって変わることがあり、その結果として遺伝子の発現に変化が起きる。

遺伝子発現の第一段階は**転写**だ。ビタミンA、ビタミンD、亜鉛などの栄養素はタンパク質がつくられる段階に直接的な影響を与える。発達段階の重要な時点で特定の食べ物や栄養素を大量にとると（あるいはそれが不足すると）、臓器系の機能に大きな影響を及ぼす場合がある。よく知られているのが、妊娠中に葉酸が不足すると子どもの神経管に欠陥が発生するケースだ。

メチル化、ヒストン修飾、ＲＮＡ発現を含む代謝のプロセスは遺伝子がどの程度スイッチオン／オフされるかに大きな影響を与えるが、栄養素がこのプロセスを左右する場合があるのだ。ケント・ソーンバーグ博士が二〇一〇年の論文に書いているところによると、「メチル基供与体や酵素活性の抑制体として働く食品化合物や食品群の多くが、エピジェネティックな変異の制御に利用できることがあきらかになってきた」。たとえばスルフォラファン（ブロッコリや芽キャベツのようなアブラナ科の野菜に含まれる硫黄に富む化合物）は、腫瘍の成長を抑える遺伝子を増やすことにより、結腸がん細胞のヒストンアセチル化に影響を与える。アブラナ科の野菜をたくさん食べるとがんのリスクが減らせることはよく知られているが、それがエピジェネティクスによって説明できるのだ。

ただ栄養素と遺伝子につながりがあることはわかっても、たいていの場合、原因と結果に直接の関係はない。それでも、細胞に栄養素を与えると遺伝子の発現に影響が出ることは確かにわかっている。

食べ物はＤＮＡを変える？

人の代謝作用は絶えず外界とつながりあっている。とくに食べ物を通してつながる部分が多い。しかし実際のところ、私たちはどの程度食べ物によってできているのだろう？　食べ物でＤＮＡを変えることはできるのだろうか？　一言で言えば、答えはおそらくノーだ。ただし、遺伝子発現が代謝に影響を与えることはしばらく前からわかっている。

細胞が栄養素をとりこむ理由はおもに二つある。

人を動かすエネルギーを生みだすため、そして細胞が成長し分裂し自らを維持していくプロセスを補助するためだ。

栄養素を豊富にとることは、こういった化学反応を維持する役にたつ。二〇一六年に『Nature Microbiology〔ネイチャー・マイクロバイオロジー：微生物学関連の科学雑誌〕』に発表された研究によると、栄養素はＤＮＡ配列の決定にも重要な役割を果たす可能性があるという。さらに、遺伝子のふるまいは私たちがとる食べ物に大きな影響を受けることも研究は示している。しかしたとえそうだとしても、ひとりひとりの症状に合わせて特定の栄養素を使った治療ができるような薬が実用化するには、まだまだ長い時間がかかりそうだ。

第二章

おばあちゃんの食べたものがあなたをつくる

車が壊れる理由は二つある。ひとつは悪路を走った場合。もうひとつは製造に欠陥がある場合だ。製造がきちんとしていればどんな悪路も走れる。車体に違いはない。慢性疾患を防ぐためには、赤ん坊の成長と発育を向上させればよいのだ。

――デヴィッド・バーカー『Nutrition in the Womb』

あなたのおばあちゃんはどんな人？

あたたかくてやさしいおばあちゃんがいた幸せな人なら、すてきな思い出をいくつももっていることだろう。人にやさしくすることを、おばあちゃんから教わった人も多い。

電車やバスでは妊婦さんやお年寄りに席を譲りなさい、とか、新しいご近所さんが引っ越してきたらウエルカムバスケット［引っ越し祝いの贈り物］を差しあげるのよ、とか。

あまりおばあちゃんと関わりのなかった人でも、家族の中であなただけがおばあちゃんのきれいな青い目を受け継いでいるかもしれない。どんな形であらわれるにせよ、あなたやあなたの子どもたちの身体上や性格上の特質が、ひとつおいて前の世代から受け継いだものであるケースはよくあるのではないだろうか。

くわしく知る人は少ないと思うが、こういった家族間のつながりは目に見える身体上や行動上の特質だけでなく、もっと深い部分にまで及んでいる。おばあちゃんの存在はあなたのゲノムの中にしっかりと刻みこまれ、遺伝子を通してあなたに伝えられたその特質や**遺伝子発現**のパターンは、さまざまな面からあなたの健康や個性に影響を与えるのだ。

あまり知られていない事実だが、あなたのもとになった卵子（父親の精子と結合して母親の子宮の中であなたになったもの）は、あなたの母親がまだその母親（あなたのおばあちゃん）の子宮の中にいる胎児だったときに、その胎児の卵巣の中でつくられたものだ。思春期になって初めて精子をつくり始める男性と違って、女性は一生分の卵子を体内にもって生まれてくる。妊娠中のおばあちゃんの経験が、そのおなかの中にいた胎児（お母さん）の発育に大きな影響を与えているのだ。さらにその影響はお母さんの体内にあった卵子（つまりあなた）にも及ぶため、結果としてあなたは生物上の特質をおばあちゃんから多く受け継ぐことになるというわけだ。

一〇〇年効果とは何か？

たとえばあなたが今七〇歳だったとする。ケント・ソーンバーグ博士によれば、それは卵子から数えて一〇〇歳ということだ。これを「**一〇〇年効果**」と博士は呼ぶ。あなたをつくっている遺伝物質（あなたの父親とその父親から受け継いだものも含む）は、あなたが母の胎内に身ごもられるよりはるか昔にかたちづくられたものだからだ。つまり、孫たちの健康は元気なおじいちゃん・おばあちゃんがつくり出すものと言っても過言ではない。

もう少しくわしく説明しよう。

女の赤ちゃんが生まれたとき、その卵巣にはいつか子どもとして生まれてくるはずの卵子がすでに入っている。この卵子は、その赤ちゃんが母の**胎内で**成育していく間に形成されたものだ。つまりあなたをつくり出した卵子は、あなたのお母さんがおばあちゃんの胎内にいたときに、胎児だったお母さんの卵巣内で形成されたものなのだ。おばあちゃんがお母さんを妊娠しているときに口にした食べ物、吸った空気、経験したストレスがお母さんの中の卵子に消えない痕跡を残し、その卵子がお父さんの精子と結合してあなたが生まれた。

もちろん、お父さんのことも忘れてはならない。お父さんの精子も自分の経験した**エピジェネティックな**特質をあなたに伝えている。前述したスウェーデンのストックホルムにあるカロリンスカ研究所の疫学者ラース・ビグレン博士の研究結果によると、精子細胞が形成されるころに栄養過多だった男性の、男の孫たちは早死にする確率が高かった。

言ってみれば、あなたの健康はあなたが生まれる前から始まっている。そしてあなたが子どもをつくれば、あなたが死んでも続いていく。いろんな意味で、あなたの健康は過去からの遺産だと言っていい。母の胎内におけるあなたの臓器の成育状況が基礎となって、あなたの健康がかたちづくられる。**ゲノム**の点から見ると、あなたのゲノムはあなた自身の遺伝子（両親から直接受け継いだもの）と発達初期段階における変異（さまざまな環境要因により遺伝子の発現状況が変わること）が組み合わさったものだ。ほかにも影響を与える要因はあるが、健康に対して長期にわたりもっとも大きな影響をもたらすのは、発達の初期に起こるエピジェネティックな変化だということがわかっている。

さらにさきほども言ったように、あなたに子どもがいるなら、あなたの健康はあなたで終わりではない。あなたの健康が祖先の経験にもとづいているように、あなたの孫たちの健康はあなたの経験にもとづいているのだ。だからいま何を食べるかによく気をつけたほうがいい。それはあなたの孫たちの寿命を左右するかもしれないのだ。

胎内の経験は一生消えない

ケント・ソーンバーグ博士はオレゴン健康科学大学（ＯＨＳＵ）の研究チームの一員だ。ＯＨＳＵでは「健康と病気の発生起源（ＤＯＨａＤ）」と呼ばれる比較的新しい生命科学の分野において世界有数の研究を行っている。この研究分野のもとになったのは、一九八六年に『ランセット』に発表されたバーカー仮説だ。人が母の胎内で経験したことは一生消えない、とデヴィッド・バーカー博士は主張する。胎内での経験が、成人してからの健康な生活や慢性疾患の発生をプログラムする、というのがバーカー博士の考え、バーカー・パラダイムだ。

もとになったバーカー博士の研究は、胎児期の栄養の重要性に着目していた。まず出生時に低体重だと、成人後に心臓病になるリスクが高いことに気づく。さらに栄養不良などのマイナスの影響は何世代にもわたって続く可能性があることもわかってきた。栄養不足の環境で胎内に宿り、妊娠期を過ごして生まれた子どもは、同じ地域で育ったその前の世代の子どもに比べて慢性疾患になるリスクが高い。そして栄養不足の世代が何世代も続くと（中国やインドにそのようなケースがある）、その地域の人たち全体が2型糖尿病のような病気にかかりやすくなるのだ。

バーカー仮説――胎児期起源説

「出生時や乳幼児期に体が小さい人たちのグループは、一生を通して生物学的にほかのグループの人たちとの間に差異が見られる。小さい人たちのグループのほうが血圧が高く、2型糖尿病になりやすい。異なる血中脂質のパターンをもち、骨密度が低く、ストレス反応も異なるし、左心壁が厚く、動脈の弾性が不足し、異なるホルモン像をもち、**老化**するのも速い。これらの観察結果から導き出されるのが胎児期起源説である。すなわち心血管疾患は、胎児や乳幼児が栄養不足に反応して体の構造や機能を恒久的に変えることにより起こると考えられる」

――デヴィッド・バーカー、一九八六年『ランセット』「イングランドおよびウェールズにおける乳幼児死亡率と子どもの栄養と虚血性心疾患」D・J・バーカーおよびC・オズモンド著より

衰えている現代人の健康

医学研究の進歩や公衆衛生の向上などにより、一九〇〇年から二〇〇〇年の一〇〇年の間に人類の平均余命は三〇年も延びた。だがそれで健康になったかというと、決してそうではない。それどころか事実はまったく逆だ。

ケント・ソーンバーグ博士が二〇一五年のＴＥＤトークでこう指摘している。「私たちの健康はここ二五年の間にどんどん衰えています……（なぜなら）肥満に悩む人も、糖尿病になる人も、高血圧に苦しむ人も増え続けるばかり。そして今言った三つは心臓病を引き起こす大きな要因なのです」

統計をみてみるとその深刻さがわかる。一九六〇年には糖尿病になる人は一〇〇人に一人だったが、今では八人に一人。専門家の予測によれば、現在の状況がこのまま続けば二〇五〇年までには何と三人に一人が糖尿病に苦しむことになるという。さらに糖尿病になる人の七〇パーセントが心臓病も発症する。医療費がなぜこれほど激増を続けるのか？　その原因のひとつは心臓病の増加だ。心臓病は世界でもっとも治療にお金のかかる病気なのだ。

この公衆衛生の流れを見ていくと、医学研究者たちはおそろしい結論に行きつかざるをえない。二〇〇〇年ごろから言われだしたのが、現在の若者たちの世代からは親の世代よりも余命が短くなり始めるという信じがたい予測だ。

本当にそんなことが起こりうるのだろうか？　ケント・ソーンバーグ博士によれば、その責任の所在はひとえにアメリカのファストフード文化にある。アメリカ人の食生活は先進国の中でも最悪の部類に入るとソーンバーグ博士は言う。アメリカ人は三世代にわたっていわゆる「標準的なアメリカ食（ＳＡＤ＝

Standard American Diet)」で育ってきた。高カロリーで栄養のかたよった加工食品ばかりの食事だ。その結果、多くのアメリカ人が高カロリーによる栄養障害に苦しむことになった。その食事パターンが生みだした長期にわたる結果――それが慢性疾患の急激な増加なのだ。

胎内の栄養問題が病気を生む

最近の妊娠中の女性は、健康な赤ちゃんを産むためには健康によいものを食べることが大事だとわかっている。また環境の中にある有毒物質に触れないように気をつけ、アルコール摂取などのほかのリスクにも十分な注意をはらう。だが意外に知られていないのが、胎内で栄養が不足したり過度のストレスにさらされたりした赤ん坊が大人になったとき何が起こるのか、ということ。そういう赤ん坊は成人後に肥満や糖尿病や心臓病を発症する確率が高くなるのだ。さらにそうしたリスクはその赤ん坊の子どもへ、そのまた子どもへと世代を超えて伝えられる遺伝的特質となって残っていく。

健康な発育をはばむもの

妊婦は自分自身と赤ん坊の両方のために十分な栄養をとる必要がある。昔ながらの知識が教えるように、成長する胎児は必要な養分のすべてを（必要な量の酸素とともに）胎盤を通して受けとる。しかし、発育中に何らかの理由によりこの栄養の受け渡しが阻害される場合がある。

・母体の栄養不良

簡単に言えば、妊婦が栄養不良なら、当然胎児にも十分な栄養を送ることはできない。栄養不良が何世代にもわたって続く中国やインドといった国々を研究してわかったのは、妊娠初期の母親の栄養状態が子どもの健康に影響を与えることだ。言いかえれば、妊娠中に起きることは、それまでに起きたことにもとづいているわけだ。

中国やインドといった国に見られる何世代も続く栄養不良とは違って、先進国に見られるのが栄養過多による栄養障害だ。高カロリー栄養障害として知られるこの状態は、カロリーのとりすぎによって栄養素の欠乏が起こることにより発生する。母親がこの状態におちいると、適切な栄養素が子どもに供給されず、胎児の健康な発育が阻害されてしまう。

・母体の健康

母親のさまざまな病気も胎児への栄養の供給をさまたげ、出生時の低体重につながる可能性がある。母親が糖尿病のような病気にかかっていると、胎児への栄養の供給に支障が出るだけでなく、過剰な栄養が供給されて発育が早まってしまう場合もある。これは栄養不良とは逆の状態だが、胎児にとっては同じように危険な状態だ。

・胎盤の問題

胎盤は胎児に栄養を送る供給ルートだ。また**ホルモン**をつくり出し、赤ん坊を有害物質から守る働きももつ。胎盤の働きが正常に行われるかどうかが胎児の成長を決め（早すぎたり遅すぎたりしないか）、健康のプログラミングに影響を与える。

・ストレス

疫学のデータによると、妊娠中の社会的ストレスは栄養不良と同じくらい胎児にとって有害だと考えられる。また栄養不良と社会的ストレスは、同時に発生する場合が多い。

後回しにされる腎臓の発育

卵子は受精の約八日後に子宮壁に着床する。ここから胎児と母体との密接な関係が始まる。胎児の成長につれて膨大な数の細胞が生まれていくが、この段階がもっとも重大な意味をもつ。バーカー博士はこの臓器や腺や組織が形成されていく段階のことを可塑《かそ》期《き》と呼んだ。「可塑」というのは組織が環境の変化に合わせて発達する能力を説明する言葉だ。

胎児はまさに文字どおり母親とつながっているため、母の暮らしの変化から非常に影響を受けやすい。母に何らかの異常が起こると、それは胎盤を通じてすぐに胎児に伝わってしまう。発育中、胎盤はいくつかの胎児の器官のかわりとして働く。たとえば胎盤から十分な栄養が供給されず、胎児の発育が阻害されると、胎児は生き残るための適応を始める。必要のない機能を後回しにして、必要な臓器の発達を優先させるのだ。

妊娠初期にはさまざまなタイプの細胞ができる（肝臓、腎臓、心臓、肺の細胞など）。栄養が足りない、つまりこの活発な発育のすべてを支えるのに十分な「資本」が得られないと、胎児は生きていくのにいちばん大事な心臓と脳を守るため、ほかの臓器の発達を犠牲にし始める。

たとえば腎臓。胎児期には腎臓の働きは誕生後ほど重要ではない。母体が腎臓の機能を肩がわりしているからだ。したがって胎児から見れば、成長が阻害されたときまず腎臓を後回しにするのは当然の結果と言える。栄養が十分に得られないと、少ない栄養分を温存するため、胎児がつくり出すネフロンの層は少なくなる。ネフロンとは血液をろ過するもので、生まれたあと腎臓にネフロンの数が少ないと腎臓はもっている能力以上の仕事をしなければならなくなり、その結果高血圧と腎臓病を発症するリスクが高くなるのだ。

疫学のデータを見ると、胎児期の栄養不良と腎臓病の間にはあきらかにつながりがあることがわかる。ネフロンの数が少ない子どもは出生時の体重が少ない場合が多く、どちらも社会的に恵まれない地域によく見られる特徴だ。バーカーが『Nutrition in the Womb』に書いているところによると、アメリカ国内で腎臓病発生率がもっとも高いのはサウスカロライナ（いわゆる伝統的に「貧しい」州）で、さらに黒人の腎臓病発生率は白人の五倍にもなる。

食糧不足が脳卒中を生む

サウスカロライナは「脳卒中多発地帯」の真ん中にあることでも知られている。脳卒中多発地帯とはアメリカ南東部の脳卒中発生率がとくに高い地域のことで、その地帯の脳卒中発生率はアメリカの平均より約五〇パーセントも高い。また脳卒中は若い黒人にとくに多く、さらに高血圧の発症時期も白人に比べてかなり早く、重篤になりやすい。

アメリカの南部にこういったよそとの違いが見られるのはなぜだろうか？　まず、南北戦争後の南部では社会的・経済的混乱が続き、深刻な食糧不足も発生した。一九〇二年、ジョージア州アトランタで最初のペラグラ患者が発生する。ペラグラは下痢や消耗性皮膚炎、認知症を引き起こす病気だ。一九二〇年までにペラグラは広く蔓延《まんえん》するようになり、とくに南部の一五州で高い発生率を示す。年間の罹患者数は二五万人に及び、毎年七〇〇〇人が死亡した。

やがて時代を切りひらく疫学者たちの尽力により、ペラグラの原因は栄養不良であることがあきらかになる。疫学者たちはペラグラが伝染病だという誤った仮定を根気よくくつがえしていった。基本的にペラグラはビタミンBの一種であるナイアシンの不足により起こる。この結論を導き出すきっかけとなったのは、いくつかの施設に発生したペラグラ患者の集団を調べた研究だった。たとえば、アラバマのある精神科病院で大量に発生したペラグラは、ほとんどトウモロコシだけの栄養にとぼしい食事を与えられていた収容患者のみに限られていた。もっといろんな種類の食品を含む栄養豊かな食事をとっていた看護師たちは、誰もペラグラにかからなかったのだ。

しかし脳卒中多発地帯に多く見られる特徴はペラグラの流行だけではなかった。社会的・経済的に不安定なアメリカ南部には、長期間にわたって非常に多くの貧しい人びとが暮らしてきた。この地域の人びとは環境のせいで栄養不良におちいりやすいだけでなく、貧困や外傷といった環境が引き起こすストレス要因にも苦しむことが多い。こういった要因もまた遺伝子発現に影響を与え、それが子孫にも受け継がれる(第三章参照)。これらの要因が組み合わさって、脳卒中多発地帯として知られる疫学上の現象が誕生する下地ができあがったのだ。

この地域の人びとが脳卒中を発症しやすいのは、各人のライフスタイルや遺伝子のせいではない。それはもっと社会的な現象だ。長期にわたってとぎれることなく繰り返される貧困や社会的混乱、慢性的なストレス、そして栄養不良がもたらした結果なのだ。この地域では腎臓病と高血圧の発症率が高いことも知られている。こういった病気はすべて、貧困や外傷などの環境要因によって起こる、遺伝子発現の変化や胎児の発育不良につながると考えられている。

たくわえていた栄養が胎児を育てる

『一九六八年から一九七八年のイングランドおよびウェールズにおける特定の病気の死亡率分布図』の著者であるデヴィッド・バーカー博士は、イギリスの脳卒中のあるデータに気づいていた。

どの地域でも、脳卒中のいちばんの前兆になっていたのは、脳卒中が実際に発生する七〇年前の、女性の死亡率だ。

このデータやその他の情報をもとに、やがてバーカー博士は脳卒中のリスクの原因が出生前にあるという結論に達する。博士の研究が病気のなりたちにおける重要なつながりと考えたのは、母体の栄養不良だった。胎児というのは、よく言われるように「ダニやヒルのように母親に寄生して、必要な養分を思いのままに吸いとりそのささやかな欲求を満たす」のではない、と博士は『Nutrition in the Womb』に書いている。というより胎児はすべてを母に依存し、成長するのに必要なさまざまな栄養素を母が与えてくれるのをひたすら待ち続けているのだ。

では胎児は成長するのに必要な食べ物をどうやって受けとるのか?

簡単に言えば、母親が食べ物から栄養素をとると、それが胎盤を通して胎児に届けられる。胎児が健康な赤ちゃんに育つために必要な素材は、母体から与えられるのだ。母体を一種の再生工場と見るバーカー博士の考えを何度も読み返したあと、「このプロセスには細菌叢《さいきんそう》（第八章参照）の果たす役割が大きい」と書いてあることに気づいて私は大いに興味をそそられた。この点においてもバーカー博士は時代のずっと先を行っていたのだ。善玉菌は食べ物を分解するだけではなく、ビタミンや脂肪酸やアミノ酸といった貴重な物質へと食べ物を変化させる。博士は、母親が胎児に十分な養分を与えるのに、善玉菌の助けを借りる必要があることに気づいていた。

しかしバーカー博士が指摘しているように、「赤ん坊は母親が妊娠中に食べるものだけによって生きているのではない。母親が体内にたくわえている食べ物からも養分を得ている」。それまでの人生でずっと十分な栄養がとれなかった女性は、健康な妊娠期間を過ごすのに必要な栄養のたくわえをもっていない。胎児は母が食べたものだけでなく、母が体内にたくわえていた栄養素からもつねに養分を得ている。骨髄からは鉄、骨からはカルシウム、筋肉からはアミノ酸、というように。バーカー博士はこれを「柔軟なシステム」と呼んだ。つねにリメイクを繰り返すシステムという意味だ。だがたくわえがあまりない女性は食べ物をリメイクする能力が低く、したがって赤ちゃんの求める栄養上の欲求にこたえられない場合が多くなる。

こういった栄養のたくわえ不足は女性のそれまでの人生における食の経験が反映されたものだが、やがてバーカー博士はそれが何世代も前からの経験が積みかさなった結果であることに気づく。それは貧困と貧困にまつわるストレスに苦しめられる人生への生物学的な反応だった。

このレンズを通して見ると、「心臓病多発地帯は、一〇〇年以上前のできごとによってそこなわれた栄養のリメイク能力が、数世代にわたって受け継がれてきたことを反映するものだとわかる」と、博士は『Nutrition in the Womb』に書いている。

低体重以外の要因

デヴィッド・バーカー博士の研究は、ある意味世界の流れを変えるような大発見だった。おそらく自分でも気づかないうちに、博士はエピジェネティック・ランドスケープをつくり始めていたのだ。出生時の低体重を慢性疾患発生の重要な原因と考えたのはじつに画期的なできごとだったが、そこは単なる出発点にすぎなかった。

ケント・ソーンバーグ博士がインタヴューでこう語ってくれた。「出生時の低体重は病気のリスクを大まかに示すサインですが、これが非常に重大な意味をもつことがわかってきました。この先、研究を続けていけば、ほかのどんな発育時の要因が病気のリスクに影響を与えるのか、わかることはさらに増えていくでしょう」。この要因の中には、次の世代へ受け継がれる可能性のある**エピジェネティックな変異**もあるかもしれない。

今では胎児が将来慢性疾患にかかるリスクを増やすストレス要因は、出生時の低体重としてはあらわれないものがたくさんあることがわかっている。たとえばテッサ・ローズブーム博士とデヴィッド・バーカー博士がほかの研究者とともに発表した二〇〇六年の研究がその一例だ。母親がオランダの飢餓の期間に妊娠初期を過ごしていた人たちは、出生時の体重は正常だった人も多いが、そういう人たちも心臓病になる確率は母親が飢餓を経験していない人たちの二倍だったのだ。

特定の病気を発症するリスクが出生時の低体重と結びつかない例はたくさんある。なぜそういうことが起きるのかはまだ不明だが、たとえば胎盤の成長が病気のリスクに影響を与えることは確実にわかっている。出生時の体重が正常な場合も、胎盤の大きさや形によって高血圧や心臓病や肺がんになるリスクが高まることが確認されているのだ。どうやら胎盤の厚みと大きさが、胎児の発育に影響を与える何らかの生物学上のプロセスに関係しているらしい。同様に、母親の身体的特徴（たとえば背が低くてBMI値が高いなど）が子どもの慢性疾患リスクを高めることも知られている。さらに出生時の体重が多すぎるのもリスク因子のひとつであり、肥満や2型糖尿病やがんの発症の可能性を高める。

ケント・ソーンバーグ博士が指摘しているように、低体重が病気発生に及ぼす影響に対して、遺伝的背景が修正を加える可能性もある。たとえばヨハン・エリクソン博士らが二〇〇二年に発表した研究。この研究では一五二人の高齢者について特定の遺伝子の変異を調べたのだが、低体重で生まれた人たちの中で特定の**一塩基多型**（SNP）をもっている人にのみ、高いインスリン抵抗性と高いインスリン濃度が見られることがわかった。

世代間遺伝的形質継承

両親の卵子と精子のDNAに含まれる遺伝コード［遺伝暗号］を通して世代から世代へ生物学的情報を伝えることを世代間遺伝的形質継承という。遺伝学者たちは多世代間の多数の人びとを対象に病気の発生状況を研究することにより、病気の発生に影響を及ぼす遺伝子異常の例を何百も発見してきた。さらに遺伝コードのほんのわずかな変異により、病気に対するかかりやすさが変化することも今ではよく知られている。遺伝学者たちは大規模な人数の調査を行い、そのような変異の特定に力をそそいでいる。

あなたの遺伝的形質

病院で問診票に記入すると、たいてい家族の病歴について書く欄がある。家族間で共通して見られる病気があるからだ。病気発症につながる要因はいろいろあるが、遺伝子の構成要素が果たす役割は大きい。だがそのつながりが及ぼす力は、じつにさまざまな要因に左右される。病気や関わる遺伝子の種類をはじめ、生活習慣、環境、そしてもちろん前の世代の経験といったもっと幅広い要因からも影響を受けるのだ。

遺伝子だけを単独でみてみると、鎌状赤血球貧血や血友病などの特定の遺伝子変異が原因となって起きる病気がある。これらの**単一遺伝子疾患**と呼ばれる病気では、遺伝子と病気発症のつながりは非常に強い。こういった病気は、両親のどちらか、あるいは両方から変異した遺伝子を受け継ぐことにより発症する。

次に強いつながりをもつのが、**浸透度**の高い遺伝子が関わるケースだ。乳がんや卵巣がんを引き起こすBRCA1遺伝子がこのカテゴリーに入る。最近この遺伝子変異をもつ有名女優など数人が、がんになる危険性をおそれて両乳房切除手術と卵巣摘出手術を受け、大きな注目を浴びた。この遺伝子を受け継いだ人が生涯のうちに乳がんになる確率は六〇パーセント、卵巣がんになる確率は一五パーセント。この数字を見るとかなりの確率のように思えるが、ちょっと考えてみてほしい。この遺伝子をもっていても、四〇パーセントの女性は乳がんにならないことも事実なのだ。

それでも自分がBRCA1遺伝子をもっているとわかったら、やはりこわいと思うだろう。ただありがたいことに、よくある病気の発症に関わるとされている遺伝子の大部分は、予定どおりに働かない。病気の発症にはたいてい何百もの異なる遺伝子が関わって、それぞれがわずかずつ影響を与えている。このような病気は**多因子遺伝病**と呼ばれる。基本的には、特定の一塩基多型（SNP）がいくつかの病気にかかりやすくなる原因をつくり出す。そのすべてのつながりが確認されているわけではないが、環境と相互作用するSNPがあることはわかっている。その場合、病気の発症は遺伝子とエピジェネティックな影響の組み合わせによって決まることになる。

慢性疾患の症状が実際に出始めるまでには、体の中で病気が浸透していく期間がかなりある。たとえば冠状動脈性心疾患なら、発症するまでの期間はかなり長く、その前に慢性炎症などの症状があらわれている場合が多い。最近ではこのような炎症は、LDLコレステロール値が高いことよりも心臓病に深いつながりがあることがあきらかになってきた。そこに遺伝子がどの程度関わっているかは、激しい議論の的となっている。研究者たちが発見した心臓病につながる遺伝子は五〇近くにのぼる。冠状動脈性心疾患を引き起こすリスク因子（高血圧や慢性炎症など）と、ゲノムの特定の変異を結びつけることもできる。しかし心臓病のような多因子遺伝病の場合、ゲノム（遺伝子）の「生まれもった」部分は発症要因のほんのわずかな一部でしかない。ここで病気の発症を左右するのは、プログラミング（つまりあなたのエピゲノム［DNAの配列を変えずに遺伝子の働きを決める情報の集まり　27ページ参照］）なのだ。

母が妊娠中にオランダの飢餓の冬（74ページ参照）を経験した人たちは、成人してから心臓病になる確率がその他の人の二倍だった。のちの研究により、飢餓にさらされたせいで赤ん坊の成長と代謝に関わるいくつかの遺伝子発現に変化が起き、それが結果としてまず糖尿病、さらには心臓病発症への下地をつくった可能性があきらかになった。言いかえれば、心臓病を実際に発症するまでには、長期にわたってさまざまな要素が働く必要があるということなのだ。

病気発症の複雑さ

ある種の病気に対するかかりやすさは、あなたのゲノムに原因があるのかもしれない。あるいは胎児期の発育途中に十分な栄養をとれなかったため、臓器の機能が低下したせいかもしれない。または胎内で環境によるストレスを受けたことにより、遺伝子発現が変化したせいかもしれない。もしくはそれらの全部の組み合わせということも考えられる。

今では幼児期や思春期のさまざまな段階における栄養不良や栄養過多などの環境要因も、病気発症のリスクに影響を与えることがわかっている。以前は多くの人が慢性疾患のいちばんの原因は遺伝子異常やハンバーガーとポテトの食べすぎだと思っていた。だがたいていの人が慢性疾患にかかりやすくなるのは、そういった若年期の環境要因の影響のほうが大きいのだ。

しかし、もう手遅れかとガックリする必要はない。じつは栄養バランスのよい食事をとる、運動量を増やすなどの生活習慣の改善により、慢性疾患にかかる可能性を減らすことができるのだ。

なぜ栄養が大事なのか？

ロンドン大学の小児栄養学教授アラン・ルーカス博士が一九九八年に発表した論文には、今世紀に入る前に栄養と胎児の発育の関係についてわかっていたことが的確にまとめられている。『Journal of Nutrition〔ジャーナル・オブ・ニュートリション：栄養学の学術雑誌〕』に掲載されたこの論文は、健康と病気の起源が発育時にあるとする説を、臨床的・歴史的両方の面からひもといてみせてくれた。当時、発育の「敏感な」時期に起きたできごとが、その人の健康と寿命に一生にわたって影響を及ぼす可能性があることがあきらかになりつつあった。

ルーカス博士は栄養プログラミングという言葉を使って、ある病気にかかりやすくなる原因をもたらすと現在では認められている要素を研究する基礎をつくった。つまり、胎内で栄養がきちんととれていたかどうかが、誕生後の一生の健康を決めるという考え方だ。また二〇〇五年の論文の中で、ルーカス博士はこうも述べている。「最近の栄養科学における関心は、必要を満たすことよりも、栄養が直近あるいは将来の健康に及ぼす生物学的影響を特定することのほうへ移ってきている」。プログラミング、すなわち「発育中の重要なあるいは敏感な時期における刺激や損傷が、長期または生涯にわたる影響を生体に与える可能性がある」という考え方がとくに大きな意味をもつというのだ。

胎児のプログラミング

栄養プログラミングについてまとめてみよう。まず、栄養は臓器が正常につくられるかどうかに大きな役割を果たす。これまで述べてきたように、母親が適切に栄養をとれないと赤ん坊も栄養不良になる。するとそれに対処するために、発育中の胎児は腎臓や膵臓《すいぞう》、ときには心臓の発達さえも犠牲にして脳を守ろうとする。こういった「ハンディを負った」臓器をもって生まれた人たちは特定の病気にかかりやすい体質になり、生涯そのハンディを埋める努力をしなければならなくなる。これは必ずそういう病気になるという意味ではないが、その病気にならないように人よりかなり努力をする必要があるということだ。

次に大切なのが、胎内で発生するエピジェネティックな変異の影響だ。こういった変異は遺伝子の働きに影響を与え、その時点まで可塑性のあった細胞に永久的な跡を残す。やがて人生経験が積みかさなるとともに、こういった変化はますます目立つようになってくる。一卵性双生児の例を思いおこしてみてほしい（39ページ「一卵性双生児は同じ病気になりやすい？」参照）。同じ受精卵から発生した双子は、遺伝子的には同一なのだが同じ病気になるとは限らない。研究によると、彼らのエピゲノムはすでに胎内で違いが出始める。年をとると二人の変化はますますはっきりしてきて、とくに長期間離れて暮らしていた場合には差異がもっともっとはっきりとあらわれる。

遺伝子に影響を与えるもの

現代の科学者たちは、発育中の胎児が「可塑的」であることを知っている。胎児は絶えず周囲の環境に適応し続けているのだ。細胞をとりまく環境は非常に変わりやすく複雑なもので、栄養不良などのストレス要因が加わると、細胞は遺伝子発現を変えて適応しようとする。胎児の発育中の重要な時期に発生したストレス要因は、とくに大きな変化をもたらす。このプロセスは非常に複雑で予測がむずかしく、臓器の形成にどのような影響が出るか簡単にはわからない。だがその影響が長く続き、次の世代へ受け継がれていく可能性もあることは確かだ。

エピジェネティクスという新しい科学は、疫学と手をたずさえ、一見健康そうに見える赤ちゃんが胎内でどんな経験をし、それが成人後の健康や慢性疾患にどう関係していくのか、そのつながりを見つけだす手がかりを与えてくれる。

アムステルダム大学の初期発達衛生学の教授テッサ・ローズブームの研究によれば、第二次世界大戦中に一九四四年の冬から一九四五年五月までドイツ軍によって行われたオランダ兵糧攻め作戦による「オランダの飢餓の冬」のころ胎児だった人々を五〇年後に調べた記録から、胎児期の栄養不良と成人後の慢性疾患発症との間にはっきりとしたつながりがあることがわかった。同じデータを使った最近の研究によると、飢餓が妊娠初期のエピジェネティックな変化（とくにＤＮＡメチル化パターン）に影響を及ぼすこともわかっている。

遺伝子発現にプラスにせよマイナスにせよ何らかの影響を与える環境要因は、栄養だけではない。たとえば母の精神状態や社会環境、さらには父の有毒物質の摂取も、胎児のエピジェネティックな変化を引き起こすと考えられる。両親どちらの喫煙や飲酒も胎児の発育を阻害する可能性がある。さらにそういった経験の生物学的な記憶は胎児の中に残り、次の世代へと受け継がれる場合もあるというから驚きだ。

なぜそんなことが起こるのか？　妊娠中も、また生まれてからも、エピゲノムはつねに調整を続けながら、体のすべての働きをできる限り、とどこおりなく回そうとするからだ。この調整はたいていわずかなものだが、時とともに積みかさなっていく。またときには「オランダの飢餓の冬」のように、きわめて悲惨な状況を経験する場合もある。胎児の臓器が形成される妊娠初期にこのような飢餓状態を経験すると、全身に大きな悪影響が出る可能性が高く、いくつもの深刻な症状が次々に発生する。またこのオランダのデータをくわしく調べたテッサ・ローズブーム博士によると、エピゲノムはこのような胎児期の経験を克明に記録しているだけでなく、「その影響は母方からも父方からも次の世代へ受け継がれる可能性がある」という。

遺伝子と脳卒中のリスク

父親が脳卒中になった人なら、「自分もなる確率が高いのだろうか？」と考えるだろう。

一言で言えば、「そうでもない」。

実質的に同じゲノムをもって生まれる一卵性双生児を研究した結果、遺伝的に受け継がれる病気はほとんどないことがわかった。もう少しくわしく答えると、あなたの遺伝物質の半分は父親のものなのだから、脳卒中になるリスクを高める遺伝子の変異を受け継いでいる可能性はある。また、父親が発育途中の敏感な時期に受けた経験（有毒物質の摂取など）の影響によるエピジェネティックな変化も受け継いでいるかもしれない。しかし、あなたの母親やそのまた母親の妊娠中の経験が与える影響のほうがはるかに大きいと思われる。母や祖母が妊娠中に栄養のあるものを食べていたか、どんなストレスにさらされていたかが、あなたが脳卒中になるリスクにかなり大きな影響を与えるのだ。

脳卒中は全世界の死因の第二位を占める。その約八五パーセントが虚血性の脳梗塞であり、脳の血管が血栓により詰まることによって起こる。脳卒中のリスクは年齢とともに増加するが、男性および黒人に非常に多く見られる（64ページ「食糧不足が脳卒中を生む」参照）。糖尿病や肥満や高血圧も脳卒中発生のリスクの増加と関係があると考えられており、近年こういった病気や症状は一般に、とくに若い人たちに増えつつある。その結果、一五歳から四九歳の人たちの脳卒中の発生も大幅に増加しているのだ。

単一遺伝子疾患に関わる異常のいくつかは脳卒中につながりがあると考えられるが、遺伝的観点から見ると、脳卒中のリスクはあなたのからだ中で働くさまざまな遺伝子に広がっている。そしてそれらの遺伝子がどのように発現するかは、さまざまな要因に影響される。高血圧、糖尿病、アテローム性動脈硬化症といった心臓や血管に影響を及ぼす特定の病気は、脳卒中のリスクを高める可能性がある。誕生前の発育不良もリスク要因のひとつだし、肝臓の発育不全や凝固因子〔血液が固まるまでに働くさまざまな血液成分（タンパク質）〕の制御不全もやはり脳卒中のリスクを高める。

●脳卒中のリスクを減らす

健康な生活習慣が脳卒中のリスクを減らすことは、たくさんの証拠が示している。したがって加工食品中心の標準的なアメリカ食（ＳＡＤ）が脳卒中のリスクを増やすと聞いても、驚く人はあまりいないだろう。カリウムやマグネシウムといったミネラルがとくに虚血性の脳梗塞のリスクを減らす働きがあることが知られているが、食品を精製する過程でミネラルは減少してしまう。精製された小麦粉に含まれるマグネシウムは全粒粉に含まれるマグネシウムの約一五パーセント。亜鉛やカリウムや鉄も全粒粉の二〇パーセントほどしか含まれていない。マグネシウムは体内のあらゆる主要な組織を支える働きをするが、ＳＡＤでは十分なマグネシウムをとることができないと専門家たちは言う。

大規模な範囲にわたって健康を蝕《むしば》んでいる食事は、じつはＳＡＤだけではない。世界人口の半分以上、とくにアジアの人びとが主食としているのが白米だが、一八〇〇年代の終わりに今では脚気《かっけ》として知られる病気がアジア中で発生し始めた。脚気にはいくつかのタイプがあり、心臓、循環系または神経系に影響を与える。脚気の患者数は膨大な数にのぼった。日本では国民病と認められていたほどだ。その原因は結局チアミン不足だとわかったが、チアミンは精米される段階で失われるビタミンＢの一種だった。

小麦と同じく、白米は虚血性の脳梗塞のリスクを減らす働きのあるミネラルをあまり多く含んでいない。玄米と比べると、白米に含まれる鉄とカリウムの量は約半分だし、亜鉛の量は約二五パーセント少なく、マグネシウムは七五パーセント近く少ない。脳卒中と白米の関係をあきらかにした研究はないが、アジアではどこでも脳卒中が循環器疾患としてはもっとも発生率が高い病気であることは注目に値する。

多くの人がメチル化に影響を与える遺伝的変異のせいで、アミノ酸の一種であるホモシステインの値が上昇する傾向にある。ホモシステイン値が上がると、血栓が非常にできやすくなり、虚血性の脳梗塞のリスクが高まる。ホモシステインの代謝に大きな役割を果たすのがビタミンB12、B6、葉酸だ。葉酸が多く含まれる食品としては、葉もの野菜、豆類、アーティチョーク、ブロッコリ、アスパラガスなどがある。ビタミンB12は動物性食品に含まれるため、菜食主義の人たちはビタミンを強化した食品をとらないとB12を適切に摂取することはむずかしい。菜食主義者や高齢者のグループにビタミンB12欠乏症はよく見られるが、このような人たちが葉酸のサプリメントをとると問題が起こる。ビタミンB12欠乏症の初期症状である貧血が発見されにくくなってしまうのだ。その結果もっと深刻な病気の発生につながるおそれがある。

●脳卒中を防ぐ食べ物

脳卒中を防ぐもうひとつの方法は、血栓ができる機会を減らす効果をもつ食べ物をとることだ。緑色の葉もの野菜、ぶどうジュースや（適量の）赤ワイン、ザクロジュース、トマト、トウガラシ、ベリー類などがあげられる。オメガ3脂肪酸（サケやマスなどの脂肪分の多い魚に豊富に含まれる）やビタミンE（全粒小麦やオーツ麦に豊富に含まれる）も、血液がどろどろになるのを防いでくれる。

もしも自分が脳卒中を起こすリスクが高いと感じていて、真剣にそのリスクを減らしたいと思うなら、まず予防の第一段階として栄養に富む自然食品をとるところから始めよう。果物、野菜、全粒の穀物など、加工されていない食品のことだ。こういった食品は、脳卒中のリスクを減らす効果のある貴重な栄養素を含んでいるだけではない。植物性食品を多く含む食事は、さまざまな慢性疾患につながる炎症を起きにくくする。運動を始めるのもいいアイディアだ。定期的な運動は脳卒中のリスクを約二五パーセント減らすとの研究結果もある。

栄養分に富む食事をとるかわりにサプリメントで手っとりばやくすませよう、と考えているなら、ちょっと待って。ビタミンB群やビタミンCなどのサプリメントをとっても、健康的な食事からそういった栄養素をとることに比べると、脳卒中の予防にはあまり効果がないのだ。自然が与えてくれる栄養素は、サプリメントのような単独の形では存在しない。ほかの栄養素と組み合わさって、健康を促進し病気を防ぐ働きをする。また食べ物から栄養素をとることは、相乗効果を生みだす。さまざまな栄養素がさまざまな臓器や組織や細胞と作用しあい、食べ物の成分どうしもおたがいに作用しあって、それぞれがもつ力を足した以上の効果をもたらすのだ。つまり、さまざまな自然食品から栄養素をとれば、個々の食品がもつ効果をより高めあう相乗効果を手にすることができるというわけだ。

第三章

遺伝子に影響を与えるもの

六五歳の人のこの先の健康を予測したければ、こう聞いてみるといい。「お元気ですか?」前向きな答えが返ってくれば、この先二〇年その人は健康だ。

——デヴィッド・バーカー『Nutrition in the Womb』

国によって国民性の違いのようなものがあるのはなぜだろうか?

アイルランド人はチャーミング、スウェーデン人は根回し上手、ドイツ人はこまかい、などなど。社会規範が大きな役割を果たしていることは事実だし、似たような属性の人たちが同じ場所に住むことを選ぶといった選択的移動のような要因もからんでくる。逆に社会学者が「社会的伝染」と呼ぶ現象は、人はつきあいのある人たちとだんだん似てくるという考え方だ。ほかにもいくつかの要因が考えられる。

人の性格は人生経験からも影響を受けるという事実は、別に驚くにはあたらない。しくみはよくわかっていないものの、たとえば私たちが受けた経験が脳の発達に影響を与えることはわかっている。基本的に、経験したできごとへの反応が**遺伝子発現**を修正し、体組織をつくりかえて、性格や心理的な面にまで及ぶ一生涯続くような影響をもたらす。ここでひとつの疑問が浮かんでくる。大きな集団の人びとが長期にわたって同じ経験をしてきたとしたら、性格も似てくるのだろうか？　またグループ全体の健康にも影響を与えるのか？　最近の研究結果によれば、答えはイエスだ。

不幸な経験は健康に悪い

ここでもう一度おさらいしておくと、子どものころのつらい経験が成人後の体の不調につながることが多くの研究によってあきらかになっている。たとえばアメリカ南部のある地域で脳卒中の発生率が高いのは、南北戦争後の長期にわたる社会的・経済的混乱のせいだと考えられる（64ページ「食糧不足が脳卒中を生む」参照）。このような研究を行うのは「病気の社会的起源」を扱う分野だ。二〇一四年にアメリカで大々的に実施されたThe Adverse Childhood Experiences Study［幼児期の有害体験調査］も、このカテゴリーに属する。この調査ではほぼ二〇年にわたって一万七〇〇〇人以上の成人を対象に、ネグレクトをはじめとする虐待、家庭内暴力といったつらい経験をした記憶の聞きとりを行った。その結果、当然のことながら幼児期のトラウマは身体と精神両方の健康に大きな影響を及ぼしていることがわかった。また、そのような経験の与える影響は調査の対象者が経験した幼児期の有害体験（ＡＣＥ）が多ければ多いほど、成人後の健康状態に問題が見られた。そのような幼児期の経験が引き起こすと考えられるのは、慢性閉塞性肺疾患や肝炎をはじめ、うつ病や自殺にいたるまで、じつにさまざまな症状や事象だ。今言ったとおり、

ACEが多ければ多いほど、その影響も大きい。たとえばACEのスコアが七以上だと、一生のうちにがんや虚血性心疾患を発症するリスクはそうでない人の三倍になる。

ところで、それが性格の国民性や地域性と何の関係があるのか？　では最近のとある研究のデータを見てみよう。イングランドとウェールズのある地域に住む人たちが経験した長期にわたる苦難について調べたところ、その地域の住民全体の性格に同じような影響が及んでいたことがわかったのだ。

炭鉱労働の負の遺産

一八〇〇年代初期にイギリスの田舎にまかれた産業革命の種は急速に成長する。工場がいたるところに出現し、かつてはのどかな田園だった風景はもくもくと吐きだされる蒸気と煙に汚されていった。詩人のウィリアム・ブレイクは、芸術家の鋭い洞察力で世界の急激な進歩をとらえ、『エルサレム』という詩に描きだした（これはのちに讃美歌にもなっている）。ブレイクの作品の解釈は人によって大きく分かれるが、この詩の中に出てくる「暗い悪魔のような工場」とは、ロンドンに住む詩人の家の近くにあったアルビオン製粉工場の焼け跡を指したものだと言われている。かつての「美しいランベス」に建つその工場のまっ黒な残骸は、まるで地獄に建つ破滅の象徴のようにブレイクには見えたにちがいない。

ブレイクの時代はちょうど、一〇〇年にわたる大移動期の幕開けにあたる。多くの人びとがよりよい暮らしを求めて産業地帯へと移動を始めた時期だ。だがそういう人びとは移動した先でも、貧しい暮らしから抜け出すことはむずかしかった。それどころか、さらに苦しい生活が彼らを待っていた。彼らが田舎暮らしを抜け出して行きついた先は、労働者階級という新たなコミュニティだった。そしてその人びとが経験した苦難は、その後の世代にも引きつがれていく。

大規模なイギリス石炭産業の中心となる地域に移り住んだ労働者たちは、近代社会をつくり出すのに大きく貢献した。しかし彼らはほぼ一世紀にわたって、著しい社会的・経済的困難を経験する。最初、農村から出てきた人たちは工場に仕事を見つけた。だが石炭産業が徐々に衰退すると、職を失い始める。やがてそういう人たちは「高度に産業が発達した国で経済的にもっとも貧しい地域」と呼ばれるところに行きつくしかなくなった、と二〇一七年に『Journal of Personality and Social Psychology〔ジャーナル・オブ・パーソナリティ・アンド・ソーシャル・サイコロジー：社会心理学の学術雑誌〕』に発表された論文には述べられている。さらにひどい代償を払うことにもなった。彼らの子孫の多くは、その貧しい暮らしの痕跡を体の中に今ももっているのだ。論文の著者たちは、それを「炭鉱労働の負の遺産」と呼ぶ。


『石炭の影の中で』と題されたその論文の中で、「そうして記憶された心理的な影響が、今もかつての炭鉱地域に住む人たちの健康に影を落としていることがわかった」と研究者たちは言う。彼らは慢性的な経済上の困窮と健康状態のつながりを調べる大々的な調査を行い、心理的な不満感がこの地域に「根強くはびこっている」ことを確認したのだ。この不満感はその土地に住む人たちの体の健康状態だけでなく、健康状態に関わる性格的な特徴にも影響を及ぼしている。

ざっくり言うと、長年その地域に住み続けている人たちは、ネガティブな心理状態を示す調査項目の点数が非常に高かったのだ。この調査項目とは心理学者が性格傾向の診断に使う性格上の特徴を問うもので、ネガティブな項目としては対処能力の欠如（不安やうつ状態におちいりやすい）、調整能力不足、人生に対する満足度の低さなどがあげられる。一般的に、こういったネガティブな項目の点数が高いと心理上の健康に問題があると考えられ、社会経済上および健康上のさまざまなことがら、さらには平均余命にも影響を及ぼす。

この炭鉱地域の研究の著者たちがイングランドとウェールズを対象地域に選んだのは、そのデータが入手可能だったからだ。彼らの指摘によれば、世界中のほかの工業地帯（たとえばドイツのルール地方や中国のいくつかの地域など）を調べても同じような結果が得られるはずだという。アメリカには同じような歴史的データはないが、ほかの調査項目を使って分析してみた結果、いわゆるラスト・ベルト［錆《さ》びついた工業地帯］と呼ばれる地域に同じ現象が見られることがわかった。

健康を決めるもの

社会的・経済的状況が健康に影響を与えるという説はここ数十年の間に広まり、今では多数の研究結果によって裏づけられている。収入や教育、社会的な支援システム、労働状況といったさまざまな要素が健康と強く結びついていることはたしかだ。もちろん人種や民族的要素、有毒物質の影響も忘れてはならない。こういった個々の要素がさまざまに結びついてあなたの人生経験をかたちづくり、長い時間をかけてあなたの身体的、精神的な健康状態を決定する。公共政策が関わってくる部分も大きい。教育、幼児の発育、食べ物の安全性、ヘルスケアの受けやすさといった要因に大きな影響を及ぼすからだ。

もちろんあなたが生涯にわたって受ける影響は重要だが、最新の研究によれば問題はあなただけにとどまらない。あなたが受けた経験はあなたの遺伝子のふるまいを変えるが、その変化は遺伝する（つまりあなたの子どもに受け継がれる）のだ。たとえばストレス。動物と人間双方に対する多数の研究結果から、母親がストレスを受けると、そのストレスへの反応が子どもにも伝わることがわかっている。そのストレス反応は広範囲にわたる遺伝子発現の変化をまねき、その結果さらにストレスが拡大して子どもに伝わることになるのだ。ケント・ソーンバーグ博士によれば、胎児にとって母親が妊娠中に受ける社会的ストレスは栄養上のストレスと同じぐらい有害であることを、疫学的なデータは示しているという。そして残念なことに、栄養上のストレスを受けている妊婦はたいてい社会的ストレスも受けているのだ。

ストレスの影響

あなたはなかなか吹っきれないタイプ？　それはつまり、友だちやきょうだいよりネガティブな経験の影響を受けやすい、ということかもしれない。母の胎内にいたときや周囲の影響を受けやすい時期に起きたできごとは、人の身体面に影響を及ぼす。たとえば脳の発達や、専門家が**アロスタティック・システム**（P086）と呼ぶ働きに関連する特定の遺伝子の発現に影響を及ぼすのだ。このアロスタティック・システムには神経系も**内分泌系**も免疫系も含まれており、それらのすべてがストレスの影響を受ける。こういった調節システムが正常に働かないと、感情的な記憶をうまく片づけることができなくなるわけだ。簡単に言うと、人より立ち直りが早い人とそうでない人がいるが、それは自分ではどうしようもないというのが心理学者の意見だということになる。

短期間に激しく加えられる場合もあれば、長期にわたって少しずつ加わる場合もあるが、どちらにせよストレスはコルチゾールのような特定の**ホルモン**にも影響を与える。女性が妊娠すると副腎（ストレスに対応してホルモンをつくり出す腺）から分泌されたコルチゾールが血中に入り、胎盤を通して胎児に伝えられる。母体のコルチゾール値が上がると胎児の発育に悪影響が出ることがわかっており、その影響は誕生時にはわからないが、長期にわたって影響があることが知られている。またその影響は次の世代にも受け継がれる可能性がある。

重要語句

▼アロスタティック・システム

アロスタシスとは変化を通して安定を得るプロセスのこと。ストレスのような環境からの影響に反応して体のバランスを保とうとするシステムが、アロスタティック・システムと呼ばれる。

戦争や災害が健康に影響する

一九三四年からフィンランドで行われていたヘルシンキ新生児コホート調査［コホート調査：特定の要因に関わる集団と関わらない集団を一定期間追跡調査して病気との関連性を調べる研究］は長年にわたってさまざまな健康問題を研究する科学者たちに多くのデータを提供してきたが、その研究のひとつに一九三九年冬のソ連（現・ロシア）軍によるフィンランド侵攻の影響を調査したものがある。フィンランド人は勇敢に戦ったが圧倒的な数のソ連軍に制圧され、戦死者は膨大な数にのぼった。研究者たちは母の胎内にいたときに父を亡くした子どもたち一六七人と、生まれて一年以内に父を亡くした子どもたち一六八人を比較してみた。すると、父を亡くしたときにまだ母の胎内にいた子どもたちのほうが、統合失調症や行動障害を発症する率がかなり高いことがわかった。

一九六七年の第三次中東戦争の影響を調べた結果にも、同じようなパターンが見られた。このデータからは、戦争時に妊娠二ヶ月だった女性の子どもは、成人してから統合失調症を発症する確率がその他の人の二〜三倍だということがわかった。さらに、女性がその子どもにトラウマ体験を伝えるのは、妊娠中だけではないことも証明されている。二〇一七年のある研究では、第二次世界大戦中の幼児期にスウェーデンへ疎開させられたフィンランド女性の子どもを調査対象とした。研究によると、その女性たちの女の子どもは、疎開させられていない母から生まれたグループの子どもに比べて、精神疾患にかかる確率が二倍、双極性障害やうつ病にかかる確率が四倍だったということがわかった。この四万五〇〇〇人以上の子どもを対象に行われた研究は『Journal of the American Medical Association（ＪＡＭＡ）〔ジャーナル・オブ・ジ・アメリカン・メディカル・アソシエーション：アメリカ医師会の学会誌〕』に発表されたが、男女に大きな違いがあったことも記されている。疎開させられた母から生まれた男の子どもはあまり精神疾患にかかっていないし、子どものときに疎開させられた父をもつ子どもたちは男女ともにその経験の影響を受けなかったのだ。

もちろん戦争だけが悲劇的な大惨事ではない。最近では森林火災や大地震やハリケーンといった自然災害が増加しており、それを経験した人びとに大きな爪あとを残している。個人が経験するケガや生命の危機に加えて、自然災害が人の健康に及ぼす否定的な影響は幅広く、妊婦に与える影響も大きい。たとえばハリケーンの襲来時には、早産の割合が増えることが知られている。このもっともあきらかな理由として考えられるのは、気圧の低下が陣痛を誘発するということだ。

しかし二つの別々の地震の影響を調べた研究によると、災害の発生と早産にはあきらかなつながりがあることがわかっている。またどちらの研究においても、もっとも早産を起こしやすいのは地震発生時に妊娠初期だった女性であることが確認されており、一方の研究ではその女性たちは早産を起こさなかったとしても低体重児を産む可能性が通常より少し高いことがわかった。

過酷な環境が与える影響

自然災害に巻きこまれるのはどんな場合でもつらい経験だろう。二〇〇八年のある研究によると、ハリケーンが人の健康に及ぼす影響の度合いを決めるいちばんの要因は、そのハリケーンの激しさだという。これは経験した災害の「程度」が健康に及ぼす影響の度合いに関わっていたという調査結果から導き出されたものだ。

この研究の定義によれば、「高度のハリケーン被害」とは三つ以上の過酷な体験をした場合にあてはまる。たとえば生命が危険にさらされたとか、自宅が大きな被害にあった、などだ。多くの不確定要素を調整したあとで研究者たちが出した結論は、ハリケーン・カトリーナ襲来時に妊娠中だったかハリケーンの直後に妊娠した女性で、高度のハリケーン被害にあった人たちは、早産になる確率や低体重児を産む確率が高かったということだった。

また高度のハリケーン被害にあった女性たちは、それほどひどい被害を受けなかった女性たちに比べて心的外傷後ストレス障害（ＰＴＳＤ）を発症する確率が高く（前者が一三・八パーセントであるのに対し後者は一・三パーセント）、さらに低体重児出産率もＰＴＳＤになった女性たちのほうがＰＴＳＤのない女性たちより高かった（前者二三・一パーセントに対し後者九・一パーセント）。

ハリケーン・サンディの影響を調べた別の研究でも、同じような結果があきらかになっている。この研究でも、長期にわたる健康への影響は、ハリケーンからどの程度の被害を受けたかに左右されることがわかったのだ。甚大な被害を受けた人たちはうつ状態や不安障害、PTSDを発症する確率が高かった。

この研究では、被災者たちが長期にわたる影響を受けたかどうかのカギになったのは、避難後の住居の問題だ。友人や家族のところに避難できた人たちは、公共の避難所で暮らさなければならなかった人たちより、PTSDの発症率がはるかに低かったのだ。

9・11ニューヨークテロ心的外傷後ストレス障害

ニューヨーク市マウント・サイナイ医療センターの精神医学および神経科学の教授レイチェル・イェフダは、PTSDの専門家だ。教授がPTSDに興味をもったのは、ホロコースト生存者の研究を始めてからだった。大学院生時代、彼女はストレスホルモンと脳の発育のつながりを確認する研究に強い興味をおぼえた。研究室で得た知識を地域に還元しようと考えた彼女は、一九九〇年代初期にホロコースト生存者に対応するクリニックを開く。生存者の成人した子どもたちがそのクリニックにやってくると、驚くべき事実が次々とあきらかになった。ホロコーストを経験した親たちと同様、子どもたちの多くに睡眠障害や繰り返す悪夢といったPTSDの症状が見られたのだ。

このことにイェフダ博士は好奇心が刺激された。PTSDは遺伝するのか？　トラウマを受けた親に生じた生物学的な変化は、何らかの形で子どもに受け継がれるのだろうか？　人間の体にはトラウマを記憶する能力があるのだろうか？　やがて二〇〇一年九月一一日、ツインタワーがテロリストに攻撃される。そのときイェフダ博士はマウント・サイナイの外傷ストレス研究部門の責任者だった。攻撃のあと、病院には助けを求める電話が殺到する。その中には妊婦からの電話もたくさんあった。博士はそのうち三八人を選び、攻撃後に経験したできごとの影響を調べ始めた。

・矛盾する反応

調査の結果、かなり驚くような事実があきらかになった。まず、対象者の全員がＰＴＳＤを発症したわけではなく、中には立ち直りの早い人もいた。次に、ＰＴＳＤを発症した人たちのグループでは、コルチゾール値が予想外の数値を示した。コルチゾールはストレスホルモンであり、ストレスの多い状況ではコルチゾール値は高くなると考えられる。しかしＰＴＳＤを発症した女性たちのコルチゾール値は、逆に低かったのだ。コルチゾール値とＰＴＳＤのつながりを調べることは、この発見を理解するための重要な突破口だった。

一年後、今度はＰＴＳＤ発症者の赤ちゃんのコルチゾール値を測ってみたところ、また興味深い違いが見られた。テロ攻撃時に母親が妊娠中期または後期だった場合、その赤ちゃんのコルチゾール値は低い傾向にあったのだ。どうやらトラウマ的経験の記憶は、何らかの形で胎児に伝えられたらしい。だがどうやって？　イェフダ博士は現在、その質問の答えを探す研究を続けている。今のところ博士の研究からわかるのは、トラウマは長く続く生物学的影響を与える可能性があるということだ。トラウマは遺伝子発現を変えるが、トラウマを受けた親はその変更を子どもに伝える場合もある。このプロセスは、マーカス・ペンブリー博士が記録した世代間の遺伝と同じ傾向を示すものだが（35ページ「エピジェネティクスによる遺伝情報継承」参照）、こちらの場合、次の世代へと受け継がれるのはトラウマの記憶だ。

・全身性の影響

ＰＴＳＤを発症した人たちのコルチゾール値は一貫して平均よりも低くなるが、あくまでも正常の範囲内におさまる値であり、診断ツールとして使うには限界がある。しかしイェフダ博士の研究によると、災害が終わったあとにＰＴＳＤを発症した人たちはコルチゾール値が低いのに加えて、コルチゾールを分解する**酵素**の量も少ないことがわかった。分解する酵素を少なくすることで、コルチゾールが体内を循環するのを助けているのだ。これは一種の生物学的な適応と考えられる。長期にわたる脅威を解決しようと体が反応しているわけだ。

興味深いことに、このコルチゾールを分解する酵素は、長期にわたる飢餓状態に対処する代謝メカニズムにも関係がある。ただ、この生物学的な飢餓対策はあまり長い間続くとうまく機能しなくなる。ＰＴＳＤを発症した人の子どもは血中コルチゾール値が低くなるためストレスに弱くなり、飢餓を乗り越える能力も低くなる。だが食べ物が豊富にある環境だと、肥満を引き起こすリスクが高まるのだ。ＰＴＳＤを発症した人は肥満になりやすいという研究結果もある。この関係をくわしく解きあかそうとする研究が現在いくつも行われている。

いじめ

いじめを受けるのは、残念ながらそれほど珍しいことではない。とくに最近ではネットいじめが大きな問題になっている。青年期の若者の四〇パーセント以上がネットいじめを受けた経験があり、その結果自己肯定感の低下、不安障害、うつ病をまねき、最悪の場合には自殺にいたる可能性がある。

二〇一三年に発表されたある研究によると、いじめによる慢性的なストレスが長期にわたってもたらす影響はＰＴＳＤに似ているということだが、驚くにはあたらない。これはカナダとイギリスの研究チームが行った一卵性双生児の調査にもとづく。

五歳から追跡調査を行っていた一卵性双生児のグループのうち、彼らが注目したのは二八組の双子だ。この二八組は調査が始まったあと、双子のどちらかがいじめを受けていた。そして一〇歳になった双子を調べてみると、遺伝子発現に大きな違いが見られることがわかった。いじめを受けていたほうの子には、セロトニン輸送体（SERT＝Serotonin Transporter）遺伝子に高いメチル化が見られた。これはSERTの活動を抑える変化だ。またストレスにさらされたときのコルチゾール値も低いことがわかった。

イェフダ博士が調べた子どもたちと同じように、いじめを受けた子たちのエピゲノムも環境に適応し、長期にわたるストレスへの反応を鈍らせることによって、いじめの影響から自分を守ろうとしたのだと思われる。

・ストレスが違えば結果も違う

科学は非常に複雑なものであり、その根底にあるメカニズムを完全に理解することはまだできていない。しかし妊娠中の母体へのストレスが胎児に及ぼす影響については、ストレスの程度によって差が出ることがわかってきた。ＰＴＳＤを発症した女性（および男性）の子どもは生涯にわたってコルチゾール値が通常より低く、不幸にみまわれたときにＰＴＳＤを発症する可能性が高い。

一方、慢性的なストレスを受けながらもＰＴＳＤを発症しない女性は、たいていコルチゾール値が高い。その人たちの子どもは臓器に機能障害が見られ、ストレスに対して過剰反応を起こしやすい。母親のストレス・レベルが高すぎると、胎盤内のコルチゾール分解酵素の力が低下するため、コルチゾールが分解されずにそのまま胎児に伝えられるのだ。この問題は栄養不良のような状態があるとさらに悪化する。栄養不良は胎盤内の分解酵素の働きを弱めるからだ。

こういったプロセスの根底にあるメカニズムは非常に複雑だが、遺伝子発現の変化が大きな役割を果たしていることに疑いの余地はない。またイェフダ博士は、遺伝子の組み合わせにも原因があると考える。ストレスの受けやすさを高める特定の**アレル**［対立遺伝子］があるかもしれないというのだ。さらに博士は専門家が**アロスタティック過負荷**（P093）と呼ぶ状態にも注目している。これは慢性的なストレスの長期にわたる影響としてあらわれる身体的・精神的損傷のことを指す。簡単に言うと、長く過剰なストレスに耐え続けたせいで抵抗力が奪われた状態のことだ。

人の生命は複雑に動き続けるものだ。時とともにさまざまな要素が相互に作用しあってストレスに対する体の反応を左右し、トラウマのもたらす影響に抵抗する力を強めたり弱めたりする。ただここでいいニュースもある。栄養バランスのよい食事をとる、マインドフルネスをめざす、運動をするなどのちょっとした生活習慣の変化によって、こういった**エピジェネティックな**変化を改善したり、ときには逆転したりすることができるという研究結果が報告されているのだ。

重要語句

▼アロスタティック過負荷

慢性的なストレスのようなマイナスの経験に適応するために払う長期にわたる身体的代償。この代償を払うことにより慢性疾患にかかりやすくなったりする。

栄養とストレス

精神的に落ちこむ原因をすべて取り除くことはできないかもしれないが、栄養豊かな自然食品をつねにとり続けることで、体の助けを借りてストレスのもたらす否定的な影響をやわらげることはできる。まずは、人の胃腸と脳は非常に密接なつながりをもっていることを意識するところから始めよう。腸は「第二の脳」と呼ばれるほどだ（402ページ参照）。この分野の研究はまだ始まったばかりだが、健康な食事が胃腸内の善玉菌を増やすことなどにより、体のバランスをととのえることはわかっている。またいくつかの栄養素が、体がストレスと闘う能力を高めることもわかっている。たとえば、葉酸やビタミンBなどのビタミン類はＤＮＡのメチル化に必要なのだが、ＤＮＡのメチル化は、ストレス反応に関わるある種の遺伝子の発現に影響を与えるのだ。

きちんと食べよう

本気でストレスをコントロールしたいなら、食事は三食きちんととること。**高栄養価**の自然食品がそろった朝食をしっかりとれば、一日中安定した血糖値を保てる。血糖値が不安定だと、内分泌系はインスリンやコルチゾールといったホルモンの生成を増やしてそれに対応しようとし、そこから悪循環が始まる。そういったストレスホルモンの量が増えるとストレスが増し、回復力が低下して新たなストレス要因の影響を受けやすくなるのだ。

朝食についてもうひとつ言っておくと、コーヒー一杯だけ（あるいは数杯だけ）というのはやめておいたほうがいい。コーヒーには大量のカフェインが含まれているが、これはコルチゾールなどのストレスホルモンの量を増やす働きをするのだ。またとくに空腹時に飲むと、胃酸の分泌を刺激して食道に炎症を引き起こす場合もある。すでに多くのストレスを受けて大量のストレスホルモンに苦しめられているなら、一日中何杯もコーヒーを飲み続けるのは事態の悪化をまねくだけだ。コーヒーはジェットコースターのような気分のムラや活動レベルの上下をもたらす飲み物であり、その効果は夜まで続いて深くおだやかな眠りをさまたげる（眠ること自体が最良のストレス解消法なのに！）。

一日三杯から五杯のコーヒーを飲めば、2型糖尿病や心臓病で死ぬリスクを減らせるという最近の研究結果をニュースで見た人がいるかもしれない。この効能はおそらくコーヒーの木に含まれるポリフェノールに関係していると思われる。この物質は炎症（これもストレスと関係がある）を抑えることが知られているが、慢性的なストレスを何とかしたいと思うならポリフェノールを多く含みカフェインの量は少ない、もっと健康によい飲み物を選んだほうが賢明だろう。つまり緑茶や紅茶、カフェイン抜きのコーヒーがおすすめだ。

バランスよく食べて気分をアップ

ストレスに対処するもうひとつの方法は、タンパク質、脂肪、食物繊維を毎食、とくに朝食時にとること。こういった「ゆっくり燃える燃料」は血糖値を一定に保つだけでなく、健康な気分をもたらす栄養上の基盤をつくってくれる。タンパク質はアミノ酸からできているが、私たちの体はこのアミノ酸を分解して気分を上げる**神経伝達物質**につくりかえるのだ。質のよいタンパク質の供給源（肉、魚、卵、ピーナッツバターを含む豆類、乳製品など）にはアミノ酸のチロシンが豊富に含まれている。これはやる気や集中力を高め、気分を前向きにする強力な脳内伝達物質であるドーパミンをつくり出す。

健康によい脂肪（とくにオメガ3脂肪酸）もやはり気分を上げてくれる栄養素だ。これはストレスを受け入れ、うつ状態をシャットアウトする効果をもつ。だが残念ながらこういった脂肪は、典型的な欧米型の食事からはあまりとることができない。オメガ3脂肪酸がもっとも多く含まれているのは、サケやイワシ、タラなどの脂肪分の多い魚だ。できるだけオメガ3脂肪酸を食事にとりいれるようにしよう。こういった魚が食べられないなら、チアシードやフラックスシード［亜麻の種］などの植物からとることもできる。朝のスムージーに混ぜて食べるのが手軽でおすすめな方法だ。最近では、オメガ3脂肪酸が多く配合された野菜ベースのすぐれたプロテインパウダーも手に入る。こういった食品をスムージーに加えたり、クッキーに混ぜて焼いたりすれば、タンパク質やその他の貴重な栄養素を簡単にとることができる。

複合糖質［ごはん、小麦、じゃがいもなどに含まれる］は、精製されて本来の栄養分を失った仲間の糖質とは違って、気分を上げる働きがあると考えられてきた。そのたくさんあるメリットの中でもとくに注目したいのは、セロトニンをつくり出すのを助ける働きだ。セロトニンは脳や神経系に働きかける化学物質で、おそらく抗うつ物質としてもっともよく知られている。「アッパー系の神経伝達物質」と呼ばれるセロトニンは、ゆったりとして落ち着いた気分をもたらす。また自然に食欲を抑える効果もある。体内でセロトニンをつくるには質の高いタンパク質をとるのが効果的だが、必須アミノ酸のトリプトファンをとっても同じような効果が期待できる。

トリプトファンは全粒の穀物に多く含まれる。だから一日のはじめに全粒シリアルにあたたかいミルクをかけたものや、分厚い全粒粉トーストを食べるのは理想的なチョイスと言える。続いてお昼におすすめなのが、全粒粉のパスタか石挽《いしび》きのコーンミール、サツマイモやニンジンなどの**高栄養価の**根菜だ。たいていのクッキーやケーキやパンに使われている精白された穀物や小麦粉は避けよう。一時的に気分は上がるかもしれないが、そのかわりに払う代償は長い目で見ると非常に大きいのだ。

●「やめられない、止まらない」

一時的に気分を上げてくれる食べ物とはなかなかサヨナラできない。ストレスを感じたときに、チョコチップクッキーのような甘いものやポテトチップスのような高脂肪の食べ物をむしょうに口にしたくなる（しかもそういうのは真夜中だったりすることが多い）のはよくある話だ。ストレスを受けた人（や動物）は、おなかがすいていなくても「非常に口あたりのいい」食べ物を欲しがる傾向にあることが、いくつかの研究によりわかっている。砂糖や小麦粉、塩、脂肪を多く含む食べ物は、脳の快楽中枢を刺激する。つまりそれはストレスにとりあえず自力で対処しようとするひとつの方法なのだ。

ピューリッツァー賞を受けたジャーナリスト、マイケル・モスが『フードトラップ 食品に仕掛けられた至福の罠（Salt Sugar Fat: How the Food Giants Hooked Us）』〔日経BP社・二〇一四年刊〕の中で指摘しているところによると、加工食品大手企業はそういった人間の習性を十分理解したうえで、その弱みにつけこんでいる。

ここ五〇年以上にわたって、加工食品メーカーは消費者の「至福ポイント」をかなえる食品を意図的につくり出してきた。一度食べたらもっと欲しくなるような味と食感の組み合わせで、消費者をとりこにすることに全力を尽くしてきたのだ（202ページ「食べ物に夢中」参照）。

●ジャンクフードの誘惑

慢性的なストレスがあると、ジャンクフードの誘惑に負けてしまいやすくなる。そのしくみはこうだ。一時的な急性ストレスの場合、脳は目の前にある脅威に対して瞬間的に反応する。危険を察知した脳は副腎に信号を送り、アドレナリンを放出させる。アドレナリンは食欲（と性欲）を抑える働きをする。脳は総合的に私たちの利益となるように判断して、体が割りふった血液やエネルギーなどの資源の行き先を調整し、ストレスへの対処を助けるのだ。このシステムは、ストレスが一時的なものであればうまく働く。

問題はストレスが慢性化し、脳と副腎の間の連絡が機能不全におちいった場合だ。そうなると、砂糖や脂肪まみれの食べ物が欲しくてたまらなくなる。脳は慢性化したストレスに対処しようと働き続けているのだが、ジャンクフードが与えてくれる快楽がシステムをショートさせてしまうのだ。

慢性的なストレスはさらに、脳が受けとるセロトニンとドーパミンにも影響を与える。この二つは人の気分、やる気、喜びを左右する物質だ。ストレスを受けると、人は気分が落ちこんだり不安になったりする。その解消には「いやしてくれる食べ物」をとるのがいちばんだ。ケーキやクッキー、アイスクリームといったスイーツは、脳に純粋な喜びをもたらし、落ちこんだときや寂しいときや不安なときに、短い間ではあるが安らぎを与えてくれるのだ。

またストレスは睡眠パターンにも変化をもたらす場合がある。夜なかなか寝つけず、朝は早すぎる時間に目が覚めてしまう。眠りの質が低かったり、十分な睡眠がとれなかったりすると、食欲に歯止めがかからなくなり、糖分や脂肪分が多く栄養がかたよった食品に走ってしまう人たちも多い。

栄養素とストレス

いくつかの微量栄養素は、心理面からも身体面からも慢性的なストレスの解消を助ける働きをもつ。たとえば、ビタミンCを大量にとると（少なくとも一日一〇〇〇ミリグラム）ストレスの許容量が上がるという報告がある。これだけの量のビタミンCをとろうとすると、サプリメントの力を借りる必要が出てくる。その場合は医療機関の指示をあおいだほうがいいだろう。カムカムの果実カムベリーなどの天然のビタミンCを試してみるのもいい。天然の植物には、ほかにも組み合わせてとると健康によい影響を与える栄養素がたくさん含まれているからだ。

精神医学の分野では、葉酸不足とうつ状態に関係があることはすでに広く認められている。葉酸不足がうつ状態を引き起こすのか、それともうつ状態が葉酸不足を引き起こすのかはまだわかっていないが、葉酸をたくさん含む食事をとったり葉酸のサプリメントをとったり（一日あたり約四〇〇マイクログラム）すれば、うつ状態になるのを防ぐことができる（ただしビタミンB12が不足している人が葉酸を大量にとると健康に有害な場合があるので注意すること）。地域によっては、パンやシリアル、パスタといった食べ物に葉酸が添加されているところもある。

しかしそういった食品は精白された穀物からできている場合が多いので、あまりおすすめできない。必要なら、葉酸を多く含む天然の食品を意識してとるよう心がけよう。葉酸がたくさん含まれている食品には、緑色の葉もの野菜、柑橘類《かんきつるい》、豆類、木の実やシード類があげられる。また亜鉛が不足しても、うつ状態になりやすい。カボチャの種、赤身の肉、牡蠣《かき》などから一日に必要な量の亜鉛をとることができるはずだ。

ストレスを何とかしたいなら、マグネシウムも重要だ。ストレスは体内のマグネシウムを消費してしまう（アルコールの摂取も同じ結果をまねく）。マグネシウムをとることにより、うつ状態や不安障害から睡眠障害にいたるまで、気分障害にともなう症状が改善されたという研究結果はいくつもある。またマグネシウムには、慢性疾患が引き起こす筋肉の緊張をほぐす効果もある。マグネシウムを多く含む食品としては、ホウレンソウ、スイスチャード（不断草）、カボチャの種、アーモンド、黒豆、アボカド、ダークチョコレート（これに含まれるココア・フラバノールにもストレス時の精神状態を改善する効果がある）などがある。

ストレスと闘うには、玄米、ソバ、「古代の穀物」（アマランサス、キビ、キヌアなど）といった全粒の穀物が欠かせない。こういった穀物はマグネシウムに加え、葉酸、亜鉛、その他ストレスの軽減に役立つさまざまな栄養素を含んでおり、その栄養素のすべてがつながりあって相乗的に働きながら健康をもたらす。さまざまな栄養素を豊富に含む食べ物をたくさんとる習慣をつければ、健康に必要な栄養素が知らず知らずのうちにとれるようになっていくはずだ。

壊れた社会環境は体も蝕む

ブロークン・ソーシャル・シーン（壊れた社会環境）という名のカナダのインディーバンドがあるが、この言葉は不幸な子ども時代を指すたとえでもある。子どものころの不幸な経験は、生涯にわたって人に影響を与え続ける可能性がある。中には心だけにとどまらず、体にまで影響を及ぼす経験もあるという。

社会経済の上層にいれば、体も心も健康でいられる。下層にいる人たちは寿命が短く、生涯にわたって病気になる確率が高い。またそういう人たちは、社会学者が「貧しい社会的結果」と呼ぶ状況にもおちいりやすい。友だちが少なく、社会的交流もなく、地域社会にもほとんど関わらない場合が多いのだ。栄養不良や教育不足から不安定な雇用、医療ケアを受けられないことまで、こういった格差の説明となる原因はいろいろ考えられる。

職業や教育、社会的地位といった生活状況を評価する社会経済的地位（SES＝Socioeconomic Status）という基準がある。このSESを特定の病気の発症と結びつけて考える研究者もいる。

たとえばある研究者たちがヘルシンキ新生児コホート調査の情報を使って、一九三四年から一九四四年の間にヘルシンキの公立産科病院で生まれた子どもたちの状況を調べたところ、SESの低い人たちと心臓病の間につながりが見られた。ほかにもこのようなつながりを確認した研究はたくさんある。

SESが低い人たちが病気にかかりやすいのは、医療機関を利用できないからだと考える研究者もいる。しかし公的資金で運営される健康保険システムにより比較的医療機関が利用しやすいカナダでも、収入の低い人たちは心血管疾患にかかりやすく、そのせいで早死にする傾向があることがわかっている。これは政府が健康保険システムを運営しているほかの国でもよく見られる傾向だ。アメリカではメディケア［高齢者向け医療保険制度］の予算をSESが低い人たちに対する社会的支援にまわしたところ、医療費に同様の額を使うよりも慢性疾患の発症が減ったことがわかった。まさに「予防は治療に勝る」という昔のことわざを地でいく話だ。

二〇〇六年にボルティモアのジョンズ・ホプキンズ病院で行われた研究も、SESと心臓病を結びつけるデータに興味深い解釈を加えている。ジョンズ・ホプキンズ大学では四〇年以上にわたって、入学してくる医学生の状況を記録し追跡調査を行った。学生たちはさまざまな背景をもっていたが、みな優秀な医師になる。質の高い教育を受け、裕福になったが、五〇歳になるころには子ども時代の経験が健康に影響を与え始めていた。子どものころに貧しかった人たちは、もっと裕福な環境で育った人たちに比べて、心臓病にかかる確率が二・四倍だったのだ。

経験が生物に与える影響

現在トロント大学に所属する神経科学者トーマス・パウスは、経験が生物に与える影響を研究する科学者の一人だ。とくに青年期の脳の発達と社会的状況の関係に関心を抱いている。彼が二〇一七年に『Scientific Reports〔サイエンティフィック・リポーツ：自然科学の学術雑誌〕』に発表した研究では、一〇〇〇人近い少女を対象に、その社会的・経済的階層内での位置と住んでいる地域の関係を比較した。まず少女たちを低収入家庭と高収入家庭の二つのグループに分けて調べたところ、経済状況によって脳の発達に違いが見られた。

中でももっとも大きな影響を受けていたのは、比較的裕福な人たちが多い地域の中に住む貧しい家庭の少女だった（こういった状況は都会ではそれほど珍しくない）。この少女たちにはとくに大脳皮質の機能に減退が見られた。この現象は脳の発達に関わっており、うつ状態のリスクを高めると考えられている。収入に大きな差がある人たちに囲まれて暮らしていると、少女たちは絶えず自分より裕福な家族を見て過ごすことになる。このため自分の社会的階層内での位置が低いことをつねに意識させられ、それによって脳の発達がさまたげられるのだ。

これは収入格差が大きな代償をまねいていることをはっきりと示す結果であり、私たちの社会が真剣に向きあわなければならない現実だということで専門家の意見は一致している。

さらにパウス博士のチームは、ストレスホルモンと性ホルモンの果たす役割についても調べた。大脳皮質の機能の減退が見られた低収入家庭の少女たちは、グルココルチコイド受容体ＮＲ３Ｃ１遺伝子およびアンドロゲン受容体（ＡＲ）遺伝子という二つの遺伝子の発現と強いつながりがあることがわかる。どちらも特定のストレス関連のホルモンに関係のある遺伝子だ。またこの遺伝子の活動と大脳皮質の厚さにつながりがあることも確認された。これらの調査結果から研究者たちが導き出した結論は、少女たちの経験がその脳の発達に影響を及ぼし、成人してから精神疾患にかかるリスクを高める可能性があるということだった。ただ不思議なことに、男性は収入格差から同じような影響を受けない。これはおそらく男性体内で分泌される高濃度のテストステロンが、社会的ストレスによって活性化されるホルモンの分泌に歯止めをかけるためだと思われる。

この研究はまだ始まったばかりだが、ひとつはっきりわかってきたことがある。心理的につらい毎日の積みかさねが、生物学的経路に悪い影響を与えるということだ。二〇一七年にノースカロライナのデューク大学の研究者が発表した論文によると、多少収入が低めの家庭で育ったというだけでもエピジェネティックな変化が起き、その結果うつ病のリスクが増えるという。

つまり社会的地位が、セロトニン生成に関わる遺伝子のメチル化に影響を及ぼすことが確認されたのだ。ほかにも社会的ストレスが遺伝子発現、さらには精神疾患のリスクにつながることを確認した研究がいくつか発表されている。

たとえばドイツの神経科学者ギュンター・マインシュミットは、ストレスによりオキシトシン受容体遺伝子（自己肯定感や対処能力に関わる）のメチル化に変化が起きることを発見した。社会的な支援によりストレスの生物学的影響は軽減できるという考えをもつマインシュミット博士のような研究者が、証拠としてこのような論文を発表していることは、私たちの社会にとって明るいニュースだと言っていいだろう。

行動エピジェネティクス

経験が**エピゲノム**に残す消えない跡について研究するのが、ごく最近出てきた**行動エピジェネティクス**という分野だ。モントリオールのマギル大学に籍を置く二人のカナダ人研究者がこの研究の最先端を走っている。一九九二年、神経学者マイケル・ミーニーと遺伝学者モシェ・シーフはマドリードの会議で出会い、遺伝子の経験に対する反応について二人とも同じような関心を抱いていることに気づいた。そういった反応が子どもにも伝えられるという考えは、当時はまだ新しすぎて誰も手を出さなかったのだが、二人は違った。食事や有毒物質がエピゲノムに影響を与えることはわかっていたが、親のネグレクトや育て方といった「よりマイルドな」経験も影響を与えるのではないか、と二人は疑いをもった。

一九九九年、二人は共同研究者としてチームを組み、ラットを使った実験を始める。この実験により、母親のケアと子どもの生理的ストレス対処能力につながりがあることがあきらかになった。ラットの母親の愛情は、子どもをどれだけなめたり毛づくろいしたりするかによって示される。そこで彼らは二種類の母ラットを用意した。

片方は神経質で無関心な母親、もう片方は落ち着いて愛情深い母親だ。すると実際、母親の愛情とエピジェネティックな変化にはつながりが見られた。母ラットが子ラットをあまりなめたり毛づくろいしたりしないと、その子ラットは愛情をかけて育てられた子ラットより不安定になる。さらにくわしく調べると、愛情をかけて育てられた子ラットと愛情をかけられなかった子ラットでは、DNAメチル化に違いがあることがわかった。もう少しくわしく言うと、愛情のない育てられ方をした場合、ある特定の遺伝子の活動が抑えられてしまうのだ。

しかし、このマイナス効果は単純な方法で打ち消すことが可能なこともわかった。ネグレクトされた子ラットを愛情深い母ラットに預ければいいのだ。やさしい母親に預けられると、ネグレクトされて不安定になっていた子ラットたちは落ち着きを取り戻す。そして自分が子どもを産むと、ちゃんと世話をする母親になるのだ。

のちの研究により、愛情深い気質も子孫に受け継がれることがわかったのだった。

大気も遺伝子に影響する

外に出て深呼吸をしたとき、「自分が今吸っている空気って安全なのかな?」と疑問に思ったことはないだろうか?

いや、へたをしたらその空気は、子どもにまで受け継がれるような有害な影響を長期にわたって及ぼしているかもしれない。あなたが住んでいる場所によっては、その疑いは現実となる。さまざまな場所（たとえば中国の蘭州、カリフォルニアのサン・ホアキン・ヴァレー、北イングランドなど）で集めたデータにもとづく研究によると、大気汚染は出生異常の発生率に影響を与えているのだ。

大気汚染は人の目やのどや肺に刺激を与えるが、それはまだマシなほうだ。排気ガスやその他の空気中にただよう汚染物質は、ぜんそくなどの呼吸器系の病気から脳卒中、心臓発作、果てはアルツハイマー病にいたるまでさまざまな病気を引き起こしている。ガソリンに含まれるベンゼンは、長くさらされるとがんを引き起こす。また中には長くさらされなくても、先にあげたような影響をもたらす物質もある。二〇一七年に『JAMA（ジャーナル・オブ・ジ・アメリカン・メディカル・アソシエーション）』に発表されたある論文によると、大気汚染はたとえ「容認できる」レベルであっても高齢者の死亡率を高めるという。そして大気汚染のもたらす影響は身体的な不調にとどまらない。汚染物質にさらされることにより、高齢者に抑うつ症状や認知機能の低下が見られたという研究結果もある。

汚染された大気を吸い込むことによりエピジェネティックな変化が起きるという研究結果も発表され始めている。

二〇一八年に『Nature Communications［ネイチャー・コミュニケーションズ：あらゆる自然科学を扱う学術雑誌］』に発表された論文がその一例だ。この論文の研究者たちは、一〇〇〇人のフランス系カナダ人の子孫を調査対象に選んだ。その大部分は一六〇八年にケベック州に入植した移住者の子孫だ。調査対象者を地理上の単位で三つのグループに分けたあと、その**ゲノム**の配列を調べ、さらに遺伝子発現に関わる**RNA調節**を調べる。研究者たちは最初、どの遺伝子が発現するかを決めるのは調査対象者のゲノムだと考えていたが、実際はそうではないことがわかった。汚染された大気を吸い込むことへの反応が遺伝子変異によって調節されることは確かだったが、どの遺伝子が発現するかを決めるのにもっとも深く関わっていたのは調査対象者が吸い込む排気ガスの量だったのだ。環境の影響は遺伝的祖先に勝る、というのが彼らの結論だった。

また敏感な発育段階に大気汚染にさらされることが、遺伝子発現の変化につながるという研究もある。たとえばぜんそくのある子どもたちを調べたある研究では、一歳になるまでの期間に大気汚染にさらされた子どもは、特定の遺伝子のメチル化に変化が起こり、七歳でぜんそくを発症することがわかったという。また別のある研究によると、妊娠中に幹線道路沿いに住んでいた女性の子どもはぜんそくの発生率が高いということがわかった。ほかにも、交通関連の大気汚染と小児ぜんそくを結びつけたある研究によれば、慢性的なストレスをもたらすような環境による影響が、遺伝子発現の変化を引き起こすという。たとえば社会的・経済的に恵まれない状況にある子どもたちは、大気汚染にさらされた場合、ぜんそくになりやすい傾向にあるというのだ。

有毒物質の影響が子孫に受け継がれる

私たちをおびやかすのは大気汚染だけではない。日常生活には、じつにさまざまな種類の有毒物質がひそんでいる。有毒成分を含む医薬品や化学薬品も、人の発達に長期にわたる影響を及ぼしているのだ。有毒物質と聞くと、どこか遠くの産業廃棄物処理場で、防護服に身を包んだ人たちが処理しているものだと考える人も多いだろう。だが有毒物質はここにもそこにもある。食品をはじめ化粧品、シャンプーや洗剤などの日用品、庭の芝生や公園、空気中や飲み水にいたるまで、私たちの毎日は有毒化学物質にまみれているのだ。赤ちゃんも生まれる前からすでに有毒物質に汚染されていると聞いて、ショックを受ける人も多いかもしれない。新生児の誕生時、臍帯血《さいたいけつ》からは約二〇〇種もの化学物質が発見されており、その化学物質の中にはビスフェノールA（BPA）のような危険なものも含まれている。BPAは**内分泌攪乱物質《ないぶんぴつかくらんぶっしつ》**の一種で、とくにある種のがんや2型糖尿病を引き起こすリスクを高めることが知られている。

有毒物質とは体に害を与える可能性のある化学物質のことだ。それは臓器の働きをさまたげ、摂取したずっとあとになってから子孫の健康にも悪影響を及ぼす場合がある。恐ろしいことに、その悪影響は子どもに受け継がれるのだ。その一例が、アメリカの生物学者マイケル・スキナーが発表した研究だ。この研究では、妊娠したラットを殺虫剤やプラスチックなどの一般的な製品に含まれるさまざまな化学薬品の影響下に置いてみた。すると、その子どもの卵巣に病変が発生しただけでなく、二世代あとのメスの子孫にもその病変が見られたのだ。

禁煙の効能

喫煙と健康被害の関係については多くの報告がある。肺がん、膵臓《すいぞう》がん、卵巣がん、膀胱《ぼうこう》がんといったさまざまな種類のがんにかかるリスクを高める。しかし、ごく最近までそういった病気と喫煙を結びつける方法がなかったせいで、なぜ喫煙がそういうリスクを高めるのか、あまりきちんと理解されてはいないようだ。喫煙が肺がんの最大のリスク因子であることは確かだが、タバコを吸う人すべてが肺がんになるわけではない。なぜ喫煙者全員に同じ結果が出ないのか？　この差を説明するのに大きな役目を果たすのは、遺伝子、いや正確に言えばエピゲノムだ。

今では特定の遺伝子が肺がんになる可能性と関係があることがわかっているし、肺がんになった場合、どれくらい生きられるかもわかるようになった。こういった研究が重視するのはゲノム（つまり人が生まれたときにくばられる遺伝子の手札のようなもの）だ。だが二〇一〇年にデヴィッド・バーカー博士、ケント・ソーンバーグ博士、ヨハン・エリクソン博士が『American Journal of Human Biology［アメリカン・ジャーナル・オブ・ヒューマン・バイオロジー：アメリカの人類生物学雑誌］』に発表した論文では、胎児の発育と肺がんの関係に焦点が当てられている。フィンランドのデータを使った調査の結果、出生時の体の大きさと母親の体の大きさ、および胎盤の重さと形を見れば、喫煙者と非喫煙者の両方の肺がんの発症を予測できることがわかった。また酸化ストレス（炎症の化学的な要因）が発症の原因と考えられるという。

ほかにも、喫煙が特定のエピジェネティックな変化を起こすことにより、肺がんが発生しやすくなるという研究結果がある。二〇一三年にスウェーデンで発表された研究では、喫煙と遺伝子発現の変化につながりがあることが報告されている。喫煙者のゲノムのうち九五の部位でメチル化の状態が非喫煙者と違っていただけでなく、メチル化のプロセスがさまざまな病気の発症と関係があることがわかった。その病気の中に肺がんが含まれることは驚くにあたらないが、糖尿病、免疫不全、不妊といった病気や症状が含まれていたのは予想外の結果だった（興味深いのは、非喫煙者の中には嗅ぎタバコを使用する人も含まれていたことだ。つまり問題があるのはタバコの葉を燃やすことによって生じる有害な物質であり、この考え方は慢性的な炎症に関する最新の考え方とも合致する。303ページ「炎症がすべての共通の要素」参照）。

両親のどちらかが喫煙者だと、子どもにはさまざまな健康問題があらわれるリスクが高くなるという研究結果はたくさんある。親の喫煙（とそれにともなうタバコの煙の吸引）が子どもの呼吸器系に、肺の発育不良や成人後の慢性閉塞性肺疾患の発症などの問題を起こすことは、かなり前から確認されてきた。喫煙が男性の精子のＤＮＡに損傷を与えるという報告もある。若年期の喫煙が長期にわたって及ぼす影響を調べたマーカス・ペンブリー博士とラース・ビグレン博士の研究を思い出してみよう（33ページ「世代を超えて遺伝子に影響する『経験』」参照）。若い男性の喫煙は、その子どもの肥満のリスクを高めるのだ。

喫煙が妊婦と胎児に与える影響に焦点を絞って調査を行っている研究者もいる。妊娠中の女性がタバコを吸うと、早産や出生時の低体重をはじめ、出生異常のリスクなどのさまざまな悪影響があることがわかっている。さらに母親が妊娠中にタバコの煙を吸い込むと、その子はのちに肥満になったり心臓病、ぜんそく、特定の種類のがんを発症しやすくなったりする。**胎内**でニコチンを摂取すると、成人後に有害な脂肪酸の血中濃度が高くなることが実験によって確認されている。このリスク増加を引き起こす原因のひとつは、おそらくメチル化だ。たとえば妊娠中の女性がタバコを吸うと、胎内の赤ちゃんのメチル化パターンが影響を受けることがわかっているのだ。

神経科学者トーマス・パウスは、胎内でタバコの煙を吸引すると、青年期の脳の発達に影響があり、さらにそれが行動の違いになってあらわれてくることを発見した。その研究によれば、妊娠中に喫煙していた母親の子どもは、脳の一部である眼《がん》窩《か》前頭《ぜんとう》皮質《ひしつ》が薄くなる。すると成長後、その子どもはドラッグに手を染めやすくなるのだという。

内分泌攪乱物質

内分泌攪乱物質として知られる有毒物質は、処方薬や一般的な日用品に含まれるためとくにタチが悪い。

たとえばジエチルスチルベストロール（ＤＥＳ）。のちにくわしく説明するが（339ページ「ＤＥＳの歴史」参照）、長年エストロゲンの合成代替物として広く妊婦に処方されてきたこの薬は、飲んだ人たちの娘に深刻な健康被害をもたらしたのだ。ＤＥＳは生殖器官に関わる多くの遺伝子の発現を変えてしまうため、男女にかかわらず子どもに影響を与えるという研究結果が多数報告されている。

さらに処方薬を飲まなくても、内分泌攪乱物質を摂取する機会は多い。身近な家庭用品に含まれるポリ塩化ビフェニル（ＰＣＢ）やビスフェノールＡ（ＢＰＡ）もその一種だ。

プラスチックボトルに含まれるＢＰＡは、アグーチ・マウスのＤＮＡメチル化に影響を与えることがわかっている。

またラットの胎児を調べたある研究によると、少量のＢＰＡにさらされただけでもがん発生のリスクが増加してＤＮＡメチル化に変化が起きやすくなり、さらにそれが子孫にも遺伝する可能性があることがあきらかになった。ボディ・ローションなどのケア用品によく使われるフタル酸エステルも、ラットの遺伝経路に攪乱を引き起こし、睾丸《こうがん》の発達に異常をもたらすことがわかっている。

同じ薬で違う結果

同じ薬を飲んでも人によってじつにさまざまな反応があらわれる。ときにはその反応が死にいたるほど深刻な場合もある。たとえばアメリカでは、一日あたり三〇〇人近い人たちが医師に処方された薬のせいで亡くなるという。昔から薬の処方には試行錯誤が繰り返されてきたが、近年のゲノム検査の進歩により、オーダーメード治療の時代が始まろうとしている。このような個人に合わせた投薬が普及すれば、薬に対する有害反応は少なくなるはずだ。**薬理ゲノム学**という比較的新しい分野では、人の遺伝子構造を利用してさまざまな薬に対する反応を予測する。

ただゲノムが薬剤などの環境因子に対する体の反応を左右するのは確かだが、二〇一五年に『Acta Pharmaceutica Sinica B〔アクタ・ファーマスーティカ・シニカB：国際的な薬学関連の学術雑誌〕』に発表されたある論文によると、ゲノムに左右される部分は反応の差異の一〇パーセントから三〇パーセントにすぎない。この論文でも指摘されているように、一卵性双生児でも薬に対する反応は違うのだ。人の体が薬を**代謝する**働きにもっと大きな影響を与えるのは、DNAメチル化や**ヒストンのアセチル化**、RNAシグナル伝達といったエピジェネティックなプロセスの変化だ。また研究者たちは腸内細菌にも注目している。こういった細菌は人が摂取したものを分解するのに大きな役割を果たしているため、薬の代謝にも影響を与えるのだ。たとえば二〇一八年に学会誌『EBioMedicine〔イーバイオメディシン：生物医学関連の学術雑誌〕』に発表された論文では、糖尿病の薬を調べた一〇〇件以上の研究を精査した結果、患者の**細菌叢**によって薬が効くか効かないか、時には有害な結果をもたらすかどうかが決まることを発見したという。

さらに化学合成による処方薬により、患者がその薬を飲むのをやめたあとも消えないエピジェネティックな変化が引き起こされる可能性も指摘され始めている。たとえば二〇一五年に行われたマウスに対する実験では、新生児に特定の薬を与えてその長期にわたる影響を調べた。その結果、遺伝子発現に見られる変化は、与える薬の量と時間に左右されることがわかった。つまり、生まれてすぐの「敏感な時期」に与えられた薬は、成人後の遺伝子発現を変える可能性があるということだ。

パラベンと精子数の減少

男性の精子の数はここ数十年にわたって減り続けている。先進国の中には過去四〇年で約六〇パーセントも減少した国もある。現時点では人間を対象とした研究はほとんどないが、実験では恐ろしい結果が報告されている。化粧石鹸《けしょうせっけん》やシャンプー、化粧品など幅広い商品に使われているパラベンは、精子のDNA損傷に関係があると考えられている。

二〇一七年に発表されたポーランドの研究では、男性の尿サンプルに含まれる高濃度のパラベンが精子の活動の変化に影響を与え、それが男性の不妊を引き起こす可能性が指摘された。また二〇一七年、ニューヨーク・タイムズ紙のコラムニスト、ニコラス・クリストフが精子数減少に関する現在のデータをもとに未来を推測した。それによると、現在の状況が続けば、二〇六〇年までにヨーロッパと北アメリカに住む男性の大多数が不妊になるおそれがあるという。

殺虫剤その他

殺虫剤や防カビ剤といった一般的な化学薬品や、重金属の摂取も遺伝子の攪乱に関わっている。クロルピリホスは殺虫剤に使われる神経剤で、ラウンドアップなどの除草剤にも含まれている。ラウンドアップはゴルフコースなどの広い芝生スペースや、「ラウンドアップ耐性のある」遺伝子組み換え作物に散布されることが多い。このクロルピリホスは子どもの脳の損傷や知的障害、大人にはパーキンソン病や肺がんを引き起こす可能性があると考えられている。二〇一六年一一月三日、アメリカ環境保護庁（ＥＰＡ）は、胎内で殺虫剤を摂取した子どもの脳には悪影響が及ぶ可能性があるという警告を発している。

農地に直接散布されていない場合でも、クロルピリホスは空中に拡散し、農作物に危険なレベルで残留するおそれがある。二〇一八年にはカリフォルニアの土地管理人が、クロルピリホスにさらされ続けた結果がんになったとして、陪審により二億八九〇〇万ドル［約二八九億円］の賠償金を認められた。しかしクロルピリホスなどの殺虫剤の使用に大きく依存しているモンサント社のような企業は、その安全性を積極的に擁護し、使用をかたくなにやめようとしない。

二〇〇〇年、カリフォルニアの農業従事者の子どもたちが受けている長期にわたる農薬の影響を調べるため、チャマコスという名で知られるプロジェクトが開始された。その研究結果の分析にはまだ時間がかかりそうだが、これまでにも呼吸器系の問題や、知的障害などの発達障害につながりがあることが認められている。

有害と安全の境界

二〇一二年、がん研究者シュクメイ・ホー教授とそのチームは、環境エピジェネティクスと病気のリスクに関する魅力的な論文を発表した。この論文は、環境有毒物質が遺伝的挙動の変化とのちの病気発症のリスクに関わったと思われるケースの資料を精査したものだ。外的環境の因子によって引き起こされたと考えられる病気に焦点を絞った結果、彼らが発見したのは非常に恐ろしい事実だった。さらに彼ら自身が認めているように、彼らが行った調査は「徹底的に調べつくしたものとはまったく言えない」のだ。

この論文でも指摘されているが、化学物質の規制において当局が抱えるもっとも基本的な問題は、有害と証明されるまでは一般的に安全だとみなされてしまうことだ。ではどこから有害だという線引きがなされるのか？　伝統的には、対象物質（たとえばＢＰＡ）の一日あたりの摂取許容量を決めるという方法がとられる。だがこの方法にはいくつもの問題がある。まず、このやり方は私たちが日常生活で実際に経験する事態を反映していない。ＢＰＡは一日のうちに私たちが接触するたくさんの有毒物質のうちの、ほんの一種類だ。汚染物質はひとつだけ独立して摂取されることはほとんどなく、たいていはさまざまな毒素の混合物として摂取される。ふつうに暮らす二四時間の間に、私たちは汚染された空気を吸い込み、殺虫剤や防カビ剤で処理された食べ物を口にし、内分泌攪乱物質の入った洗剤や化粧品を使い、水銀や鉛などの重金属にさらされているのだ。やがてこれらの毒素は蛇口から水が漏れるように、一滴一滴ゆっくりと、だが確実に体内の「許容量のバケツ」にたまっていく。

二〇一八年、四万五〇〇〇人以上の小児科医を擁する全米組織であるアメリカ小児科学会（ＡＡＰ）は、この考え方に同調する声明を発表した。学会誌『Pediatrics〔ピディアトリックス：小児科学会誌〕』に発表されたその報告書によると、アメリカでは一万種以上の化学物質が食品に添加されたり、食品に触れるところで使われたりしているという。いちばんの問題は、アメリカ食品医薬品局（ＦＤＡ）が「そういった化学物質のすべてを安全だと言い切れない」ことだ。この理由の一部は「多くの食品添加物の規制と監視が適切に行われていない」ためだ。ＡＡＰがとくに注目しているのがＢＰＡ、フタル酸エステル、亜硝酸塩で、これらは加工肉に添加されていることが多い。これらの化学物質が病気や身体障害の原因となっていることは確実だという。また低所得者層やマイノリティー・グループに属する人たちはこのような化合物に接する機会が「不均衡な割合で」多く、さらに子どもがもっともその影響を受けやすいという見解も述べられている。

ＡＡＰもホー教授の論文も、発達段階において、エピジェネティックなプログラミングに強い感受性を示す時期があるという事実を強調している。そのような時期に有毒物質にさらされると、成人後に異常な確率で悪影響があらわれるおそれがある。要するに、胎内の九ヶ月間を含む最初の一〇〇〇日間が、成人してからの健康状態に影響を及ぼすもっとも重要な発育期間だ、ということなのだ。

有毒物質と体と栄養

子どもも大人も毎日飲み物や食べ物、空気や身の回りの品から化学物質を摂取している。摂取すればするほど有毒物質は体内に蓄積し、私たちの解毒能力をおびやかす。でもそんなにこわがらなくても大丈夫。栄養のとり方など、いくつかの秘訣《ひけつ》を知れば、有毒物質を上手にコントロールできるのだ。

人体の解毒システム

肝臓は人体で皮膚についで二番目に大きい面積を占める臓器で、おもに有毒物質の解毒をつかさどる。肝臓の解毒システムは複雑な二段階の生理的プロセスをもち、体内の毒素を中和し排除していく。毒素は中和されたのち腎臓を経て尿とともに、消化管を経て便とともに排出される。

●第一段階

解毒の第一段階は、遺伝子のシトクロムＰ４５０（ＣＹＰ４５０）族の酵素によって行われる。この段階で、肝臓は脂溶性の毒素を水溶性に変えることにより、毒性を低減させ排出しやすくする。この働きがうまくいかなかったり、毒素の負荷が大きすぎて肝臓が対応できなかったりすると、脂溶性の毒素が十分に水溶化せず、脂肪細胞内や細胞膜内に蓄積してしまう。脂肪細胞内にたまった毒素は**オビーソゲン**と呼ばれることもある。こういった化学物質はさまざまな体の働きにマイナスの影響を与え、体重を減らす能力をさまたげて肥満や糖尿病、心臓病のリスクを増やすといった代謝の変化を引き起こすおそれがある。

CYP450酵素系に遺伝的変異が発生すると、コーヒーやその他多くの処方薬のような特定の化合物の代謝が影響を受ける。カフェインは解毒の第一段階でおもにCYP1A2酵素遺伝子によって代謝され、次に第二段階でアセチル化経路によって代謝される。だがそれぞれの経路に遺伝的変異が生じると、カフェイン代謝の度合いが影響を受ける場合があるのだ。またこのCYP450酵素の活動に影響を与える食べ物もある。たとえばグレープフルーツ・ジュースは、ある特定の処方薬を代謝する酵素の働きを抑える作用をもつ。ある種の薬を飲むときには、グレープフルーツ・ジュースを飲まないように薬剤師から指示される場合があるのはこのためだ。

第一段階の解毒を効果的に行うためには、適切な栄養素をとる必要がある。抗酸化グルタチオンもそのひとつで、タンパク質と硫黄が豊富なさまざまな食品（アブラナ科の野菜など）に含まれているし、果物や野菜に含まれるケルセチンなどのフラボノイドも必要だ。ビタミンB群（B2、B3〔ナイアシン〕、B6、B12、葉酸）はとくに重要な働きをもつ。B群を多く含むのは緑色の葉もの野菜、果物、全粒粉と豆類だが、B12だけは例外で、鶏などの肉類、魚、卵、乳製品からしかとることができない。

第一段階の解毒で化学物質を水溶化する際に、より毒性の高い物質ができてしまう場合がある。これがフリーラジカルで、肝細胞に対して酸化による損傷を与えるおそれがある。この自然現象が起きないようにするためには、色の濃いベリー類や野菜などの抗酸化物質に富む果物と野菜、および緑茶をとるようにするのが効果的だ。

●第二段階

第二段階の解毒には抱合［有害物質が無毒化されること］の経路が関わってくる。つまりメチル化、硫酸化、アセチル化、グルクロン酸化、アミノ酸抱合、グルタチオン抱合などだ。これらの経路は毒素を中和して安全なものに変えたうえで、腎臓（尿）や胆汁（便）から排出できるようにする。この働きがうまくいくかどうかを決めるのはまず第一に遺伝的変異で、この働きを支える**一塩基多型（SNP）**をDNA内にもつ人もいる。また代謝関連遺伝子にどの程度**エピジェネティックな変異**が起きるかということや、全体的な毒素の量も大きく関係してくる。

毒素の排出を助けるには

ニュートリゲノミクス（50ページ「新たな科学――栄養のエピジェネティクス」参照）における革新的な研究成果のほとんどは、遺伝経路を栄養がどのように助けるかの調査に関わっている。もっと研究が進めば、その経路をもっと効率的に働かせることができる食べ物と栄養を個人に合わせて使うことにより、解毒に影響を与える遺伝的変異に的を絞ることができるようになるかもしれない。それまでは全般的に健康的な食事と生活習慣を心がけて、毒素の摂取を防ぎ、解毒経路の働きを高めるようにしよう。

・**加工食品は避けること。**加工食品には食品添加物が大量に含まれている。食品添加物に使われる化学物質は毒素の蓄積量を増やし、肝臓のストレスを高める。

・オーガニック食品を買うこと。残念ながら果物や野菜に使われる殺虫剤の多くは、さまざまな病気の危険因子とされているし、環境にとっても有害だ。殺虫剤や除草剤を使わずに生産されたオーガニック食品を買うことにより、殺虫剤の摂取を減らすことができる。また有機栽培された食品には、解毒を助ける抗酸化物質が多く含まれるという研究結果もある。

・植物性食品をたくさんとること。さまざまな果物や野菜、雑穀類をたっぷりとるのは最良の策だ。こういった食べ物には解毒システムを助ける栄養素（食物繊維など）がたくさん含まれている。中には二役をこなす食べ物もある。たとえばフラックスシードは食物繊維をたくさん含むだけでなく、消化管内の毒素と結合して体からの排出を助ける。ほかにも体の解毒作用を助ける特定の化合物を含む食品がある。アブラナ科の野菜（カリフラワー、コラードグリーン、ケール、芽キャベツなど）やネギ属（ニンニク、リーキ、タマネギなど）には硫黄分の豊富な化合物がたくさん含まれている。これらの化合物は解毒を助ける酵素の生成を刺激する。ビートにも解毒パワーがあり、ベタレインという植物性栄養素を含む。これは解毒の第二段階において酵素の作用を促進する栄養素だ。アーティチョークには肝臓の働きを助けるシリマリンや、胆汁の分泌や流れを増進するシナリンという植物性栄養素が含まれる。毒素は胆汁によって消化管へと運ばれ、そこから便とともに体外へ排出される。一般にタンポポの葉などの苦味のある植物の葉も、胆汁の流れを促進する働きがある。生のコリアンダーは昔から効き目のおだやかなキレート剤として使われてきたが、これは重金属と結びついて体外へ排出するのを助ける働きをするためだ。

・**適量のタンパク質をとること。** タンパク質には解毒の第二段階に必要な必須アミノ酸が含まれている。

・**よい浄水器を使うこと。** カーボンブロックや逆浸透機能のある良質な浄水器を使えば、飲み水から重金属や殺虫剤を除去し、大腸や腎臓から老廃物を定期的・効果的に排出させることができる。

第四章

受胎前から乳児期が人生を決める

子どもは自分のもつ「遺伝的潜在能力」にしたがって育つと考える人は多いが、じつは子どもは環境にしたがって育つ……発達と成長はひとつの指示のもとに指揮される交響曲のようにしたがって育つ……のではなく、どちらかというとジャズのように環境に合わせて即興と技巧を織りまぜながらダイナミックに進んでいく。

――デヴィッド・バーカー『Nutrition in the Womb』

男性の精子と女性の卵子が卵管の中で出会った瞬間に起きることは、まさに奇跡としか言いようがない。その瞬間に性別と、その人をつくりあげる遺伝子が決まる。その少しあと、より流動的に発達をかたちづくる**エピゲノム**ができる。それがたえまなく続く成長の旅の始まりだ。胎芽は活発に細胞分裂と複製を繰り返しながら胎児へと成長し、さらに赤ん坊から子どもへ、子どもから大人へと成長していく。旅の道のりはときには平らで歩きやすいが、でこぼこで危険に満ちている場合もある。

詩人ワーズワースの言葉を借りれば、赤ん坊はこの世に「一糸まとわぬ裸のままで生まれてくるわけではない」。その背後には過去の経験が「たなびく雲のように」プログラムされてまとわりついている。その経験のいくつかは、受精の前に起こったことだ。栄養も赤ん坊をつくりあげるのに大きな役割を果たした。その影響は胎児のときだけでなく、生まれたあとにも及んでいる。また母の胎内では、ほかにも多くの要因が胎児の発達に影響を与えた。赤ん坊が受精する前からの両親の生活習慣、さらにはインフルエンザの流行や戦争、飢餓、天災、テロ攻撃といった人の力ではどうしようもないできごとだ。


そういったさまざまな要因は、あなたという人ができあがるのにどの程度の影響を及ぼしているのだろうか？

この質問に対し因果関係のあきらかな答えを出すのはむずかしいが、ひとつはっきり言えることがある。それは、出生前の状態が成人後の健康と幸福に非常に大きな影響を及ぼしているということだ。

また生まれたのち二年間の影響も同じくらい大きい。この時期にも、胎児期と同じ量の可能性とリスクを経験するからだ。免疫系や脳といった重要な体組織はまだ発達を続ける途中にある。すなわち、この時期にどのような成長と発達をしたかが、その先数十年にわたるあなたの健康に影響を与えるのだ。だからこの受胎に始まる最初の一〇〇〇日間が、人間の発達においてもっとも重要な時期だと専門家たちが口をそろえて言うのは、ごく当然のことなのだ。

最初の一〇〇〇日間の栄養向上

「著名な科学者、経済学者、健康の専門家、多くの人たちがこの重要な一〇〇〇日間の栄養状態を向上させることは、今私たちにできる最良の投資だという考えに賛同してくれています。実際、最初の一〇〇〇日間の栄養を向上させるのに今一ドル［約一〇〇円］投資すれば、より健康で生産性の上がった未来となって四八ドル［約四八〇〇円］が戻ってくるのです。子どもたちとその家族、さらには国家の未来を保証するのに、これ以上よい投資はほかにありません」

――一〇〇〇デイズ（WWW.THOUSANDDAYS.ORG）より

受胎前にすべきこと

ふつう子どもをつくろうと考え始めるのは、実際に妊娠するかなり前だろう。胎児は受精後最初の八週間、栄養不良や感情的・身体的ストレスおよびトラウマ、環境有毒物質の摂取といった環境要因の影響を非常に受けやすい。残念ながらたいていの女性は、少なくとも最初の八週間の途中まで自分が妊娠したことに気づかない。その場合、子宮内の環境が理想的な状況でなければ、胎児は生き残るためさまざまな調整を行い始める。臓器の発達を犠牲にしたり、**ホルモン**や**代謝**の反応を変えたりする場合もある。そのすべてが生涯にわたってその子の健康と幸福に影響を及ぼす。つまり親になりたいと思うなら、実際に妊娠するずっと前から準備をしておいたほうがいいということだ。

専門家によれば、妊娠を望むなら準備に少なくとも三ヶ月（できれば一年）はかけるべきだという。その理由のひとつは、新しい精子ができてから完全に成熟するまでにそれくらいの時間がかかるからだ。**エピジェネティクス**の知識が増すとともに、父親の健康が**生殖能力**や妊娠の成功に重要な役割を果たすことがあきらかになってきた。ただし、いったん受胎してしまえば、主役となるのは女性の体だ。その卵子の質は、すでに母親の母や祖母によって決められている（女性はすべての卵子を体内にもって生まれてくることを思い出してほしい）が、受胎の瞬間から胎児の発達を支えるのに最良の環境を提供するのは、母親の役目なのだ。

この段階において重要な役割を果たすのは、良質な栄養であることはまちがいない。しかし本書を著すためのリサーチをしていて、アメリカには妊娠中の食事に関するガイドラインを出している公的機関はひとつもないことを知って、びっくりしてしまった。世界的に見ても、母親が栄養不良だと生まれてくる子どもも栄養不良になり、負のサイクルが繰り返されるというのが専門家の意見だ。経済学者に聞けば、そのような長期の数世代にわたる栄養不良が生みだす経済的負荷を計算してくれるはずだ。サンプルによって変わるだろうが、ざっと見てその数字は驚くべきものになるだろう。

ボブ＆チャーリー・ムーア栄養健康研究所の所長であるケント・ソーンバーグ博士は、妊婦の食事に関するアメリカの公的なガイドライン作成を先頭に立って進めているが、その完成は本書の執筆時にはまだ流動的だ。しかし、妊娠中の人や妊娠を望む人がとるべき食事や栄養について、信頼できる情報は現在豊富に手に入れることができる。本書では、妊娠前と妊娠中にとるべきおすすめの食事を紹介するにあたって、二人の自然療法医ジュリー・ブライリーとコートニー・ジャクソンの力をお借りした。二人は『Food as Medicine Everyday: Reclaim Your Health with Whole Foods〔毎日の薬としての食べ物：自然食品で健康を取り戻す〕』というすぐれた本の共著者で、非常に信頼の置ける情報を提供してくれている。

妊娠前から食事に気をつける

妊娠中を通して栄養をきちんととることは胎児の発育に欠かせないが、さきほども述べたように受胎後最初の数週間がとくに重要だ。専門家によると、胎児はこの時期にはとくに環境からの影響を受けやすいという。ただもう一度繰り返して言うが、問題は、この時期にはほとんどの女性が自分の妊娠に気づいていないことだ。

だからこそ、もしもあなたが妊娠を考えているなら、いつか実行しようと考えてきた健康的な生活スタイルを今すぐ実行に移そう。ファストフードはやめること。マウスの実験から、母親が高カロリーの加工食品をとるとその子どもは肥満になり、青年期にジャンクフードを好むようになることがわかっている。**高栄養価**の天然の食品をとるよう心がけ、ヨウ素、ビタミンB12、コリン、オメガ3脂肪酸、ビタミンD、鉄、葉酸などの栄養素を適切にとる。実験によれば、受胎後最初の数週間にこういった栄養素が不足すると、胎児に発達障害が起こるリスクが高まるという。栄養素をきちんととることによって避けられる症状としてもっともよく知られているのは脊髄異常だ。妊娠前と妊娠後六～一二週に毎日葉酸を四〇〇マイクログラムずつとっておけば、赤ん坊に神経管異常の発生する可能性を七五パーセント減らすことができるという研究結果もある（妊娠前のおすすめ食事プランについては、130ページ「妊娠を望むなら」参照）。

父親の精子鍛錬も大事

生物学的には、妊娠における父親の役割は、妊娠前の段階がもっとも重要だと言える。精子の質が妊娠の可能性を左右するからだが、同時に精子の伝達する**エピジェネティックな**刷り込みも大きな意味をもつ。食事や有毒物質の影響（とくにタバコ）、生活習慣といった環境因子が精子にエピジェネティックな変化をもたらし、さらにそれが子どもに受け継がれていくという事実を示す証拠が、近年ますます増えてきている。

遺伝子の半分は父親のものだということは、かなり前から知られてきた。最近では遺伝するエピジェネティックな変化のせいで、父親の精子が子どもの発育に遺伝子以外の面で影響を与える力があるということがわかってきた。胎児は母親の**胎内で**成長するため、胎児に対する父親の役割は見過ごされがちだ。だが、これまで考えられてきた以上に父親の果たす役割は大きいことを示す新しい証拠が出てきている。胎児がちゃんと予定日まで胎内で成長できるかどうかに関わってくる場合もあるほどだ。父親が子どもの健康に与える影響は最近活発に研究が行われている分野であり、二〇一七年に発表されたある論文では、「健康および病気の父親による起源」（ＰＯＨａＤ）という研究分野が提唱されているほどだ。

父親の食事や経験、生活習慣が子どもの成人後の健康に影響を与えるという考え方が出てきたのは、精子のもつ情報が発達途上の胎児のさまざまなしくみを左右する可能性があるのがわかってきたからだ。まだこの働きのすべてが解明されているわけではないが、精子にエピジェネティックな変化が起き、その**遺伝子発現**の変化が受精の際に伝えられることは確かなようだ。精子が胎盤の発育にも影響を与えることがわかっている。この事実を考えれば、受胎前の父親の飲酒（週一〇杯以上）が流産のリスクを高めるという二〇〇四年の調査結果にも納得がいくだろう。

父親からの情報が子どもの健康に影響を与えるだけでなく、さらにその子孫の病気発症の原因になることを示す研究が、近年ますます増えてきている。実際にどんなケースがあるのか、以下にまとめてみた。

・二〇一八年、『British Medical Journal（ＢＭＪ）［ブリティッシュ・メディカル・ジャーナル：イギリス医師会の発行する医学雑誌］』に掲載された研究では、四〇〇〇万件以上の出産例を調べた結果、父親の年齢が四五歳以上だと、子どもが早産や低体重になる可能性が一四パーセント上昇することがわかった。また父親の年齢が高いと、母親が妊娠糖尿病になるリスクが二八パーセントも高いという意外な事実も判明した。

・父親の年齢が高い場合、子どもに統合失調症や自閉スペクトラム症といった精神疾患が発生する確率が高いこともわかった。加齢によるメチル化パターンの変化がこの現象の原因になっている可能性があるという研究結果も存在する。

・マーカス・ペンブリー博士とラース・ビグレン博士の研究（33ページ「世代を超えて遺伝子に影響する『経験』」参照）によると、思春期直前の男の子が食べすぎると、その男性の孫が早死にする可能性が高いことがわかった。また早い時期に喫煙を始めた男性の息子は、青年期に肥満になりやすいこともあきらかになった。

・動物実験によると、父親が低タンパク質の食事をとると、その子どもの脂質とコレステロール代謝方法が変わり、高血圧のリスクが増えることがわかっている。

・オスのラットに高脂肪の食事を与えると、そのメスの子どもは早発型インスリン分泌障害と耐糖能異常を起こしやすい。

・低タンパク質の食事を与えられたマウスの精子は低メチル化状態を示す。その子どもにはメタボリック・シンドロームや非アルコール性脂肪性肝疾患の特徴があらわれ、耐糖能異常や腸内細菌叢《ちょうないさいきんそう》の変化が見られた。

・父親が肥満だと、その子どもも肥満になりやすいという研究結果は多数ある。これはおそらくＤＮＡにエピジェネティックな変化が起きるためだと思われる。

・ある研究によると、受胎のころに父親が過剰にアルコールを飲んでいると、その子どもには学校での成績不振や注意欠陥多動性障害といった行動異常が出る可能性が高くなる。

・喫煙する男性のＤＮＡには損傷が起き、それが子どものがん発症のリスクを高めるという研究結果もある。

精子の質と食事

昔から生殖における男性のいちばん重要な役割は、受精能力にあると考えられてきた。だが現在欧米諸国では精子数が急激に低下し、男性の生殖能力は危機に瀕している。ここでもう少しくわしく言うと、実際に男性の生殖能力にもっとも影響を与えるのは精子の形と元気さだ。そして健康的な食事をとることにより、精子の質を上げることはできる。たとえば飽和脂肪をとりすぎている男性の精子はあまり元気ではない。つまり、飽和脂肪をあまりとらないようにすれば、精子の質を上げることができるわけだ。ほかにタンパク質の量を抑えたほうがよいという説もある。

細胞分裂を助ける栄養素も、精子の質を上げるのに役にたつ。そういった栄養素はＤＮＡをつくり出す働きをもつためで、葉酸や**メチル基供与体**を**代謝する**のに関わるビタミンＢ６やＢ12などが含まれる。また食事は精子の構造にも影響を与える。精子の膜はほかの細胞とは違う脂肪酸からできている。多価不飽和脂肪酸（ＰＵＦＡ）の濃度が高いため、膜の流動性と柔軟性にすぐれている。

ある研究者は、食事と精子の質との関わりを調べていくうちに、クルミに注目するようになった。クルミにはオメガ3脂肪酸や葉酸、セレンが多く含まれるが、そのどれもが精子の質を上げる働きをもつのだ。二〇一二年に『Biology of Reproduction［バイオロジー・オブ・リプロダクション：生殖生物学関連の学術雑誌］』に発表されたある研究によると、一般的な西洋スタイルの食事に毎日七五グラムのクルミを加えると、精子の元気さや動き、形が向上したという。

妊娠を望むなら

妊娠を望むなら、男女両方の努力が不可欠だ。受胎率を高め、母親の健康を増進し、できるかぎり胎児の発育に適した健康な環境を用意することを心がけよう。以下に妊娠準備に役立つプランをまとめてみた。

高栄養価なものを食べよう

健康な食事パターンをつねに心がければ、受胎率を高められる。野菜（とくに葉もの野菜）、生の果物（ジュースより丸ごと）、全粒の穀物、豆類、ナッツやシード類、オリーブやアボカドのような植物の健康によい脂肪分を中心に、バランスのとれた食事をとるようにしよう。

健康によい脂肪分をとろう

どんな食物性脂肪をとるかは、受胎率を高めるのにも妊娠中の健康を維持するのにも大切な要素だ。トランス脂肪酸は避け、とくにドコサヘキサエン酸（ＤＨＡ）を含むオメガ3脂肪酸が豊富な食べ物を多くとるようにしよう。オメガ3脂肪酸をとると、女性の受胎率が高まり、男性の精子の質も上がると考えられている。

ＤＨＡを多く含む食品としてよく知られているのは、サケやサバ、イワシなどの脂肪分の多い魚、海藻類、魚油サプリメントだ。水銀汚染のおそれから魚を食べることをためらい、そのせいでオメガ3脂肪酸が不足する女性も多い。だが魚をたくさん食べる人たちの間でも水銀汚染が起こることはまれで、それよりオメガ3脂肪酸欠乏症の発生率のほうが高いのだ。とはいえ水銀に汚染されている確率が高い魚は、避けたほうが無難だろう。神経毒である水銀はサメやカジキ、ほとんどのマグロ類（小さめのカツオは除く）といった比較的大きな魚に蓄積されている場合が多い。サケやカタクチイワシ、ニシン、サバなどは大丈夫だ。どの種類の魚にどれくらいの水銀が含まれているかについては、自然資源防衛協議会のガイドを参考にしよう（www.nrdc.org/stories/mercury-guide）。体重をもとに水銀の摂取限度量を定めた資料もあるのでみてみるといい。

シーフードをたくさんとるのは、妊娠したい人たちのためになるというあきらかな証拠もたくさんある。オメガ3脂肪酸の影響だけを取りだして考えることはむずかしいが、二〇一八年の『Journal of Clinical Endocrinology & Metabolism〔ジャーナル・オブ・クリニカル・エンドクリノロジー・アンド・メタボリズム：臨床内分泌学と代謝関連の医学雑誌〕』に掲載されたある研究論文によると、妊娠を望むカップルは少なくとも週二回、一二五グラムのシーフードを食べることにより、受胎の成功率がかなり上がったという（あまり魚を食べなかったカップルの受胎率は七九パーセントだったのに比べて九二パーセントの受胎率だった）。まあ、これはたまたまシーフードをたくさん食べたカップルが、性行為を楽しむ回数も多かっただけかもしれないが。

オメガ3脂肪酸を多く含むほかの食品については、179ページを参考にしてほしい。厳しい菜食主義を実行している人は、オメガ3脂肪酸を適切に摂取したければサプリメントをとったほうがいいだろう。

健康体重を維持しよう

妊娠を考えているなら、男女とも健康体重を維持することは重要なポイントだ。というのも、どちらかが肥満だと受胎率が落ちるからだ。これは脂肪から出る毒素が精子や卵子、子宮内壁に炎症を引き起こし、受胎をさまたげるからだと考えられている。

インスリン抵抗性の問題もある。肥満している人すべてにインスリン抵抗性が見られるわけではないが、インスリン抵抗性の見られる人は不妊になりやすい。女性の場合、インスリン抵抗性は脳と卵巣の間の連絡をさまたげ、排卵が不規則になったり無排卵になったりする。男性の肥満の場合は、過剰な体脂肪とインスリン抵抗性がテストステロンの減少とエストロゲンの増加をまねき、精子数が減ることによって不妊につながる。

女性の不妊のおもな原因のひとつに多嚢胞性《たのうほうせい》卵巣《らんそう》症候群《しょうこうぐん》（ＰＣＯＳ）がある。これは体重増加、月経周期の乱れ、男性ホルモンの増加といった症状があらわれる病気で、妊娠可能な年代の女性の約一〇パーセントに見られる。ＰＣＯＳにかかっている肥満の女性は、体重を一〇パーセント減らすことにより、低下した受胎率を上げることができる。

逆に、男女ともやせすぎも不妊につながる可能性がある。体重が少なすぎると性ホルモンの生成が減少し、女性の排卵回数が減ったり男性の精子数が少なくなったりする。

亜鉛をとろう

適切な量の亜鉛（一日あたり一五ミリグラム〔日本人は女性八ミリグラム、男性一一ミリグラムと言われる〕）をとるよう心がけよう。亜鉛は男女ともに生殖能力を高める。男性の場合は健康な精液とテストステロンの生成をうながし、女性の場合は排卵と受胎をうながす。またインスリン抵抗性を低下させる働きもある。一般に亜鉛を多く含むのは、肉や牡蠣《かき》（食べ物の中でもっとも含有量が多い）のような動物性食品だが、カボチャの種やナッツ、ダークチョコレートや全粒の穀物にも含まれている。

ビタミンD量をチェック

ビタミンDが生殖能力に及ぼす影響について調べた研究は少ない。関係があることは確かだが、どのように関係があるのかはまだ解明されていない。女性の不妊の主要な原因のひとつであるPCOSが関係しているかもしれない。PCOSにかかった女性のビタミンD量が少ないとPCOSの症状が悪化し、月経や排卵が不順になったりインスリン抵抗性が上がったりして受胎能力に影響が出る。だから妊娠する前にビタミンDの量を調べておくのはいい考えだろう。もし不足しているようなら、妊活の一環として改善に努めよう（ビタミンDのさらにくわしい情報については、152ページと159ページ参照）。

甲状腺をチェック

甲状腺は**内分泌系**のいわば主役だ。妊娠前から出産までの生殖のすべての段階で、甲状腺が正しく働いているかどうかは非常に大きな意味をもつ（139ページ「甲状腺」参照）。

環境有毒物質を避けよう

有毒物質の中にはエピジェネティックな結果をもたらすことが知られているものがある。有機塩素系殺虫剤、大気汚染物質、ヒ素、水銀、ビスフェノールA（BPA）などの内分泌撹乱物質《ないぶんぴつかくらんぶっしつ》はみな生殖能力に悪影響を及ぼし、胎児の発育を阻害する。**内分泌撹乱物質**はすべての段階に関わるが、とくに妊娠前に与える影響が大きい。ホルモンの量を左右して精液の質に影響を与えたり、女性の受胎能力を下げたりするからだ。

肝臓は体の解毒を助け、環境有毒物質や医薬品に含まれる一般的な化学物質（経口避妊薬に含まれる合成ホルモンもその一種）を分解する。妊娠を望むなら受胎の数ヶ月前から解毒作用のある食品を多くとって（116ページ「有毒物質と体と栄養」参照）、体の解毒システムの働きを高めよう。解毒作用のある食品をとることは、体内の毒素を減らすのに非常に有効な方法だ。

オーガニック食品を選ぼう

二〇一七年に『JAMA（ジャーナル・オブ・ジ・アメリカン・メディカル・アソシエーション）』に発表された研究によれば、一般的な殺虫剤の残留物を大量に摂取すると、女性の妊娠する確率が大幅に低下するという。殺虫剤の摂取を減らすひとつの方法は、オーガニック食品を選ぶことだ。それがむずかしければ、イチゴ、トウガラシ、ホウレンソウ、トマトなどの高濃度の殺虫剤を使ったと思われる果物や野菜を避けることで、体内に取りこむ有毒物質の量を減らすことができる。また農産物をよく洗うことも大切だ。殺虫剤に汚染された食品を避けるには、Environmental Working Group［エンバイロンメンタル・ワーキング・グループ：アメリカの環境保護団体］のクリーン15／ダーティ12［もっとも安全な農産物一五ともっとも農薬に汚染されている農産物一二のリスト（www.ewg.org）］を参考にしよう。妊娠前の少なくとも三ヶ月間このような食品選びを続ければ、胎児の発育に悪影響を与える有毒物質や内分泌攪乱物質の摂取を減らすことができるはずだ。

タバコは吸わない

タバコをやめるのはどんな人にとっても健康によい決断だが、そのメリットはやめた本人のみにとどまらず、未来の世代の健康にまで及ぶ。タバコの煙は発がん性をもつことで知られる危険な物質であり、妊娠を考えている人や妊娠中の女性は積極的に避けなければならない。また父親になろうとする人がタバコを吸っていた場合、精子のDNAが損傷して生殖能力に悪影響を与える。さらに子どもが小児がんを発症するリスクも高めるし、タバコを吸い始めたのが思春期のはじめのころなら、息子が肥満になったり2型糖尿病になったりする可能性が高くなる。

お酒はひかえめに

おもな医療機関はどこも、妊娠前の期間を含めて、アルコールは一切飲まないことをすすめている。だが妊娠を望む女性が、たまにアルコールの入った飲み物を楽しむ（一日一杯程度）ぐらいなら、受胎能力にほとんど影響はないだろう。問題は大量の飲酒だ。デンマークで行われたある前向き研究では、男性パートナーと安定した関係にある二一歳から四五歳の女性六一二〇人を調べた。この人たちは妊娠を望んでいるが、不妊治療は受けていない。調査の結果、アルコールをいちばん多くとっていた人たち（週一四杯以上）は、アルコールをとっていなかった人たちに比べて、受胎能力が一八パーセント低下していたことがわかった。

男性も適度の飲酒（一日二杯程度）なら生殖能力に悪影響はないが、大量に飲むと精子の質と量が低下する。また前にも述べたように、受胎のころに父親が大量のアルコールを摂取すると、胎児の発育に悪い影響を与える。

カフェインと高果糖液糖をチェック

生殖能力と妊娠に悪影響を与える飲み物は、アルコールだけではない。カフェインもひかえめにならOKだが、とりすぎ（一日にブラックコーヒー三杯以上）は女性の受胎能力に悪影響を及ぼす可能性がある。高果糖液糖で甘い味をつけた飲み物はもっとタチが悪い。二〇一六年、『サイエンティフィック・リポーツ』に掲載された研究論文では、マウスと人間の女性の両方を調べた結果、妊娠初期に高果糖液糖を大量に摂取すると、胎盤に異常が起きて胎児の成長がさまたげられ、さらにその子が成人してから代謝に問題が起きる可能性があることがわかった。妊娠前の期間は、甘い飲み物（とくに高果糖液糖の入った炭酸飲料のようなもの）をとるのを一切やめるいい機会だ。カフェインやアルコールの摂取を減らし、ふつうの水かハーブティーを飲むようにするのが、妊娠の機会を増やす最善の策だろう。

子宮の中で起こること

胎児の発達と成長を左右する要因はたくさんある。生物学的には、父親のもたらす影響は、精子を通して伝えられるＤＮＡの**エピジェネティックな変異**によるものがほとんどだ。一方胎児はほぼ受胎の瞬間から、母親から受けたインプットにさまざまな方法で反応する。妊娠中、とくに妊娠初期には、ストレスや有毒物質の摂取、栄養不良などの環境による要因が胎児の発育に変化をもたらし、生涯にわたってその健康と幸福に影響を及ぼす。

受精後六～一〇日すると、胚《はい》細胞のかたまりが子宮壁に着床する。すでに着床前の段階で、発達する胚には二つの初代細胞ができている。うちひとつは胎児の体になり、もうひとつは胎盤になる。この円盤状の胎盤は胎児と同じ遺伝子をもち、へその緒を通して胎児とつながっている。胎盤は妊娠を支える大切な器官で、複雑なシステムを通して母と胎児の両方からの信号にこたえながらどちらの要求も満たそうとする。

デヴィッド・バーカー博士をはじめとする多くの研究者のおかげで、発達途上の胎児の体組織は非常に「可塑性《かそせい》がある」ということがわかってきた。つまり、環境要因の影響を非常に受けやすいということだ。そしてその環境要因を制御するのが胎盤だ。いわば胎盤は、代謝の采配をふる指揮者だ。利用できる資源をやりくりして、供給が十分でなければ重要な臓器を守るためにほかの臓器を犠牲にする。たとえば、酸素や栄養素の供給が足りなければ、胎盤はたとえ発達の優先順位の下のほうに位置するほかの臓器に損傷が起きようと、血流が心臓と脳に十分ゆきわたるように仕向けるのだ。

先祖の経験が子孫の体に影響する

子どもの健康と幸福を決める最大の要因は、おそらく妊娠中の母親がどんな暮らしをしていたかということだ。しかしその裏では母親の卵子に精子を送りこんだ父親の存在や、母親がまだ胎内にいたときにその卵子を準備していた祖母の存在も大きな役割をになっている。また研究によれば、祖父の役割も無視することはできない。こういったさまざまな影響が積みかさなった結果、赤ちゃんは生まれてくる。そして以前に考えられていたよりずっと、その親たちの影響は大きいかもしれない。大人になるころには、赤ちゃんの健康は前の世代から受け継いだ情報と、受精のときから生まれるまでの胎内での経験を大きく反映したものになっている。

たとえば学校の成績を考えてみよう。ごく最近まで、勉強の能力を決めるのは生まれたあとの環境だと考えられていた。しかし現在では、低体重で生まれた子どものほうがふつうの体重で生まれた子どもに比べて、認知能力が低いということがわかっている。なぜそうなるのか、その生物学的なしくみを解きあかしてくれるのがエピジェネティクスだ。二〇一五年、EpiGen Global Research Consortium［エピジェン・グローバル・リサーチ・コンソーシアム：エピジェネティクスの国際的研究共同体］の援助のもとに行われた研究では、赤ん坊の出生時に集められたへその緒の組織を使って、脳の発達に関わるエピジェネティックな痕跡を調査した。その結果、イギリスの四歳と七歳の二つの児童グループで、エピジェネティックな痕跡が認知能力や学習能力に影響を及ぼしていることが確認された。またシンガポールの子どもたちのグループについてもへその緒の組織を調査したところ、同じように胎内で起きたエピジェネティックな変化が、学校での成績不振や反社会的行動に関係していることがわかった。

そしてもちろん、妊娠中の母親の栄養状態がよくなければ、子どもが慢性疾患になる可能性は非常に高くなる。ここで出てくるのが、加工食品の問題だ。加工食品はどこでも手に入りやすいが、栄養面に欠陥があることは誰もが知っている。

人間についてジャンクフードと妊娠結果を直接結びつけた研究はないが、ラットによる研究ではあきらかに関係があることがわかっている。二〇〇六年に『British Journal of Nutrition〔ブリティッシュ・ジャーナル・オブ・ニュートリション：イギリスの栄養学学会誌〕』に発表された研究では、妊娠中および授乳中のラットに砂糖や塩、脂肪を大量に含む加工の度合いの高い、**高エネルギー**だが栄養のかたよった食事を与えてみた。するとその母親から生まれた子どもは体重過多で、食べすぎる傾向をもっていた。

同じ年に『Journal of Physiology〔ジャーナル・オブ・フィジオロジー：生理学学会誌〕』にも似た論文が発表された。こちらも妊娠中にジャンクフードを与えられた母親から生まれた子どもは、生後三週間たっても筋肉が十分に発達せず、インスリン抵抗性が見られる子どももいた。さらに母親の食べたものが子どもたちの食べ物の好みにも影響を与えていた。その子どもたちは育つと、加工の度合いの高い食品の味を好むようになったのだ。母の胎内での経験が子どものジャンクフード好きをまねき、その結果、のちに肥満や2型糖尿病、心臓病などになるリスクを高めたことになる。

甲状腺

甲状腺は生殖能力にも健康な妊娠生活にも大きな影響を及ぼす器官だ。甲状腺ホルモンが十分に生成されなくなる甲状腺機能低下症は、妊娠可能な年齢の女性の二〜四パーセントに見られる。甲状腺ホルモンが不足すると排卵が少なくなり、受胎に悪影響が出るおそれがある。またうまく妊娠できたとしても、流産や早産、分娩後出血《ぶんべんごしゆっけつ》、貧血、産後うつ病などのリスクが増す。もしこの病気があるなら、早めに治しておいたほうがいいだろう。

先天性甲状腺機能低下症は新生児の内分泌疾患として非常によく見られる病気で、この病気のある新生児は十分な量の甲状腺ホルモンをつくり出すことができない。その原因となるのは、母親の食事のヨウ素不足であることが多い。また赤ん坊の甲状腺自体の発達に問題があったり、甲状腺の新陳代謝に異常があったりする場合にも起きる。原因が何であれ、甲状腺機能の低下は赤ん坊に発育不良や恒久的な知能の低下といったさまざまな問題を引き起こす。先進国では、すべての新生児が誕生時に甲状腺機能低下症の検査を受ける。

逆に甲状腺の機能が過剰になるのは、甲状腺機能亢進症《こうじょうせんきのうこうしんしょう》として知られる。低下症よりは数が少ないが、この病気も月経不順を引き起こすため不妊につながりやすい。また母親が甲状腺機能亢進症だと、胎児の膵臓《すいぞう》ベータ細胞(インスリンをつくる)や心筋細胞の発達が阻害されるおそれがある。

男性の甲状腺疾患は女性に比べてかなり少ないが、男性が甲状腺機能低下症になるとテストステロン量や性欲が減退し、不妊につながる可能性がある。

●甲状腺とヨウ素

甲状腺を最大限に働かせるためには、鉄、亜鉛、食品タンパク質をきちんととることが大切だ。加えて甲状腺の健康には、ヨウ素もいろんな意味で大きな役割を果たしている。この必須ミネラルが不足すると、先天的にも後発的にも甲状腺機能低下症を引き起こすおそれがあるのだ。成人がとったほうがいいと思われる量は、一日あたり一五〇マイクログラムから二〇〇マイクログラム〔日本人は一三〇マイクログラムと言われる〕。二〇〇一年から二〇〇八年に行われた国民健康栄養調査（NHANES）のデータを分析したところ、アメリカの妊婦のほぼ五七パーセントがヨウ素を十分にとれていなかった。
妊婦用のビタミン剤にはたいてい適量のヨウ素が含まれている。食べ物からとるなら海藻とタラがおすすめだが、エビや卵、プルーン、ライマメにも多くのヨウ素が含まれている。ヨード添加塩を使うのもいい。アメリカのものには一グラムあたり四五マイクログラムのヨウ素が含まれている。

胎盤はすぐれた臓器

はっきり言って自分の妊娠中には、胎盤がどうなっているかなんて少しも考えたことがなかった。胎盤というものがあるということは知っていたものの、それ以上の知識はほとんどなかったと言っていい。だが今なら言える。胎盤は妊婦の最高のパートナーだ。妊婦とまったく同じように、胎盤は胎児のすこやかな発育に全力をつくし、できる限り健康な赤ちゃんを世に送りだそうとするのだ。

胎盤はじつにすぐれた臓器だ。胎児の肺と腎臓のかわりとして働き、成長に必要なあらゆる栄養素を供給する。また母親が妊娠を継続するのに必要なホルモンをつくり出し、さまざまな毒素や細菌から胎児を守るバリアとなる。しかし中には、発がん性食品、アルコール、ニコチンやその他の薬品類など、胎盤を通りぬけてしまう毒素や感染病源もあることがわかってきた。

二〇一五年に『American Journal of Obstetrics & Gynecology［アメリカン・ジャーナル・オブ・オブステトリクス・アンド・ジネコロジー：アメリカの産婦人科学会誌］』に発表した論文の中でケント・ソーンバーグ博士とニコル・マーシャル博士が指摘しているところによると、人間の妊娠後期には、コルチゾールの一種グルココルチコイドとして知られるホルモンが母親の体内で増加する。このホルモンの働きのひとつは、肺や心臓といった重要な臓器の発達の最終的な仕上げをすることだ。しかし母親が異常に大きなストレスにさらされるなどの特殊な状況下では、このホルモンが過剰に分泌されてしまう。たとえば胎盤はふつうならコルチゾールを不活性化することができる。しかし母親のコルチゾールが増えすぎて胎盤の処理能力を超えてしまうと、コルチゾールが「あふれだして」胎児に流れこみ、さまざまな悪影響を与えるのだ。コルチゾールが増えすぎると胎児の成長がさまたげられ、慢性疾患のリスクも増大する可能性がある。また**テロメアの短縮化**（325ページ「テロメア」参照）が起こることもある。

胎児に適切な栄養を与えることは、胎盤の重要な仕事のひとつだ。一般的に母親の栄養状態が悪ければ胎盤の正常な発達もむずかしく、そのせいで赤ちゃんの健康に長期にわたる悪影響が出ることになる。胎盤が別名「栄養のセンサー」とも呼ばれるのはそのためだ。だが母親の血中の栄養素量の変化に気づいてそれに対処することはできても、足りない栄養素をおぎなうことはできない。かわりに、別の方法で不足の穴埋めをしようとするのだ。たとえば妊娠初期に栄養が不足すると、胎盤はふつうより大きくなる。簡単に言えば、胎盤が大きければそれだけ赤ちゃんの受けとる栄養は多くなるからだ。

妊娠したヒツジ

ヒツジの観察からわかったことがある。妊娠初期のヒツジをいったん草の少ない牧草地へ放牧してから、のちに草の豊かな牧草地へ戻すと、妊娠期間中ずっと十分な草を食べていたヒツジより大きな子ヒツジを生むのだ。なぜこんなことが起きるのだろう? 妊娠初期は胎盤がもっとも成長する時期だ。その時期に栄養が少ないと、健康なメスのヒツジの胎盤は、母親の血液からより多くの栄養をとりこもうとする。そして栄養不足状態がそのまま続いた場合に備えて、栄養を貯蔵しておくために急激に大きくなるのだ。

ヒツジ農家の人たちは、妊娠初期に胎盤の成長を刺激すればより大きな子ヒツジが生まれることを昔から知っていた。人間の場合はどうなのかまだわかっていないが、妊娠中のある時期に胎盤が周囲の環境の求めにこたえる能力をもつのではないかという推測は行われている。しかしこの胎盤の柔軟な能力は、のちに消えてしまうようだ。実際、胎盤について私たちが知っていることは驚くほど少ない。ソーンバーグ博士とマーシャル博士が指摘しているように、現在の胎盤に関する知識はほとんど動物から得たものだ。だが胎盤と成人後の病気の発症を直接結びつける人間の研究結果も、徐々に増えてきている。

胎盤の大きさと形と重さで発病しやすさが決まる

胎盤の大きさと形と重さは胎児の成育状況に影響を及ぼす。胎盤が小さいと生まれる赤ちゃんも小さい場合が多く、高血圧や肥満などにつながると考えられている。しかし胎盤の発達という点から見ると、慢性疾患をもっとも発症しやすいのは大きな胎盤から生まれた小さな赤ちゃんと、小さな胎盤から生まれた大きな赤ちゃんだ。

なぜそうなるのかはよくわかっていないが、母親の胎盤の大きさや形が、子どもが成人してからの心臓病や高血圧、肺がんの発症に関係していることは確かだ。実際ソーンバーグ博士とマーシャル博士が指摘しているように、胎盤に的を絞った疫学的な研究により、成人後の病気の発症がかなり正確に予測できるようになった。彼らの言葉によれば、母親の身体的特徴の記録と胎盤の特徴を結びつけて考えると、「出生時の体重だけをもとにしたときよりもはるかに正確に病気を予測できた」という。

その他の要因

胎盤の炎症も胎児のプログラミングに影響を及ぼすと、ソーンバーグ博士とマーシャル博士は言う。さまざまな種類の感染症や、糖尿病や肥満といった母親の状態が胎盤に炎症を引き起こし、それが早産や死産にさえつながるおそれがあるという。二〇一六年に『Circulation Research［サーキュレーション・リサーチ：循環器学基礎研究を収録する医学雑誌］』に発表された研究では、妊娠高血圧腎症（実際のデータが非常に少ない病気）と胎盤の炎症を引き起こす要因の関係を調査している。その結果、妊娠高血圧腎症にかかっている女性は受容体（タンパク質）CD74の量が少ないことがわかった。なぜならこれは胎盤にCD74が少ないと、胎盤に炎症をもたらす物質の放出が促進されてしまうからだ。

胎盤のエピジェネティック・ランドスケープについてはまだあまり多くのことが知られていないが、ほかの健康な体組織に比べてメチル化度が低いという研究結果がいくつか発表されている。また妊娠が進むにつれて胎盤のメチル化が進み、そのメチル化の度合いが妊娠結果に影響を及ぼすらしいこともわかっている。オーストラリアの研究者ティナ・ビアンコ＝ミオットによると、健康な妊娠を支えた胎盤と、妊娠高血圧腎症を発症していた胎盤にはメチル化に違いが認められたということだ。

現在、研究者たちはなぜ胎盤についての情報がこれほど少ないのか、その理由を探っている。アメリカのユニス・ケネディ・シュライバー国立小児保健発達研究所では胎盤のことを「議論の余地はあるが、妊娠中の女性と胎児の健康にとってだけでなく、両者の生涯にわたる健康にとっても非常に重要な臓器」であると説明している。研究者たちはすでに、異常のあった出産時の胎盤を調べることにより、その妊娠がなぜうまくいかなかったかを解明する情報を得ている。こうして得た情報が妊娠生活に変化をもたらし、よりよい結果につながった例もある。長期にわたる健康を保っていくためには、胎盤と胎児の成長と慢性疾患の発生につながりがあるという事実をきちんと理解し、健康な胎盤を育てるプログラムを支援する公的な取り組みを真剣に進めていくべきだ。

文化によって違う胎盤の扱い

欧米社会ではふつう胎盤は老廃物とみなされ産後には廃棄されてしまうが、この胎児の生命を維持する臓器を神秘な力をもつものとして大切に扱う地域も多い。太古の人びとは、「胎盤が胎児と同じ遺伝子プール［個体がもつ遺伝子の全体］を分けもつものである」という現代の私たちが科学的に理解している知識を、本能的に感じとっていたのかもしれない。

胎盤が迷信に包まれているのは当然のことだろう。胎盤を守って大切に扱わなければ、赤ちゃんは不幸な人生を送ると信じる人びとも多い。中にはこの役目を終えた臓器が腐肉をあさる動物や悪霊に奪われないよう、複雑な儀式を行って大切に守る社会もある。そういった儀式では、胎盤は亡くなった人を葬るのと同じ儀式にしたがって埋められる場合もある。北アメリカの先住民は、胎盤を木の下に埋める。それはかつて胎児に栄養を与えていた胎盤が、今度は埋められて腐敗しながら土に養分を与えるという役目を果たすだけではない。根元に胎盤を埋められた木は、その胎盤の育てた赤ちゃんと生涯にわたって超自然的なつながりを保ち続けるのだ。

西アフリカのイボ民族は、胎盤を生まれた赤ちゃんの死んだ片割れとみなし、儀式を行って丁重に葬る。ラオスのモン民族の言葉では、胎盤は「上着」を意味し、将来必要になるときのことを考えて大切に埋めておく。人が死ぬと、その魂は戻ってきて埋めておいたその上着を身にまとい、次に転生するまでの時を過ごすのだという。

胎盤はホルモンなどの物質が豊富に含まれているため、商業目的に利用しようと考える人たちがいるのはごく当然のなりゆきだろう。ヒツジの胎盤から抽出された物質は、化粧品の分野でかなり前からふつうに使われてきた。イギリスではかつて胎盤は定期的に病院で集められ（提供者の知らないうちに）製薬会社に売られていたが、これは今では問題視されて行われなくなった。この胎盤由来の物質を利用した製品は、やけどの治療薬や遺伝性疾患を治す酵素に使われていたという。製薬会社の中には今でも「医薬品グレード」の胎盤抽出物を使っているところがあるが、その使用には賛否両論がある。

むずかしい男の子の育て方

昔から言われるように、男の子は育てづらい。そもそも受胎の瞬間から落ち着きがない。受精した卵子が子宮に向かう間にもY染色体をもつ受精卵はすでに細胞分裂を始め、正確にはまだ妊娠が始まったと言えない妊娠前の状態から成長を急ぐ。養分を求める度合いも激しい。胎内で過ごす間じゅうずっと、急速な成長を保証するために栄養を貪欲に求め続ける。その旺盛な食欲を満たすため、母親にもっとカロリーをとるよう「そそのかし」さえする。男の子を妊娠している母親は、胎児がより多くの栄養分（とくに脂肪分）を欲しがるため、女児を妊娠している母親より体重が増えるという研究結果がいくつもある。

男児の影響を受けるのは母親だけではない。胎盤も母親のとった栄養を食欲旺盛な男児にすぐにまわすため、女児を妊娠したときに比べてあまり成長しない。あるいは男児自らが胎盤に栄養をとられたくないため、その成長を制限していると言ってもいいかもしれない。ケント・ソーンバーグ博士が『Boys Grow Dangerously in the Womb［子宮内での男児成長の危険性］』と題した記事の中で述べているように、「胎児が栄養をとるのは簡単なことではないが、男児はさらにそれをむずかしくしてしまう。なぜなら理屈に反して、男児は胎盤をできるだけ小さくしようとするからだ。胎児の考えはこうだ、『自分の望みはただできる限り速く成長することなのに、胎盤なんかに貴重な栄養を分け与える必要がどこにある？』」。

当然、この方針には代償が必要となる。胎盤の研究を進めてきたデヴィッド・バーカー博士、ケント・ソーンバーグ博士、ヨハン・エリクソン博士をはじめとする研究者たちのおかげで、胎盤が小さいと栄養をたくわえる容量が少なく、そのため栄養が不足した場合、男児のほうが影響を受けやすいということがわかってきた。これが胎内で死亡するのは男児のほうが多く、未熟児の死亡率も男児のほうが高いことの理由のひとつだ。また中国の大躍進政策による飢饉《ききん》の際の記録を見ると、食べ物が極端に少ないときには女の子のほうが男の子より多く生まれることがわかる。

バーカー博士、ソーンバーグ博士、エリクソン博士とその同僚が一九三四年から一九四四年の食料不足の時期にヘルシンキで生まれた男女のグループを調べた研究からは、男の子の胎児が妊娠後期に胎盤を大きくするよう働きかけることにより、栄養不足に対処していた例もあることがわかった。ここで問題は、妊娠前の母親の栄養状態がよくなかった場合だ。その場合、母親は大きくなった胎盤を養うのに十分な栄養を送ることができず、腎臓のような臓器の発達が犠牲にされてしまうのだ。その状況で生まれた男児は、成人してから高血圧や心臓病になる可能性が高かった。

男児のほうが出生前のストレスの影響を受けやすいという研究結果を受けて、メリーランド大学の研究者たちは、この男女差にエピジェネティックな変化が関係しているのかどうかを調べてみることにした。そして二〇一八年に『ネイチャー・コミュニケーションズ』に掲載された研究論文によると、実際関係が確認できた。胎盤がつくり出す酵素が男女によって違うために、神経発達に対する出生前のストレスに男女差があらわれる。基本的に、この酵素をつくり出す遺伝子発現の程度が女児のほうが高いため、女児のほうがストレスに強くなるのだ。

男女差は生まれたあとも続く。研究によると、男児に与える母乳と女児に与える母乳では含まれる栄養素も違うという。アカゲザルの研究結果では、男児向けの母乳は脂肪とタンパク質の割合が女児向けより三五パーセント高かった。女児向けの母乳は脂肪が少なくカルシウムが多かったが、これはおそらく女児のほうが骨格の成長が速いためだと思われる。

妊娠中はどのように栄養管理をするか

全般的に妊娠中の食事で気をつけることは、妊娠準備期とほぼ同じ。高栄養価な食べ物をとること、そして妊娠中期と後期には食べる量を増やすことだ。妊娠中には胎児の組織が急速に成長するため、とくにタンパク質と脂肪の多い食事が必要になる。タンパク質や脂肪のような主要栄養素は、脳の発達を含め、体細胞がつくられるのに欠かせない重要な成分なのだ。

妊娠初期

妊娠初期の食事には細心の注意が必要だ。妊娠とともにホルモンに複雑な変化が起こり、困難な状況に直面する女性も多い。その結果、食欲が落ちたり元気がなくなったりする。妊娠初期に吐き気や倦怠感《けんたいかん》が出るのはごくあたりまえで、そういう時期には一日三食バランスのよい食事をとるのはむずかしくなる。何かが猛烈に食べたくなったり、逆ににおいを嗅ぐのもイヤになったりするのもよく聞く話だ。だがいちばんいいのは、やはりできる限り栄養バランスのよい食事をとること。食べたほうがいいとわかってはいても、食べる気になれないものがある場合も少なくないだろうが、カロリー摂取より栄養第一だ。おなかの中の赤ちゃんが、この大事な時期に必要とする栄養素をしっかりとることをまず心がけよう。

母親がホルモンの変化に適応しようと苦労している間、胎児のほうもがんばっている。受胎後四週間すると、のちに脳と脊髄になる神経管が閉じる。八週目には腎臓と目と心臓ができ始め、一二週目に完成する。臓器が正常につくられるためには、十分な栄養が必要だ。だが必要な栄養素を十分にとれないと、胎児は生きるのに必要不可欠な臓器を守るため、あまり重要でない臓器の発達を犠牲にする。この段階でとくに重要な栄養素は、葉酸、ビタミンA、B6、B12、鉄、亜鉛、ヨウ素、オメガ3脂肪酸、さらに適切な量のタンパク質だ。これらの栄養素は臓器の適正な発達には欠くことができないものであり、このすべてを含む妊婦用のサプリメントをとることを強くおすすめする。

研究によると、妊娠中は低炭水化物ダイエットを避けたほうがいい。二〇一一年に発表されたある研究では、妊娠初期に低炭水化物ダイエットをすると、生まれた子どもは九歳になるころには肥満になっている確率が高いという結果が出ている。へその緒のDNAを調べることにより、脂肪細胞の発達に関わる遺伝子RXRaのメチル化が、母親の低炭水化物ダイエットおよびその子どもの肥満に関係していることがわかったのだ。

妊娠中にとるべき栄養素

妊娠初期には、とくに朝になると吐き気をおぼえる場合が多いため、朝食をとるのがむずかしいと考える女性もいる。ちゃんとした朝食をとるのが無理な場合は、ひと口ふた口でもいいので栄養のとれるものを食べよう。全粒粉かシードのクラッカーとフルーツのスムージー、理想を言えば葉もの野菜があれば十分。夕食にハンバーガーを丸ごと一個食べるより、麺類や玄米のような食欲をそそるものにチキンかビーフのパウダーをスプーン一、二杯かけて食べたほうがいい。

水をたくさん飲むことも大切だ。妊婦の血液量は妊娠中に増加するため、それを支える水分もたくさん必要になる。一〇〇パーセントのフルーツジュースを水に加えて飲んでもいい。アルコールについては、妊娠前のアドバイスと同じ。どの医療機関もアルコール飲料はひかえるように言っている。高果糖液糖を使った炭酸飲料のような飲み物や、栄養ドリンク、甘味料入りのフルーツジュースを大量に飲むのはやめたほうがいい。子どもの長期にわたる代謝の働きに悪影響を与えるからだ。カフェインは一日二〇〇ミリグラム以下に抑えよう。コーヒーに含まれるカフェインの量はまちまちだが、おおよそ一杯分の量だと思っておけばいい。

妊娠前に高栄養価の食事をとることは、健康な妊娠生活を送るための非常に重要なカギだ。だが妊娠に成功したら、食事の重要性はさらに増す。すこやかな食事は赤ちゃんが成長して健康な大人になることを保証するだけでなく、母親自身の体を内側から支えてくれるからだ。母親の体は、一人の人間をつくりあげ成長させるのに必要なさまざまな要求にこたえるため、つねに変化を続けていかねばならない。どこから見ても、これはほかにたとえようもない大仕事だ。

何を食べればいいのか迷ったら、妊娠期の栄養について専門の教育を受けた医師や栄養士に相談しよう。また夫やパートナーに協力を求め、家には健康によい食品しか持ち込まないようにするといい。たとえば、家に置いておくのは栄養分に富んだ自然食品だけにし、精製された食品はできる限り買わないようにする、といったルールを決めておこう。

食事で気をつけること

妊娠中にはさまざまな栄養素をとることが大切だが、中でもとくに重要なのがタンパク質と健康的な脂肪（とくにオメガ3脂肪酸）。また微量でも必要なのが葉酸、ビタミンB6とB12、鉄、亜鉛、ヨウ素、ビタミンA、ビタミンD、カルシウム、コリンだ。こういった栄養素をとるには、高栄養価な自然食品や、健康的な動物や魚などのタンパク質を多く含むものをバランスよく食べること。しかし理論上は食事から必要な栄養素のすべてをとることは可能でも、実際にはかなりむずかしい。ここは妊婦用のサプリメントを活用しよう。

妊娠中にとくに重要な役割を果たす栄養素を以下にまとめてみた。

●葉酸

葉酸は脊髄やその他の臓器の異常を防ぐのに大きな役割を果たす。葉酸が添加された小麦粉が健康増進のために売られている国も多い。ゆでたレンズ豆一カップ（約二五〇ミリリットル）と葉もの野菜（スイスチャード、ホウレンソウ、ケールなど）一カップで葉酸四〇〇マイクログラム以上になり、妊娠中に必要な一日あたりの量（六〇〇～八〇〇マイクログラム〔日本では四八〇マイクログラムが基準と言われる〕）に近い量がとれる。

●ビタミンD

ビタミンDは三〇〇〇以上の遺伝子を活性化する。人間の体のいたるところで活躍するこのビタミンが不足すると、妊娠関連のさまざまな症状につながると考えられるのはごく当然の結果だろう。妊娠初期のビタミンD不足は、妊娠糖尿病のリスクを高めると言われている。また帝王切開が必要になったり早産、妊娠高血圧腎症などが発生したりする可能性も高くなるおそれがある。

ビタミンD値が低いと胎児にも影響が及ぶ。サウサンプトン女性調査の結果によると、子どもの誕生時と四歳時、九歳時にそれぞれ検査を行った結果、妊娠中にビタミンD量が少ないと、子どもの骨密度とミネラル値が低くなることがわかった。子どものころに骨密度が低いと、成人してから骨粗《こっそ》鬆症《しょうしょう》になるリスクが高くなると考えられている。

ビタミンDをきちんととれている女性はあまり多くない。たとえばアメリカでは、妊婦の二八パーセントがビタミンD不足になっている。また二〇一五年のある研究によれば、太陽のふりそそぐ地中海沿岸の国々でも、ビタミンDは必要量の五〇～六五パーセントも足りていないという。これはおそらく、最近の日焼けをきらう傾向によるところも大きいと思われる。

妊娠中の女性にビタミンDは必須だが、その必要量についてはさまざまな理由から専門家の意見は一致していない。ビタミンDは脂溶性の性質をもち、あまった分は体内に蓄積されてしまうので、あまりとりすぎないほうがいい。全米科学アカデミー医学研究所によると、安全な上限は四〇〇〇IU（国際単位）。とりすぎると血中のカルシウム濃度が異常に高くなり、高血圧にもつながるおそれがある。ビタミンDが強化された乳製品や骨ごと入った魚の缶詰などから、カルシウムとビタミンDの両方をとることができる。

●鉄

赤血球が不足して十分な酸素が体細胞に運ばれないと、貧血になる。鉄の不足が貧血の原因としてもっとも多く、妊婦の一五～二〇パーセントに見られる。妊婦が鉄欠乏性貧血になりやすいのは、胎児に栄養を与えるために体内の血液量が増加し、同時にさらに多くの血液細胞が必要になるからだ。

ふつうの人に必要な鉄の量は一日あたり一八ミリグラム［日本では一三ミリグラムと言われる］だが、妊婦には約三〇ミリグラムは必要となる。妊娠中は積極的に鉄を多く含む食品をとるよう心がけよう。鉄の豊富な食品については、158ページ参照。また妊婦用のサプリメントをすすめる栄養士も多い。

●健康的な脂肪

妊娠中および授乳中の女性にとっても、また妊娠前から出生にいたるどの時期の胎児にとっても、健康的な脂肪（とくにオメガ3脂肪酸）をきちんととることはとても大切だ。妊娠中にオメガ3脂肪酸をとることの利点については疑問の余地がない。早産や低体重児出産のリスクを減らすことが、多くの研究によって証明されている。妊娠高血圧腎症や産後うつ病のリスクも少なくなる。オメガ3脂肪酸は胎児の脳と神経系が形成される妊娠後期にはとくに重要だが、この時期には母親の貯蔵していた量が使い果たされて足りなくなってくる。胎児の脳と目と免疫系の健康な発達にはこれらの脂肪酸が必須なため、妊娠中期と後期にはとくに心がけてとり、貯蔵量を増やしておこう。

出産後も母乳をつくるため母親の体には引き続きオメガ3脂肪酸が必要だ。脂肪分の多い魚、海藻のサプリメント、オメガ3脂肪酸を強化した食品（フラックスシードを与えられて育ったニワトリの卵など）といったものは、胎内の赤ちゃんにとって健康な発達を支えてくれる重要な存在であるだけでなく、免疫系や脳のような器官がまだ非常に周囲の影響を受けやすい新生児期の赤ちゃんにとっても大きな意味をもつ栄養源なのだ。

ビタミンA

胎児の正常な発達にはビタミンAが必要だが、とりすぎると胎児に害を及ぼし、出生異常につながるおそれがある。もっともとりやすいのはベータカロテンからで、ベータカロテンは体内でビタミンAに変わる。この植物性栄養素はあざやかな赤やオレンジ、黄色の野菜に多く含まれている。妊婦の一日あたりの推奨摂取量（ＲＤＩ）は七七〇マイクログラム［日本では六五〇〜七八〇マイクログラム］、摂取の上限は三〇〇〇マイクログラム［日本では二七〇〇マイクログラム］。レバーや肝油（これにはオメガ3脂肪酸も豊富に含まれる）はビタミンAをたくさん含んでいる。肝油スプーン一杯（五ミリリットル）にはビタミンAが二七五マイクログラム含まれるが、これでRDIにだいぶ近づく。ニワトリのレバー三〇グラムには一〇〇〇マイクログラム以上、牛レバーならその二倍は含まれているので、食べすぎには注意しよう。気をつけないと、許容上限の三〇〇〇マイクログラムは簡単に超えてしまう。サプリメントのラベルもよく読んで、含まれているビタミンAが多すぎないかきちんとチェックすること。

妊娠中期

妊娠中期になるころには食欲も戻ってきて元気も回復し、さてこれからは「二人分」食べなくっちゃ、とはりきる妊婦も多い。確かに妊娠中は栄養もカロリーも多めにとることが必要だが、だからといって食べる量やカロリーを二倍にしろというわけではない。健康的に体重を増やすためには、妊娠中期と後期には一日あたりのカロリー摂取量を三〇〇キロカロリーほど増やすだけでいい。これなら簡単にできるだろう。食べ物で言えばゆで卵二個とリンゴ一個、あるいは全粒粉のパンのターキー・サンドイッチまたは果物とハチミツを入れた高脂肪ヨーグルト一杯で十分だ。

この時点で、胎児の臓器のうちもっとも重要なものの発達は終わっている。今度は肌や髪、筋肉、骨などの組織に力を入れる番だ。脳の発達はまだ続いている。この時期には、食事から適切な量のタンパク質と健康的な脂肪をとることがさらに重要になってくる。肉、魚、ヨーグルト、チーズなどの食べ物から一日あたり六〇グラムのタンパク質をとるよう心がけ、オリーブオイル、アボカド、ナッツ、シードなどから健康的な脂肪をとるようにしよう。

妊娠中期の骨の発達においては、胎盤がすばらしい働きをする。母親の栄養の貯蔵分からカルシウムとビタミンDを胎児に送り届けるのだ。この時期にはビタミンDの値に気をつけ、また一日あたり一三〇〇ミリグラムのカルシウムをとるようにしよう［日本の推奨量は六五〇ミリグラム］。濃い緑色の葉もの野菜にはカルシウムが豊富だし、妊娠中に必要なもうひとつの栄養素である葉酸も多く含まれている。

妊娠によるホルモンの変化と胎児からの要求のせいで、母親の消化器系にはかなりのストレスがかかる。そのせいで便秘になりやすいので、毎日三〇〜三五グラムの食物繊維をとるようにしよう。果物（ジュースより丸ごとの果物）、野菜、全粒の穀物、ナッツ、シードなどをたくさん食べるのがおすすめだ。

また妊娠中期と後期には貧血になる可能性が高まるので、引き続き鉄の多い食べ物をとるように心がけよう。鉄をおもに植物性の食べ物からとる場合は、ビタミンCを多く含む食品と一緒にとると鉄の吸収率がよくなる。

妊娠糖尿病

妊娠中期の終わりごろ、妊婦は妊娠糖尿病の検査を受ける（256ページ参照）。この病気は妊婦の約七パーセントに発症し、妊娠二〇週以降に見られることが多い。そのころ胎盤は、インスリンを分泌させる母親の力をさまたげるホルモンを大量に生成する。インスリンは血糖値のコントロールに重要な役割を果たすため、妊婦は一時的に糖尿病の症状をきたすのだ。出産後たいてい血糖値は正常に戻るが、妊娠糖尿病は母親にも子どもにも将来さまざまな病気を引き起こすおそれがあると考えられている。胎児は母親から伝えられた大量の血糖に適応するため、出生時に体重過多になったり、成人後に2型糖尿病のような健康問題を起こしたりする可能性がある。

妊娠糖尿病発症のリスクを下げるためには、まず妊娠前に血糖値をチェックしておくといい。そうすれば自分で病気のリスクをあらかじめ意識して、予防措置をとることができる。インスリン抵抗性のある人なら、妊娠すれば確実にインスリン抵抗性は高くなる。また標準的な妊婦検診では、妊娠二四週から二八週の間に耐糖能の検査をすることになっている。糖尿病を発症している人や過去に妊娠糖尿病になったことがある人に対しては、おそらくもっと早く行われるはずだ。

血糖値を安定させるためには、毎食タンパク質、脂肪、食物繊維のバランスのとれた食事が大切だ。妊娠中に低炭水化物ダイエットをすると、子どもの肥満につながるし、出生異常のリスクも高くなる。炭水化物については、複合糖質と言われるもの（たとえば全粒の穀物、豆類、ナッツ、シードなど）をとるようにし、加工処理された食品は避けよう。とくに菓子パン、スナック類や甘いドリンクはやめたほうがいい。そういった点に気をつければ、血糖値を安定した状態に保つことができるはずだ。

妊娠後期

妊娠後期にさしかかると、何をするのもおっくうになってくる（「陸に上がったクジラみたい」と言う人もいるくらいだ）。おなかの赤ちゃんが消化管を圧迫するため、あまり食べられなくなる場合もある。

このころまでには、胎児のおもな臓器のほとんどが完成している。動きを助ける筋肉を増やし、出生後に体をあたためる作用のある脂肪を貯蔵し始める胎児のことを考えて、母親はそれを支えるのに十分なカロリーを摂取する必要がある。したがって、やはりタンパク質と健康的な脂肪を適切にとることを考えよう。またこの時期には脳と免疫系が急速に発達し、目も完成に近づいてくるため、それも支えてやらなければならない。骨の成長には引き続きカルシウムが欠かせないし、筋肉の成長には大量のアミノ酸が必要だ。こういった栄養素を十分にとるためには、日中少しずつ何回も食事をとるのがいいアイディアかもしれない。

妊娠後期には、貧血になる可能性も高くなる。血液量は引き続き増え、赤ちゃんが出生後に貧血になるのを防ぐために大量の鉄を胎児に送る。したがって母親自身の貧血を防ぐために、体内の鉄の貯蔵量を増やす必要がある。健康に育てられた動物の肉を食べれば、鉄の補給だけでなく、タンパク質の補給にもなって一石二鳥だ。菜食主義者の場合は、全粒の穀物、豆類、ナッツ、シード、大豆製品が鉄とタンパク質の重要な供給源だ。

ビタミンDも引き続き重要だ。骨の発育を助けるためカルシウムが母親から胎児へ活発に送られるが、そのカルシウムを母親が吸収する能力を高めるからだ。またこの時期にビタミンDをきちんととり続ければ、母親が産後に出す母乳にもビタミンDが含まれることになるのを覚えておこう。日光を浴びることはあまりおすすめできないので、出生後の赤ちゃんのビタミンD摂取源はほぼ母乳だけに頼ることになるのだ。

鉄の豆知識

鉄は代謝に重要な役割を果たす。多くの食品に豊富に含まれるが、人間の体はそのすべてを効果的に利用できるわけではない。肉、魚などの動物性食品に含まれるヘム鉄は吸収されやすいが、濃い緑の葉もの野菜や豆類、全粒の穀物などの植物性食品に含まれる非ヘム鉄は吸収されづらく利用がむずかしい。植物性食品からしか鉄をとれない場合は、同時にビタミンCを豊富に含む食品を必ずとること。ビタミンCは非ヘム鉄の吸収を助けるからだ。ビタミンCを多く含む食品には柑橘類《かんきつるい》、キウイ、ピーマン、ブロッコリなどがある。調理前に豆や雑穀類を水にひたすことや、発芽した豆や雑穀類をとることをすすめる栄養士もいる。そのひと手間で栄養素がずっと体に吸収されやすくなるからだ。

ビタミンD

ビタミンDは脂溶性のビタミンで、妊娠前の受胎能力を高める効果から老齢期の骨粗鬆症予防や筋肉の衰えを防ぐ効果にいたるまで、じつに多くの重要な役割を果たす。組織内に貯蔵され、さまざまな方法で健康を支えるホルモンのような働きをする。ビタミンD不足の人は多い。理想的な血中含有量については専門家によって意見が違うが、ビタミンD不足の症状に苦しむ人が相当数いることはまぎれもない事実だ。日光の少ない地域で暮らす人は、血漿《けつしょう》ビタミンDの数値を測ってもらったほうがいい。

ビタミンDは食品からはあまりとることができない。ビタミンDの量を増やすには日光を浴び、肌のコレステロールを刺激してビタミンをつくらせるのがいちばんだ。しかし、日光を浴びると紫外線の影響によりメラノーマ〔悪性黒色腫：皮膚がんの一種〕のリスクが増えるという深刻な警告が皮膚科医から上がっている。現在ではビタミンDのサプリメントか肝油をとることを多くの医師がすすめている。

妊婦がさらされる現実世界の危険

妊娠しているというだけでも、女性の受けるストレスは相当なものだ。母親になって赤ちゃんの世話をするための心の準備をととのえなければならないだけでなく、ホルモンの激しい変化による吐き気や気分の揺れ、倦怠感にも悩まされる。しっかり休む時間と感情面でのサポートが必要だ。とくに妊娠初期のストレスが妊娠結果に悪影響を与えることはよく知られている。さらに、さまざまな環境による影響も、胎児の発達に影響を及ぼすおそれがある。

タバコの煙

タバコの煙は妊婦に害を与える有毒物質として広く知られるもののひとつだ。その煙には、流産から死産にいたるまでのさまざまな妊娠合併症を引き起こす危険な化学物質が大量に含まれている。研究によると、副流煙による間接喫煙も、妊婦自身が吸うのと同じくらい有害な影響を胎児に及ぼすという。母親が直接的あるいは間接的に喫煙していた場合、出生時の低体重や出生後のぜんそく、肥満、がん、２型糖尿病のリスクが高まると考えられている。二〇一六年に『PLOS One［プロス・ワン：科学雑誌］』に発表されたある研究では、資料のメタ分析［あるトピックの研究論文を集めてさらに分析する］により、母親の喫煙と子どもの神経系がんに関わりがあることを発見した。またアメリカの疾病対策センター（ＣＤＣ）では、母親の喫煙は**胎盤機能不全**や早産、**低出生体重**ととくに深い関わりがあると考えている。さらに喫煙は乳幼児突然死症候群（ＳＩＤＳ）のリスク因子としても認められている。

アルコール

妊娠がわかったら、アルコールは一切飲まないことをあらゆる医療機関がすすめている。妊娠中の飲酒は、アルコールの有害な成分が赤ちゃんの脳の発達に影響を与えるだけでなく、胎児に行くはずの母親の体内の栄養素がアルコールによって使い果たされ減ってしまう。たとえばアルコールは母親の体内の葉酸を減少させ、母親の食事に栄養が足りていない場合はさらにその減少の度合いが大きくなる。しかしCDCによると、妊娠中でもアルコールを飲む女性は約一〇パーセントいるという。大酒を飲んでいるうちにあやまって妊娠してしまう若い女性も少なくない。

有毒物質

残念ながら私たちの暮らしは有毒物質にとりかこまれている。現代人が有害な物質に接触せずに生活していくのはおそらく不可能だ。もちろん有毒物質は誰にとっても害があるが、胎児にとってはとくに危険度が高い。胎児の臓器は周囲のストレス要因に非常に敏感だからだ。専門家によれば、ほとんどの環境有毒物質は胎盤を通じて胎児に運ばれ、その子が将来慢性疾患にかかるリスクを高めるようなさまざまな影響を与えるという。

私たちの吸う空気から処方薬まで、あらゆるところに有毒物質はあふれているが、中でも有名なのはサリドマイドとジエチルスチルベストロール（DES）（339ページ「DESの歴史」参照）のケースだ。二〇一八年に『Hypertension［ハイパーテンション：循環器学の医学雑誌］』に発表された研究によると、胎内で大気汚染にさらされた子どもは、早ければ三歳までに高血圧になる可能性があることがわかった。当然のことだが、汚染にさらされる機会が多ければ多いほどリスクも高まる。またイギリス、ロンドンのデータをもとにした別の研究によると、大気汚染と低出生体重には関係があるという。さらに二〇一八年に『American Journal of Epidemiology［アメリカン・ジャーナル・オブ・エピデミオロジー：アメリカの疫学雑誌］』に発表された研究では、とくに石炭および石油による火力発電所に起因する大気汚染と早産の関連性を発見している。このような発電所が閉鎖されたとき（二〇〇一年から二〇一一年の間）、大気汚染の数値があきらかに下がり、周辺地域における早産の発生数も目に見えて減ったという。

内分泌攪乱物質も大きな問題だ。この物質はいろんなところで使われており、ホルモンのようにふるまうため、発達途中の胎児にとくに大きな影響を及ぼす。

中でももっとも研究が進んでいるのはビスフェノールA（BPA）で、これはペットボトルやプラスチックの哺乳瓶といった家庭用品に広く使われている。現在ではこのBPAが胎児にまで到達し、**DNAメチル化**に変化を起こして臓器の成長に影響を与えることが知られている。ヒツジを使った研究により、BPAが胎内に入ると胎児の内分泌系に作用し、多くの重要な生理的経路において遺伝子の働きを変えることがわかっている。

さらに悪いことに、私たちの食べ物も環境有毒物質の影響を受けている。二〇一八年に『JAMA（ジャーナル・オブ・ジ・アメリカン・メディカル・アソシエーション）』に発表されたある研究によると、不妊治療を受けている女性のうち殺虫剤を使用して育てられた農作物をもっとも多く食べた人たちは、殺虫剤をできるだけ使わずに育てられた果物や野菜を食べた人たちに比べて、無事に出産を終える確率が二六パーセント低かったという。

小児がん

がんは加齢の病だ（332〜352ページ参照）。ざっくり言えば、がんのもととなる変化はすでに母の胎内でプログラムされており、それが長い時間をかけてがんとして出現するのだ。では子どもにもがんが発症するのはなぜ？　小児がんはとても珍しい病気だが、発生率は徐々に高まってきている。これは環境要因が大きく関与していると言われている。近年、胎内でのさまざまな有毒物質の摂取と小児がんを結びつける研究が増えてきているのは、ごく当然の結果と言えるだろう。

●小児がんの原因

二〇〇三年に『Environmental Health Perspectives［エンバイロンメンタル・ヘルス・パースペクティヴズ：環境衛生学の学術雑誌］』に発表された論文によると、胎内での経験に関わる多数の要因が、小児がんのリスク因子となることが認められたという。この中には、とくに母親が妊娠後期に電離放射線を低線量だが被曝《ひばく》したケースや、両親が職業で使う化学薬品を摂取したケース、母親が「妊娠前から出生にいたるまでの時期に溶剤、塗料、シンナーを摂取した」ケースなどが含まれる。両親が殺虫剤を使用していた場合（とくに農業従事者が多い）も、子どもにがんが発生するリスクが高かった。胎内および乳幼児期の殺虫剤の摂取は、少なくとも一九八二年から疫学上の注目を集める研究対象となっている。この年、カリフォルニアのマクファーランドという小さな町で、農場労働者の子どもたちに多数のがんが見つかったのだ。また車の排気ガスによる大気汚染も、小児がんのリスクをわずかにではあるが高めていることを示す証拠がいくつかある。

●タバコと小児がん

不思議なことに、喫煙と小児がんの関係はほかの要因に比べてそれほどはっきりしていない。しかし父親が喫煙者の場合、子どもにがんの発症リスクを高める可能性のあるエピジェネティックな変化が起きることを示す証拠は確かにある。ある中国の研究によると、父親が妊娠が始まる前から長期にわたって喫煙していた場合にのみ、「小児がん、とくに急性白血病とリンパ腫のリスクがかなり高まる」ことが確認されたという。一方、イギリスの小児がん研究では、「親の喫煙が小児がんの主要グループのリスク因子であるという証拠はひとつも認められなかった」という結論に達した。しかしタバコの副生成物は、タバコを吸う母親の母乳に残留するだけでなく、胎盤にも認められ、胎児の血液や新生児の尿からも検出されている。両親の喫煙が小児がんの発生に影響を与えるのかどうかまだはっきりとはわからないが、タバコが胎児ののちの慢性疾患発症に関係していることは確かだ。

疫学的な視点から見ると、小児がんの研究にはむずかしい面がある。症例が非常に少ないからだ。人口と照らしあわせて、胎内での有毒物質の摂取が子どもの病気の発症とつながりをもつかどうかを確認するには、かなり多くのサンプルが必要なのだ。その解決策として、あるヨーロッパの研究者たちはバイオマーカー［生物学的指標］の視点からこの問題に取り組むことにした。その研究結果は、二〇一五年の『BMJ（ブリティッシュ・メディカル・ジャーナル）』に発表されている。まず、新生児のサンプルからとった臍帯血《さいたいけつ》中に、食品系の発がん性物質が含まれるかどうかを計測した。たとえばアクリルアミド（フライドポテト、ビスケット、クラッカーに多い）、ニトロソアミン（加工処理された肉や魚に多い）といった物質だ。次にこれらの物質と、大人のがん発生リスクに関わるバイオマーカーとの関連性を調べた。するとその二つの間には「重要な」つながりがあることがわかった。発がん性物質の摂取量が多ければ多いほど、臍帯血中のバイオマーカーの値も高かった。さらに、特定の遺伝子発現の数値を調べた結果、ダイオキシン（脂肪分の多い肉や魚、高脂肪の乳製品に含まれる）摂取量の多い男の子は、細胞の成長が制御できなくなる状態が活発化することがわかった。そこから導き出された結論はこうだ。「全般的に、いくつかの食品系発がん性物質を胎児のときに摂取すると、がんのリスクを高めるような分子事象が引き起こされると思われる」。またこのリスクは、とくに男の子と白血病の発症に大きなつながりがあることもわかったという。

●小児がんと遺伝子

なぜ胎内で発がん性物質を摂取したあと、がんになりやすい子どもがいるのか？　さらに研究を進めた結果、論文の著者たちは、遺伝子の変異に原因があるのではないかという結論にいたった。**全ゲノム関連解析**（ＧＷＡＳ）によって、臍帯血のＤＮＡの中にある特定の**一塩基多型**（ＳＮＰ）の存在を確認したのだが、このＳＮＰは胎児の臓器に対し、発がん性物質の影響を受けやすくなるような生物学的な過程をもたらしていたのだ。このＳＮＰこそが、胎内で食品系発がん性物質を摂取した子どもが、がんを発症しやすくなる遺伝的性質をもつものなのではないかと研究者たちは考えている。もしそのとおりだとすれば、有毒化学物質や大気汚染といった他の発がん性物質も、同じような影響を子どもたちに及ぼすということが十分考えられる。

体重増加は何キロまで？

健康な妊娠に体重増加はつきものだ。医師のすすめによれば、欧米人であれば、もともとやせ気味な人は一三～一八キロ、標準的な人なら一一～一六キロ、太り気味なら七～一一キロ、肥満しているなら五～九キロの体重増加が理想的だという。

ただ、妊娠中に体重があまり増えなくても増えすぎてしまっても、健康な妊娠生活を送ることはできる。妊娠中に気をつけることをきちんと守り、栄養バランスのとれた食事をし、適度な運動をすれば、健康な赤ちゃんを産めることはまちがいない。

太り気味な人

妊娠中の肥満は複雑な問題をはらむ。二〇一七年のある研究によると、母親の肥満の程度が上がるにしたがって深刻な出生異常のリスクが増えるという。昔からの考えだと、たとえ妊娠前から太っていても妊娠したら体重を増やしたほうがいいと言われるが、最近の研究結果ではそうではない。今では妊娠前にできるだけ体重を減らすよう心がけ、妊娠中もなるべく体重増加を抑えるようにしたほうがいいと考えられている。

二〇〇九年に行われたある研究では、二〇〇人以上の肥満した妊婦を追跡調査した。ひとつのグループの妊婦には、体重増加を抑えるために考えられたバランスのよい食事をとってもらい、毎日記録をつけてもらう。ふつうに体重を増やすように言われた肥満した妊婦のグループに比べて、食事管理をしたグループの妊婦は体重があまり増えず、帝王切開も少なかったし、妊娠糖尿病になる確率も低かった。また出産後も減った体重を保つことができた。食事管理をしなかったグループの平均的な体重増加は一四キロだったのに対し、食事管理をしたグループは五キロだった。この研究結果から言えることは、肥満した妊婦は妊娠中の摂取カロリー増加の影響について、医師か助産師とよく相談したほうがいいということだ。

やせ気味な人

先進国では体重が少ないことはそれほど問題にならない。アメリカでも、あるいは（一般的にスリムな女性が多いと思われている）フランスでさえも、やせすぎと言われる女性は人口の二～五パーセントにすぎない。しかし伝統的にやせた女性の評価が高い日本では、やせすぎが問題となっている。またすでにやせている女性が多いにもかかわらず、日本の医療基準では妊婦に体重増加を抑えるように求める傾向が強い。このやせすぎ信仰のせいで健康リスクが増加していることを示す証拠が出てきている。日本人の成人の平均身長は一九八〇年以降年々低下を続けており、低出生体重児の出生率が非常に高いのだ。

二〇一八年に『Science［サイエンス：科学全般を扱う学術雑誌］』に載った記事によると、第二次世界大戦後にはより大きな赤ちゃんが生まれる傾向にあったが、その流れが変わり始めたのは一九七〇年代後半。日本の産科医は低カロリーの食事をすすめ始め、この考えは一九八一年には公的なガイドラインにも盛りこまれる。一九七八年に五・五パーセントだった低出生体重児の出生率は、二〇一〇年には九・六パーセントに上昇した。これは現在も引き続き日本で大きな問題になっている。

経済的に発展途上の国々で問題になるやせすぎは、栄養不良が原因である場合が多い。たとえば南アジアでは、女性の六〇パーセントが低体重だ。この場合、問題の元凶は貧困による栄養不足だと考えられる。

経済的に発展した国々では、やせていることが美だとする社会的なプレッシャーが女性たちを無理なカロリー制限に走らせる。アメリカでは、女性の一・五パーセントが摂食障害に苦しんでいる。食べ物を避けるようになる感情障害の一種の神経性無食欲症、過食と拒食を繰り返す神経性過食症などがその例だ。こういった病気は妊娠前のやせすぎだけでなく、妊娠後にも思うように体重が増えない状況を引き起こす。摂食障害があっても健康な妊娠生活を送りたいと思う人は、妊娠前あるいは妊娠したらすぐに栄養士や精神医療の専門家に相談して、摂食障害を克服する手助けをしてもらうことをおすすめする。

やせすぎの女性は妊娠中により多くの危険に直面するし、合併症を起こす危険性も高い。研究によると、妊娠前にやせすぎで妊娠中もあまり体重が増えなかった女性から生まれた子どもは、生後一年以内の死亡率が通常の六倍だという。またやせすぎの女性は早産になる可能性が高く、低体重児を産む確率も高い。体重が異常に少ない妊婦は筋肉内のタンパク質の代謝があまり行われず、胎児にアミノ酸を十分に与えられない。さらに胎盤の炎症も起こしやすい。

やせすぎだと鉄欠乏性貧血や骨粗鬆症も起こしやすいため、なるべく体重を増やすよう多めにカロリーをとり、とくに鉄とカルシウムをたくさんとれるような食事を心がける。肉、豆類、緑色の葉もの野菜がおすすめだ。全粒の穀物からはカルシウムはあまりとれないが、鉄は多く含まれているので、乳製品と一緒に食べれば（朝食にはオートミールと牛乳、夕食にはチーズ入りクリーミーポレンタなど）どちらの栄養素もかなりの量がとれるはずだ。

生まれて最初の二年間

生まれて最初の二年間は、子宮の外の環境が赤ちゃんの将来の健康にもっとも大きな影響を及ぼす時期だ。この時期に子どもがどう発達し成長したかが、のちに慢性疾患を発症するかどうかを決める。

フィンランドとイギリスのハートフォードシャーのデータにもとづく研究によれば、この時期に体重の増加が非常に遅く、二歳になってもやせて発育がよくない子どもは、大人になってから高血圧や心臓病、脳卒中、糖尿病を発症する可能性が高いという。

ほかの研究では、生後四ヶ月間に体重が急激に増えた子どもは肥満になるリスクが高いという結果が出ている。アラン・ルーカス博士は子どもの栄養の専門家であり、「最初の一〇〇〇日間」という言葉を考えた人物として知られるが、子どものインスリン抵抗性の発生と血圧上昇はこの重要な時期にとった食事によるところがとくに大きいと述べている。

赤ちゃんは生まれて最初の一ヶ月で、人生のうちでいちばん体重が増加する。その時期に栄養の果たす役割は重大だ。ルーカス博士が述べているように、栄養は赤ちゃんがすぐに必要とするエネルギーや発達のニーズにこたえるだけでなく、赤ちゃんのこの先の健康と幸福の基礎をきずきあげるものなのだ。たとえば幼児のとる栄養は、知性の発達と教育の到達度に影響を与える。研究によれば、栄養分を高めた調整ミルクや母乳を与えられていた赤ちゃんのほうが、ふつうのミルクを与えられていた赤ちゃんよりＩＱスコアが（一二〜一五ポイントも）高かったという。またそういった子たちは全般的に心血管疾患のリスク因子が少なかった。

またほかの研究では、二歳のときに栄養不良と判断された子どもは、学校で少なくとも一科目で落第する可能性が栄養状態のよい子どもと比べて一六パーセント高かったということだ。国連栄養常任委員会のデータによると、多少栄養状態が悪い程度でも学校の成績は低下し、知的能力も低くなるという。

乳幼児期が大きな意味をもつのは、子どもの成長がもっとも早い時期だからだ。その速度も、二歳の誕生日までには落ちついてくる。子どもは自らのエネルギーの約四分の一を成長のために使うが、二歳になるころにはその割合は六パーセントほどまで低下している。デヴィッド・バーカー博士が『Nutrition in the Womb』に書いているように、だいたい二歳ごろに子どもの「成長率は体内環境によって『設定』され、毎日食べるものに対してそれほど敏感ではなくなる」。あきらかに食事の中で、子どものやせすぎを防ぎながら同時に太りすぎないよう絶妙なバランスを保つ力があるらしい。ふつうの食欲があり適切な栄養をとっている子どもはふつうの割合で育つ。母親が母乳を与え、健康的な食事をとっていれば、障害がない限り子どもはふつうに育つはずだ。

早産はさまざまな健康リスクを生む

早産とは赤ちゃんが妊娠三七週より前に生まれること。アメリカではほぼ一〇人に一人の割合で起こる。早産の原因となるのは、妊婦へのケアの不足、年齢、喫煙、ストレスなどだ。妊娠高血圧腎症、胎盤の位置、母親の高血圧の病歴も関係があると言われる。

早産で生まれた赤ちゃんには、さまざまな健康問題のリスクが増える。認知障害を起こしやすく、失明や近眼になる割合が高いといった視力の問題を抱える場合が多い。また支えなしでひとり立ちする、助けなしで歩く、最初の歯が生えるといった発達の節目に達する時期が遅い。

低出生体重が病気を起こす？

子宮内胎児発育遅延（ＩＵＧＲ）による低出生体重は、デヴィッド・バーカー博士が健康と病気の発生起源について研究を行う基礎となった。一般的には、**低出生体重児**とは二五〇〇グラム未満で生まれた赤ちゃんのことをいう。低出生体重となる原因は基本的に早産とＩＵＧＲの二つだ。ＩＵＧＲは、胎盤の機能不全や環境による影響、母親の栄養不良といったさまざまな理由で成長がさまたげられて起こる。早産で赤ちゃんが生まれてしまうと、ふつうより小さいため適正な体重になるまで入院してケアを受ける必要がある。ＩＵＧＲによる低出生体重の場合は、（必ずというわけではないが）臨月の時期まで病院で過ごすことが多い。本書でも何度かとりあげてきたように、胎児が子宮内できちんと育たないのには、さまざまな要因が考えられる。

早産と低出生体重は関係がある場合が多く、かさなる部分がたくさんある。たとえば、早産児も低出生体重児も栄養面で問題があったり、体温調節が困難だったり、感染症にかかりやすかったりといった特徴がある。

小さい母親からは小さい子ども

あなたが小柄なら、あなたの赤ちゃんも小柄になる確率が高い。バーカー博士の理論によると、リスクが大きくなる出生体重は二三〇〇グラム以下か四〇九〇グラム以上。卵子提供により生まれた赤ちゃんを調べた一九九五年の研究によると、赤ちゃんの出生体重は卵子提供者の体の大きさではなく、出産まで子宮内で育てた女性の体の大きさを反映していたという。興味深いことに、体が小さいことで知られる人たち（アフリカのピグミーと呼ばれる人びとなど）を研究したところ、出生体重はたいてい一般標準の範囲内なのだが、育っていくにつれて成長率がゆっくりになることがわかった。そして最終的にこの民族に特徴的な低身長に落ちつくのだが、これは成長ホルモンとインスリンをつくり出す経路に複雑な乱れが生じる結果だと思われる。

母乳がいちばん

乳児の健康に栄養がどんな影響を及ぼすかという知識のほとんどは、母乳に関する研究から得られたものだ。母乳は乳児にとって究極の栄養源と言われる。母乳で育った子どもは心血管疾患や肥満、高コレステロール、2型糖尿病、高血圧のリスク因子が少ないとする研究結果も多い。母乳を与えたのが一ヶ月だけだったとしてもよい効果があるが、全般的な母乳の量と病気リスクの減少にははっきりとした関連があるという。一三歳から一六歳の少年のグループを調べたところ、乳児のときに与えられた母乳の量が多ければ多いほど、一〇代になるまでにメタボリック・シンドロームのような慢性疾患になる可能性が低いということがわかった。

母乳はふつうに生まれた子だけでなく、早産で生まれた子たちにも利益をもたらす。ある研究によると、母乳で育てられた未熟児（とくに妊娠三〇週以降に生まれた赤ちゃん）は、非常に深刻な腸の病気である壊《え》死《し》性《せい》腸炎《ちょうえん》（ＮＥＣ）の発生率がかなり低かったという。

この研究をもとに考えてみると、乳児期には必ずしも体が大きければいいわけではない、という結論が導き出せる。母乳で育った子どもは人工ミルクで育った子どもより成長がゆるやかだが、母乳が最初の栄養として子どもに与える恩恵ははかりしれない。たとえば母乳にはオリゴ糖が含まれるが、これは健康な腸内細菌（第八章参照）の発達を助ける複合糖質だ。その腸内細菌にはさまざまな効能があるが、中でも免疫系の健康維持を支える力をもっていることが大きい。

母親の健康を支える

授乳中の母親は赤ちゃんだけでなく、自分自身の栄養にも細心の注意をはらわなければならない。母乳をつくるにはかなりのエネルギーが必要だ。授乳だけで一日あたり四〇〇〜五〇〇キロカロリーが余分に必要になる。しかもそのカロリーは、健康的な脂肪（脂肪分の多い魚や全粒の穀物、シード類に含まれる）からとったほうがいい。母乳にはこの脂肪がたくさん必要だからだ。また鉄と葉酸を多く含む豆類や緑色の葉もの野菜、全粒の穀物もしっかりとったほうがいい。こういった食物繊維が豊富な植物性食品は、健康な腸内細菌の成長にとっても大切な存在であり、母と子のどちらの健康にも欠かせない。

母親がヴィーガン［厳格な菜食主義者］の場合、植物由来の栄養素については豊富にとることができるが、いくつか気をつけなければならない栄養素がある。亜鉛と鉄（野菜に含まれているものは吸収されにくい）、そしてとくにビタミンB12だ（植物性食品からはとりにくい）。またオメガ3脂肪酸も補う必要がある。この必須脂肪酸は子どもの脳と目の発達を助ける大切な栄養素だからだ。

授乳がすばらしいのは、その効能が子どもに栄養を与えるだけの一方通行のものではないところだ。研究によると、授乳中の女性は体重が減って血圧とコレステロール値が標準値より低くなり、それが心臓の健康につながるという。この授乳と代謝機能の向上とのつながりについては、二〇一八年の『Journal of Hepatology［ジャーナル・オブ・ヘパトロジー：肝臓病学の学術雑誌］』に掲載された論文にくわしく述べられている。この研究では二五年にわたって八〇〇人以上の女性を追跡調査した結果、最低でも半年間授乳した女性は、授乳期間が一ヶ月以下だった女性に比べて非アルコール性脂肪性肝疾患（247ページ参照）を発症する割合が五二パーセント低いことがわかった。また母乳育児をしていた女性は、乳がんになるリスクも低い。二〇〇二年に『ランセット』に発表されたある研究によると、授乳期間が一年延びる（数人子どもを産むことにより）ごとに乳がんになるリスクが四・三パーセントずつ減少したという。

アレルギー――免疫系の異常

かつては珍しかったアレルギー疾患は、とくに先進国で非常によく見られる病気になってきた。基本的にアレルギーとは、免疫系が環境に対して不適切な反応を示す状態をいう。その発症の土台は、人生の非常に早い段階でつくられる。免疫系の専門家スーザン・プレスコット博士が著書『Origins: Early-Life Solutions to the Modern Health Crisis［起源：現代の健康の危機への初期発育段階での解決法］』の中で述べているところによると、一歳の誕生日までに乳児の二五パーセント以上が湿疹を発症し、二〇パーセントが一般的な食べ物に過敏な反応を示すという。アレルギー反応はおそらく刺激物や有毒物質に対する防御反応として発生したものだが、その発症が増加した原因は、現代生活の発展とともに急激に進んだ生活スタイルの変化にあるのではないかと、プレスコット博士は考えているようだ。

免疫系のしくみはとても複雑だが、そこで細菌が大きな役割を果たしていることはほぼまちがいない。

赤ちゃんが食べるもの、吸う空気、触れるものの表面にはどこにでも細菌が生息しており、有益なものもあれば、病気を引き起こすものもある。こういった細菌はからだ中にいるが、中でも腸内に多くすみついており、健康にとって非常に大きな役割を果たす。

デヴィッド・バーカー博士は赤ちゃんの腸のことを、細菌の「培養室」と表現する。そこには赤ちゃんがまだ胎内にいたときにはほんの少しだけだった細菌が、誕生後にはかなりの量に増えてすみついているからだ。こういった細菌は食べ物の廃棄物をリサイクルして、ビタミンや**短鎖脂肪酸**、アミノ酸といった価値の高い栄養素に変える手助けをする。母乳はこのような腸内の健康な細菌の成長を助ける複合糖質を含んでいるという点から言っても、赤ちゃんにとって非常に有益なものだ。またこういった細菌は、健康な免疫系の発達を支えるという点でも重要な役割を果たしていると言える。乳幼児を研究した結果からは、**プレバイオティクス**（とくに母乳や小麦、牛乳、豆類、柔らかいチーズに含まれるオリゴ糖）を早い時期に導入することにより、ぜんそくのような症状やじんましんといったアレルギー疾患や感染症を減らせることがわかった。

ここから、アレルギーになる子どもとならない子どもでは腸内細菌に違いがあることが確認されたのは、ごく当然の結果と言えるだろう。大まかに言って、腸内にすむ細菌の種類と量がもっとも多い子どもが、もっともアレルギーになりにくい。東欧ではアレルギー疾患の発生率が極端に低いが、これはなぜなのか？　ベラルーシで約一万四〇〇〇人の子どもたちを調べたある研究によると、ペットを飼っていて、農場の動物や年下のきょうだいとふれあう機会が多く、農村地域に住む子どもたちがアレルギー疾患にもっともなりにくいことがわかった。この研究をはじめ、ほかにも多くの研究が示しているのが、いわゆる

「衛生仮説」。これは「清潔すぎる」環境で育った子どもはアレルギーになりやすい、とする説だ（398ページ「衛生仮説――きれいすぎるのが問題？」参照）。この説によれば、小さいときにさまざまな種類の細菌や**病原体**に長い間触れることにより免疫系が強くなり、その健全な発達が促進されるという（190ページ「免疫系は環境に左右される」参照）。

残念ながら、乳幼児期の生活環境と後発性の病気との関連については、あらゆる体組織の中で免疫系の研究がもっとも進んでいない。しかし最近では、胎児の発達と免疫系のつながりをとりあげる研究も出てきている。湿疹のようなアレルギー反応は、生後数ヶ月で発生することが多い。一九九九年に『ランセット』に発表されたある論文でスーザン・プレスコット博士が述べているところによると、誕生時にアレルギーの徴候を示す赤ちゃんがいるが、これは胎内でアレルギー疾患を発症するようプログラムされていることを示すものだと考えられる。また生物人類学者トーマス・マクデイドによれば、赤ちゃんのときに在胎週数に比べて小さく、幼児期になっても成長が遅い子どもは、のちに免疫系の病気を起こしやすいことがわかったという。

現在、生命をおびやかす危険のある食物アレルギー発生率上昇について、エピデミック（大流行、蔓《まん》延《えん》）という言葉がよく使われる。プレスコット博士の意見によれば、さまざまな環境要因（栄養、大気汚染、細菌など）がこの発生数の上昇につながっている。そういった要因の根源のいくつかは、赤ちゃんのエピゲノムにまでさかのぼる。さまざまな状況に対応して、免疫系に関係のある遺伝子が発現方法を変えるのだ。こういった変異は、発達にもっとも変化が起こりやすい時期（胎内と生後二年間）にもっとも多くあらわれる。

乳幼児の免疫系は、大気汚染や細菌、食物アレルゲンなどによる影響をとくに受けやすい。また免疫系の発達に悪影響を与えるものとして、抗生物質も問題だ。抗生物質は数百万の人びとの命を救ってきた薬だが、とくに二歳以下というきわめて重要な発達期の子どもに処方すると、その腸内の**細菌多様性**を破壊し、生涯にわたって重大な影響を及ぼす可能性があるのだ。乳幼児期に抗生物質を使用するとのちの病気発症のリスクが増加するという説については、まだ非常に研究例が少なく、賛否が分かれる。しかし二〇一六年に『Genome Medicine［ゲノム・メディシン：ゲノム関連の医学雑誌］』に掲載されたある研究論文によると、幼児期に抗生物質を使用することにより、子どもの肥満、感染症、ぜんそく、アレルギー疾患、1型および2型糖尿病のリスクが高まることがわかったという。

脳の発達をうながす

乳幼児の繊細な脳には膨大な発達容量があり、さまざまな経験に対し絶えず適応を続けている。生まれてから六ヶ月の間に、赤ちゃんの小さな脳は一分あたり七〇〇もの神経結合をつくりあげる。とんでもなく精力的な活動だ。親はもちろん、このエネルギーがすべてプラスの方向に働くことを願うだろう。幸い、赤ちゃんの脳を含めた中枢神経系の成熟度は環境に左右される部分が大きいため、親のほうからその正しい発達をうながす手段はいくつもある。

赤ちゃんの好奇心を養うには建設的な刺激を与えるのがよいという点で、専門家の意見は一致している。たとえば音楽、カラフルなおもちゃやアート（ベビーベッドにとりつけるモビールがその一例）、話しかけることや本を読んであげること（言語スキルの発達にも役立つ）などがそうだ。おもちゃはできるだけシンプルなほうがいい。赤ちゃんが自分でやりたいことを見つけだす。ガラガラが大昔から定番のおもちゃなのには理由がある。その音、色、形といったすべてが赤ちゃんの脳をとらえて離さない魅力をもっているのだ。

逆に環境からマイナスの影響を受けた場合、発達中の脳は長い目で見ると不適切な反応を行い、消えない傷跡を残す結果になる。いちばん大きく成長する時期に、有毒物質などの環境要因からもっとも影響を受けやすいのは、脳なのだ。重金属、一般的な家庭用品や環境からもたらされる化学薬品などの危険物質を摂取することにより、脳の回路をつくるプロセスが阻害される。二〇一七年のユニセフ（国連児童基金）の報告書は、大気汚染が脳の発達に及ぼす影響に警鐘を鳴らしている。こうした危険物質摂取の影響はのちになって初めてあらわれ、学習障害、注意欠陥、感情障害などの症状を引き起こすおそれがあるという。

栄養が足りないと引きこもる

新生児の認知発達にもっとも大きな影響を及ぼすのは、おそらくどのような栄養をどれだけ与えられるかだ。もちろん、母乳が究極の栄養源であることには疑いの余地がない。健康な脳の発達に必要な栄養素をあげると、タンパク質、オメガ3脂肪酸をはじめとする健康的な脂肪、鉄、亜鉛、銅、セレンといったミネラル、ビタミンAと葉酸、アミノ酸、コリンなどだ。

栄養のとり方が適切でないと、認知能力や行動に悪い影響を及ぼす。栄養が多少足りない程度でも、学校の成績低下につながると言われている。また栄養不良はうつ病や不安障害といった感情面の問題や、多動などの行動面の問題にも関連があると考えられる。ある研究によると、生後二歳までの間に栄養状態のよくなかった子どもは、社会的不適応の状態を示し、ひきこもりになりやすいという。

オメガ3脂肪酸

オメガ3脂肪酸の一種であるDHAとエイコサペンタエン酸（EPA）は、生殖能力や胎児の健康な発達を支える働きに始まり、老年期の脳の健康を保つ働きにいたるまで、じつにさまざまな効能をもつ。この脂肪を多く含むのは、サケやサバ、イワシといった脂肪分の多い魚と、肝油などのサプリメントだ。何でも食べられる人なら、健康な動物の肉（牧草育ちの牛肉や羊肉、豚肉、鶏肉など）や平飼いニワトリの卵を適量とるのもいい。

菜食主義者やヴィーガンの場合、オメガ3脂肪酸をきちんととるのは少々面倒だ。植物性の摂取源（フラックスシードとクルミに多く含まれる）にはDHAとEPAの前駆体であるアルファリノレン酸（ALA）という形で含まれているが、ALAは体内でオメガ3脂肪酸に簡単には変わらない。しかし魚を食べない人の場合、ALAをDHAとEPAに変える能力が高いという研究結果もある。そういう人たちの脂肪酸の血中量は、魚を食べる人たちとほとんど変わらないというのだ。しかしそうだとしても、菜食主義者やヴィーガンはオメガ3脂肪酸のサプリメントをとったほうがいいと栄養士はすすめているようだ。

幸せな子はよく育つ

乳幼児期の健康的な発育を支えるいちばん大切な要素はおそらく栄養だが、子どもの物理的な環境や社会経済的状況といった要素も少しずつ重要性を増してきている。幸せな子はよく育つ、とはしばしば聞く言葉だ。子どもの成長は最初はインスリンによって制御され、それが一歳になるころ成長ホルモンにとってかわられる。そういったホルモンの放出を制御するのは脳だ。したがって栄養がきちんととれていても、心理的な苦痛が健康的な成長をそこなうおそれがあるのだ。

二〇一一年に発表された資料を精査した心理学者グレゴリー・ミラーは、幼少期の貧困や虐待といったさまざまなストレス要因が子どもの脳細胞に変化をもたらし、脳の発達を阻害している可能性があると述べている。ミラー博士の推測によれば、ストレスはエピジェネティックな作用を通して、マクロファージとして知られる白血球の一種の中にプログラムされるらしい。このプログラミングが細胞に炎症をもたらすのだという。さらに社会的に不利な状況にあったり、ひどい扱いを受けていたりする子どもたちは、その悲惨な環境のせいで不健康な生活習慣（たとえば栄養にとぼしい食事など）を選ばざるをえず、また重大な行動障害を起こしやすくなる。幼少期のストレスは代謝機能、とくにホルモン・パターンにも長期にわたる影響を及ぼす。こういった影響がすべて一緒になって一連の変化を引き起こし、それが成人してからの慢性疾患発症につながっていくのだ。

この発達段階の赤ちゃんにとっていちばん重要なのは、赤ちゃんにとって大きな意味をもつ他者との交流だ。子どもたちは自分が愛され、守られていると感じる必要がある。その安心感がないと、子どもの神経経路は学ぶことよりも生き残ることに重点を置いた発達のしかたを選んでしまう。こういった要因には、親では制御できないものも多い。たとえば、貧困が一連の悪い影響を引き起こす元凶になっている場合だ。子どもの発達にくわしい小児科医フランク・オーバークレイドが論文『The First Thousand Days［最初の一〇〇〇日］』の中で述べているように、子どもたちには愛し支えてくれる家庭環境が必要なだけではない。「安全な地域、落ちつける家、緑に触れられる場所、有毒物質のない環境、手ごろで栄養のある食べ物」といったものすべてが必要なのだ。

理想的な離乳食とは？

母乳は赤ちゃんにとって理想的な栄養源だが、生後四ヶ月ごろから赤ちゃんはほかの食べ物にも興味をもち始める。この時点で赤ちゃんの胃腸系は十分に発達し、きちんと準備してやれば固形食をとれるようになる。赤ちゃんがとりいれられる栄養の幅が広がれば、より健康的な成長や発達が可能になる。低脂肪のタンパク質、全粒の穀物、果物、野菜、健康的な脂肪分をバランスよく摂取することにより、必要な栄養素がすべてとれるはずだ。栄養素にとぼしいジャンクフードを離乳食としてとらせるのはやめておこう。

● バランスのよい食事

健康な脳と体の発達には、タンパク質、炭水化物、脂肪という三大栄養素をバランスよくとることが欠かせない。この三大栄養素はエネルギーを供給し、成長を支えるものだ。さらにタンパク質は体組織をつくり、維持し、修復する力ももつ。これに加えてアミノ酸などの微量栄養素やその他の物質も、元気な体組織をつくりあげるのに重要な役割を果たす。

子どもたちにバランスのよい食事をとらせることは何よりも大切だ。二〇一四年に発表されたオーストラリアのある研究では、その事実がはっきりと証明された。両親が低タンパク質ダイエットをしている家庭だと、子どもにも狭い範囲の食べ物しか与えない場合が多い。つまり子どもたちは必要な栄養素を十分にとれず、食物繊維のような必須栄養素をとる量も限られてしまう。したがって研究者たちは、低タンパク質ダイエットは子どもにとっては有害だという結論に達したのだ。

●豆、全粒の穀物をとる

なるべく自然食品を含むバランスのとれた食事の一環として、栄養分に欠ける精製された炭水化物をとるのは制限してもかまわないが、豆類や全粒の穀物のような複合糖質は健康に多くの恩恵を与えることが知られている。豆類や全粒粉に含まれる栄養素は腸内細菌に食べ物を与えるため、子どもの免疫系に直接よい影響を及ぼすのだ。また子どもの認知発達や認知能力を支え、エネルギー量を上げ、気持ちの落ちこみを防ぐ力もある。さらに、前向きな気持ちを支えておこりっぽさを抑える効果のあるセロトニンの生成にも関係していると思われる。

●鉄をとる

乳幼児にもっとも不足しがちな栄養素は鉄だ。速い成長と健康な認知発達を助けるため、かなりの量の鉄を消費してしまうからだ。鉄をもっとも多く（しかも吸収されやすい形で）含む食品は肉、魚、卵。植物性の鉄はほとんどの全粒の穀物と豆類に含まれるが、かなり吸収されにくい。

二〇一七年に発表されたフィンランドのある研究によると、オメガ3脂肪酸の摂取量が増えると、遺伝的に1型糖尿病にかかりやすい子どもの発症のリスクが減ることがわかった。また、乳児が脂肪酸をとるのにもっとも望ましい方法は母乳だという。母乳には必須脂肪酸がたくさん含まれているからだ。母乳で育てられていない子どものオメガ3脂肪酸の量は低かったのだ。1型糖尿病は乳幼児期に発症することが多く、生まれてから一歳になるまでに予防的措置をとるのが効果的だ。あなたの家系に糖尿病になりやすい遺伝的傾向があるなら、子どもは母乳で育てるのに加えて、固形食をとり始めたらサケなどの脂肪分の多い魚を食べさせるようにしよう。

●アレルゲンをとる

最近は、離乳期にアレルギーを誘発する可能性のある食品を赤ちゃんにとらせることについて、考え方が大きく変わってきた。過去には牛乳やピーナッツや卵など、アレルギー反応を高い確率で引き起こすものは、子どもに食べさせないように言われてきた。しかし最近の研究によると、子どもが一歳の誕生日を迎える前にアレルゲンとなりそうな食品をとらせたほうが、のちにアレルギー反応を起こすリスクを減らせるということがわかってきている。

第五章

幼年期から青年期にすべきこと

慢性疾患を発症する人たちは、子どものころの育ち方に違いがある。

——デヴィッド・バーカー『Nutrition in the Womb』

受精の瞬間から二歳の誕生日を迎えるまでの最初の一〇〇〇日間が、人間の発達にとってとくに重要な時期だということに疑いの余地はない。臓器が形成され、その機能が確立するのはその時期だからだ。専門家の言葉でいう「発達の可塑性《かそせい》」のために、その時期に加えられたほんのわずかな修正も、のちになって重大な意味を帯びてくる。しかし体組織はすべて思春期の間も可塑性を保ち続け、脳は二〇代になっても発達を続ける。

幼年期と言っても最初の一〇〇〇日間とそれ以降では発達段階としては異なってくるが、子どもの健康と幸福にとってとても重要な時期であることに変わりはない。

子どもが二歳を過ぎても、その健康な発達を守るために親がしてやれることはたくさんある。子どもたちが幼年期と青年期を通して健康に発達し成長していくためには、良質な栄養をとることが引き続き重要な役割を果たす。そしてもちろん、子ども自身の人生経験も重要になってくる。これらの要因の中には親がコントロールできないものもあるが、子どもたちはこの時期、その生涯にわたって自らの健康と幸福を描きだす織物を、さまざまな糸を使って織りあげようとしているのだ。

発育に重要な幼年期

二歳の誕生日を過ぎるころ、子どもはしっかり歩けるようになり、階段の上り下りも気をつければできるし、簡単な文を使っておしゃべりすることもできるようになっている。

身体的にも（背がのびて体重も増える）、感情的にも（他人への共感と思いやりを示し始める）、認知面でも（視覚と手の協調運動能力が発達し、問題解決スキルも身につける）、子どもたちがいろんなことをどんどんできるようになっていくのは、見ていて本当にワクワクする。すべての進歩がよい面ばかりをもつわけではない（たとえばイライラしたり、かんしゃくを起こしたりする）が、こういった面も発達の一段階として必要だ。

どの子もひとりひとり違うが、一般的に子どもの成長がどの程度なのかを判断するのに使われる基準がある。成長率はどれくらいか、総合的な動きや言葉や思考スキルがどの程度発達しているか、社会的な状況できちんと人と交流できるかどうか、といった基準だ。

成長基準に達しているかいないか？

成長基準が重要なのは、子どもの成長と発達の様子がのちの慢性疾患発症のリスクを左右するからだ。たとえば出生時の体重が少なかったが三歳から一五歳の間にBMI値が急速に上昇した子どもは、成人してから高血圧になりやすい（282ページ「高血圧の発生起源」参照）。また二〇〇七年にデヴィッド・バーカー博士が同僚と『Stroke［ストローク：脳卒中関連の医学雑誌］』に発表した研究では、二歳のときにやせて背が低かった子がその後も小さいままだと、のちに脳卒中を起こしやすいとの報告がある。

ただ問題は、子どもが標準とは違う育ち方をしていたとしてもふつうは気づきにくいことだ。誕生時からの成長記録がなければ、慢性疾患発症のリスクも探知の網から漏れてしまう。だからこそ成長基準が重要になってくるのだ。成長基準に達していないとわかれば、専門家がその原因を探し、予防措置をとることができる。

きちんと栄養をとることは、子どもの成長曲線を正常に保っていくために大切な要素であり、その効能はとても早い時期から始まっている。研究によれば、幼年期に健康的な食事をとることにより、**胎内で**誘発された**エピジェネティックな**変化がもたらすマイナス効果を変えることができるという。

たとえばヘルシンキ新生児コホート調査の情報をもとにした研究によると、ある地域で正常の範囲内とされる出生体重で生まれた子どもに三歳から一一歳までの間、ＢＭＩを基準値に保つよう適切な指導を行うと、のちに2型糖尿病を発症する確率が半分に下がるという。

高栄養価な食事は、まだ非常に周囲の影響を受けやすい状態にある脳や肝臓、免疫系といった体組織がきちんと発達していくのを助ける働きももつ。からだ中のあらゆる部分が発達を続けている子どもにとって、バランスのとれた健康的な食事がもたらしてくれる栄養素はまさに必要不可欠だ。適切な栄養素をとれない子どもは、栄養不良になり発育不全を起こす。

筋骨格系——強い筋肉と骨と歯をつくる

幼い子どもたちは筋肉や骨をはじめとするさまざまな体組織を活発に発達させていく。子どもの骨の強さは胎内で早い時期に確立される。そして青年期に達するころには、骨密度が確立する。これが確立するのは、女の子は一一歳から一四歳、男の子は思春期後だ。

骨密度はのちの病気発症（骨粗《こつそ》鬆症《しょうしょう》がもっとも有名だ）のリスクを決定するが、子どもの成長のしかたによってかなり左右される。研究によると、小さいころは成長が遅く、のちになって成長が早くなった子どもは、成人してから骨粗鬆症や股関節骨折を起こしやすいという。デヴィッド・バーカー博士が指摘しているように、骨はゆっくりと安定したペースで成長する必要がある。カルシウム塩がしっかり沈着するには、十分な時間が必要だからだ。適切な石灰化ができないと、年齢とともにミネラルが消散し始め、骨が弱くなり骨折が起きやすくなる。

永久歯（いわゆる親知らずを除く）も早い時期に形成される。からだ全体の健康にとって歯がそれほど重要だとは思わない人もいるだろうが、専門家によれば、歯の健康は見栄え以上に大きな意味をもつという。歯は体の健康を示すサインのようなものなのだ。たとえば、栄養不足のようなストレス要因は歯にあられる。糖分をとりすぎると虫歯になることは誰もが知る事実だ。口腔ケアがきちんとされていないと、心血管疾患や短命にもつながると言われている。

幸い、強い骨と歯をつくるのにどんな栄養素をとればいいかはわかっている。乳製品や葉もの野菜に含まれるカルシウムと、太陽の光や脂肪分の多い魚、卵の黄身からとれるビタミンDがとくに重要だ。全粒の穀物、ナッツやシードに豊富に含まれるマグネシウムも、骨と歯を強くする二つの栄養素と密接につながって働くことが知られている。

肥満が与える影響

アメリカの子どもの三人に一人(大人では三人に二人)が太り気味か肥満だと言われる。これはじつに驚くべき数字ではないだろうか。肥満は複雑な状態であり(229ページ参照)、そのメカニズムは完全には解明されていないが、大まかに言えばエネルギーを制御する体のシステムに関係があると思われる。出生時の体重が極端に少なかったり多かったりした場合、肥満になるリスクがかなり高い。また胎内での成育状態がよくなかった子どもが二歳を過ぎてから急速に体重が増えた場合にも、肥満のリスクが高くなる。

いわゆる「追いつき成長」という現象が子どもの発達にはよく起こる。たとえば病気になるとふつう成長が遅くなるが、病気が治ると体はその遅れを取り戻そうとするのだ。しかしこの追いつき成長を引き起こす原因が胎内にまでさかのぼる成長の遅れだった場合、子どものBMI値は急激に上昇し、たとえば筋肉の発達を阻害するといった問題が起きてしまう。

デヴィッド・バーカー博士の言葉によれば、胎内と生後一歳までの期間は筋肉の成長にとってきわめて重大な時期だという。一歳の誕生日を迎えるころ、赤ちゃんは新しい筋肉をつくるのをやめる。二歳以降に急速に体重が増えると、脂肪がたまり、体脂肪率が急上昇する。この子どものときに著しく上昇した体脂肪率は、大人になっても変わらず高いままだ。これが**インスリン抵抗性**をもたらし、肥満につながるだけでなく、糖尿病や心血管疾患といったさまざまな病気を引き起こすのだ。

意外なことに、オランダの飢餓の冬から得たデータにもとづくある研究によると、幼児期の栄養不良は成人後の肥満のリスクも高めるという。飢餓の冬の影響を受けた女性八〇〇〇人以上を調査した結果、誕生から九歳までの間にもっとも厳しい飢えを経験した人たちは、そうでない人たちと比べて、大人になってからBMI値が高くなる傾向が二五パーセント上がることがわかった。

代謝ネットワークと免疫

代謝異常は肥満に影響を与える要因のひとつだ。スーザン・プレスコット博士は著書『Origins』の中で、子どもの**代謝**と免疫系のさまざまなつながりについて書いている。免疫系は子どもの代謝に絶えず関わっているだけでなく、どちらも食欲と脂肪の貯蔵をコントロールする同じ**ホルモン**に制御されている。プレスコット博士によると、肥満した子どもはぜんそくや食物アレルギーも起こしやすいという。アレルギーになると、食欲ホルモンのレプチン（240ページ「レプチンとその重要性」参照）が働き始める。アレルギーのある人はレプチンの値が高く、レプチンは代謝に影響を与える。またレプチンはアレルギー反応をあおり、その反応がさらにまた貯蔵した脂肪からレプチンを放出させる。プレスコット博士の見方では、アレルギーと肥満の間にあるのはたがいに影響を与えあう双方向の関係だ。肥満がアレルギーを左右し、また逆にアレルギーが肥満を左右するのだ。

免疫系と肥満を結びつけるもうひとつの要素は食事だ。食物繊維が少なく、不健康な脂肪（加工食品に含まれるもの）が多い食事は、腸内細菌の豊かな細菌叢《さいきんそう》（第八章参照）を減少させてしまう。肥満した人は善玉菌の量が少ないと言われる。食物繊維を多く含む栄養豊かな自然食品を子どもにとらせることは、健康な体重を保ち、腸内の善玉菌の増殖を助けるのに最適な方法なのだ。

免疫系は環境に左右される

アレルギー反応は幼い子どもたちにとても多く見られ、最近その患者数はとどまるところを知らないようだ。乳幼児はまだ免疫系が完全に発達していないためとくにアレルギーになりやすいと言われてきたが、今では専門家の多くが、アレルギー増加の原因は環境要因にあると考えている。その基本的なしくみはというと、まず工業化が進んだ社会で暮らす子どもたちは、いろんな種類の細菌に触れる機会が少ない。ふだん私たちがどれほど膨大な数の抗菌石鹸《こうきんせっけん》やシャンプーなどに囲まれて暮らしているか、考えてみてほしい。栄養不足の食事と同じく、こういった環境による影響は子どもが善玉菌に触れる機会を減らし、免疫系の正常な発達を阻害してしまう。

七五七人の幼児の**腸内フローラ**（細菌叢）を調べたある研究（二〇一八年に『Canadian Medical Association Journal［カナディアン・メディカル・アソシエーション・ジャーナル：カナダ内科学会による医学雑誌］』に発表された）によると、アレルギーと肥満、細菌叢の間には強いつながりがあることがわかった。家庭内でふつうに使われる殺菌剤が、乳幼児の腸内フローラ（細菌叢）を変えてしまうのだという。そして殺菌剤を使えば使うほど、ラクノスピラ科（肥満のような代謝不全を引き起こすとされる細菌の一種）の細菌が増える。この問題の殺菌剤は、三ヶ月から四ヶ月の赤ちゃんに与える影響がもっとも大きかった。そしてその子たちが三歳になるころには、殺菌剤をあまり使われなかった子どもたちに比べてＢＭＩ値が高くなっていたのだ。また標準的な洗剤や自然にやさしい洗浄剤を使っていた家庭の子どものほうが、腸内に善玉菌が多く、太りすぎにもなりにくいことがわかった。

子どもの腸は免疫系にとって非常に重要な存在だ。免疫系の働きを積極的に支えるためには、その腸内の**細菌多様性**を子どもが胎内にいるときから大切に育てておくといい。まだその研究は始まったばかりだが、ある研究によれば、妊婦が**プロバイオティクス**をとると、その子どもはアレルギーになりにくいという。また肝油の摂取を含む栄養分の高い食事をとるのも効果がある。しかし子どもが固形食をとり始めたら、免疫系の発達を支えるためには、健康によい食物繊維をたくさん含む食事を子どもにとらせるのがいちばんだ。

自然食品に含まれるさまざまな栄養素が健康な腸をつくり出す。子どもたちにとくに必要なのは食物繊維だ（これは果物、野菜、全粒の穀物、豆類に含まれる）。善玉菌の増殖をうながすには最高の食べ物だからだ。食物繊維の多い食べ物と強い免疫系の間には、つながりがあることが確認されている。たとえば二〇〇六年のオランダのある研究によると、全粒の穀物を食べた子どもは食べていない子どもに比べて、ぜんそくになる率が五四パーセント、喘鳴《ぜんめい》［ぜんそく発作に見られるヒューヒュー音］を起こす率も四五パーセント低かった。ほかに免疫系の発達を支える栄養素としては、ビタミンＣ（柑橘類《かんきつるい》や、ピーマンのような緑色野菜などに多く含まれる）や亜鉛（シーフードや豆類、全粒の穀物に含まれる）がある。

自閉症には免疫系が関わっている

体内の細菌叢が活発に働いていることは、身体的な健康にとっていいだけではない。腸の健康と自閉症のような病気を結びつけて考えようとする専門家もいる。その二つは免疫系を通してつながっていると考えられるからだ。たとえば、自閉症の子どもの腸には専門家が見ると「はっきりとした細菌の特徴」があるというし、妊娠中にアレルギー反応のあった女性の子どもは自閉症になるリスクが高くなるという。またある研究によると自閉症の子どもは、免疫反応に関わる特定の遺伝子のメチル化の状態がほかの子どもとは違うという。二〇一六年に『Frontiers in Neuroscience〔フロンティアズ・イン・ニューロサイエンス：神経科学の学術雑誌〕』に発表されたある論文が、こういったさまざまな要素をまとめて出した結論はこうだ。母親がアレルギー反応を起こすと、遺伝的に影響を受けやすい胎児はそれに反応してエピジェネティックな変化を起こし、それが胎児自身の免疫系に影響を及ぼすのだ。自閉症はその結果のひとつと考えられる。まだ始まったばかりの段階だが、自閉症の治療にプロバイオティクスを使おうとしている研究もある。結果はまちまちだが、ある程度期待がもてそうな結果も出ている。

遺伝子、腸、免疫系

胎内でも乳幼児期にも、遺伝子と環境とエピジェネティックな変化が免疫系の発達に影響を及ぼす。たとえば、あるオランダの研究を見てみよう。牛乳にアレルギーのある子どもを調べたところ、ほかの子たちと比べてアレルギーのある子たちはメチル化の状態が異なる遺伝子をいくつかもっていたという。この異なる遺伝子は、ほかのアレルギーとつながりのある免疫系の経路に関わっていることがわかった。

また二〇一五年に『International Society for Microbial Ecology (ISME) Journal〔ISMEジャーナル：国

際微生物生態学会の機関誌』』に発表された別の研究では、牛乳アレルギーのある子どもたちの腸内細菌は、アレルギーのない子どもたちと違っていたという。このアレルギーのある子たちにプロバイオティクスを与えてみたところ、牛乳が飲めるようになった子がいた。この現象をもう少しくわしく調べてみると、この新しくできた牛乳に対する耐性は、プロバイオティクスを与えられたことだけでなく、すでに子どもたちの腸内にすんでいた細菌にも関係していることがわかった。

プロバイオティクスをとったあと牛乳への耐性ができた子たちの腸内には、そもそも最初から役にたつ善玉菌（中でも特定の**短鎖脂肪酸**をつくり出す種類の細菌）が多くすんでいたのだ。耐性ができなかった子たちの腸内細菌の構成は、それとはかなり違っていた。

脳の急激な発達

小学校入学前は、子どもの認知能力が急速に発達する時期だ。免疫系同様、子どもたちの脳も非常に可塑性があり、周囲の影響に敏感に反応する。中でもとくに大きな影響を受けるのが、感情的な経験（プラスマイナス両方）と栄養だ。研究によれば、栄養が不足すると知能や運動技能の発達の遅れにつながり、しっかり栄養をとると認知能力が伸びることがわかっている。

小学校一年生から三年生までの子どもの学業成績を調べたフィンランドの研究では、果物や野菜、魚、全粒の穀物、ナッツ中心の食事をとっていた子たちは、もっと栄養にとぼしい食事をとっていた子たちに比べて、読む力が高く、内容もきちんととらえていたという。

子どもの脳は貪欲だ

子どもの脳は摂取したカロリーの約二〇パーセントを消費してしまうため、栄養豊かな食べ物で大量のエネルギーを補ってやる必要がある。また活発な身体活動を支えるエネルギーも必要だ。身体活動による刺激も脳の発達には欠かせないからだ。さらに感情の発達も急速に進む。栄養バランスのよい食事をとっている子どもは、ストレスに対処し、自分の感情をうまくコントロールする方法を知っているという。

小学校にあがる前の子どもたちの行動を制御するのはほぼ不可能であるため、研究対象にするのはむずかしい。そこで注意をはらう能力があるか、記憶を保つことができるか、といった認知発達の成長基準を使って、その到達度を測る方法がとられる。こういった非常に複雑な発達のプロセスを支えるため、脳にはさまざまな種類の栄養素が必要となる。とくに重要なのがコリン、葉酸、鉄、亜鉛、健康的な脂肪だ。

幼児期のはじめには、とくに肝油に含まれるドコサヘキサエン酸（DHA）などのオメガ3脂肪酸をしっかり補給することが大切だ。DHAは子どもの問題解決能力を向上させ、神経系の働きを改善することが知られている。魚は頭をよくする食べ物だという昔からの知恵が、最新の科学によって証明されたと言っていい（これはおそらくオメガ3脂肪酸を含むためだ）。

二〇一七年に『サイエンティフィック・リポーツ』に発表されたある研究では、中国の一二歳の児童五四一人を調査した結果、魚をよく食べる子どもたちは魚をほとんど食べない子どもたちに比べて、IQテストでかなり高い点数を取っていることがわかったという。さらに魚をよく食べる子たちは睡眠の質も高かった。これはおそらく長期にわたって高い認知能力をもつために得られる効果だと思われる。

鉄も認知発達を支える栄養素のひとつ。三歳以下の子どもに四ヶ月以上にわたって鉄を補給し続けると

（ただし子どもはとりすぎると鉄中毒を起こすので注意）、精神面や運動面の機能が向上するという研究結果が報告されている。また子どもの体は神経を包む保護物質のミエリンを活発につくり出しており、その発達には鉄が必要であることも知っておいて損はない。

注意欠陥多動性障害（ＡＤＨＤ）と貧困

注意欠陥多動性障害（ＡＤＨＤ）は子どもに非常によく見られる発達障害だ。世界中の子どもの約五パーセントがＡＤＨＤと診断されている。複雑な症状を示し（ひとつの病気というよりいくつかの症状のまとまりと考える専門家もいる）、幼児期か青年期に発症する。特徴として、落ち着きがない、集中できない、かんしゃくを起こす、衝動的な行動をとるといった症状が見られる。短期記憶が保てない、眠れない、気分のムラ、うつ状態といった症状が見られることもある。

アメリカで行われた調査によると、アメリカ国内の四歳から一七歳の子どもの一一パーセントにこの障害が見られたという。ＡＤＨＤではないのにそう診断されてしまうケースも多いと考える専門家もいる。男女差が非常に大きいのも問題のひとつだ。男の子と女の子の比率はじつに一〇対一。これはおそらく男の子のほうが乱暴な行動を起こしやすいためだと思われる。アメリカでは低収入家庭の子どもにＡＤＨＤが急激に増えている。二〇〇三年から二〇〇七年の間に、貧困家庭の子どものＡＤＨＤ発症率は六〇パーセントも上昇したが、比較的収入の高い家庭の子どもの場合の増加率は一〇パーセントにとどまっている。

ＡＤＨＤの原因はひとつだけに絞れるものではないが、二〇〇八年に『American Journal of Psychiatry

『アメリカン・ジャーナル・オブ・サイカイアトリー：アメリカの精神医学雑誌』に発表されたフィンランドのある研究によると、出生時の体重が非常に少ない（一五〇〇グラム以下）場合、ＡＤＨＤ発症のリスクが高くなることがわかった。また妊娠中の母親の喫煙もリスクを大幅に高める。妊娠中の飲酒については研究結果が分かれるが、アルコールが胎児に葉酸を送る能力を低下させることは確かだ。葉酸が不足するとドーパミンやセロトニンといった**神経伝達物質**の機能が低下し、それがＡＤＨＤの発症につながる。またエピジェネティックな要因も関係していると思われる。メチル化は神経伝達物質に関わる遺伝子の働きに影響を与えるからだ。妊娠中には、葉酸やビタミンB12、B6をきちんととることが重要だ。こういった栄養素は、発達中の胎児の脳の中にできあがりつつある**ＤＮＡメチル化**のパターンに直接影響を与えるのだ。

放っておくとＡＤＨＤは大人になっても治らない。成人人口の約五パーセント、また精神疾患のある人の二〇パーセントにあたる人がＡＤＨＤの患者だという。大人になってからもＡＤＨＤに苦しむ人は、この障害が人生のさまざまな場面でマイナスに働くと言っている。

ＡＤＨＤの治療

ＡＤＨＤの治療はまず薬によって行われる場合が多い。二〇〇四年から二〇一一年の間、アメリカの四歳から一七歳の子どもの六パーセントが薬を飲んでいたという。こういった投薬が適切かどうかについては、医学関係者の間でも意見が大きく分かれる。薬によって症状を抑えられる場合もあるようだが、どの薬にもさまざまなリスクがつきまとうことは事実だ。

環境有毒物質の影響

妊娠中に有機リン酸エステル（殺虫剤に使われる）やフタル酸エステル（柔らかいプラスチックをつくるのに使われる）といった環境有毒物質を摂取すると、子どもがＡＤＨＤになるリスクが高くなると言われている。また子どもの体内の鉛の値が高いと、ＡＤＨＤ発症につながる確率がかなり高くなる。二〇一六年、ミシガン州フリントの水質汚染が北アメリカのマスコミをにぎわせ、「鉛の遺産」の問題を浮き彫りにした。アメリカではガソリンやほかの製品から鉛が取り除かれるようになったが、鉛を使った家庭用ペンキに子どもが触れる危険性はまだ残っている。

工業用化学物質の摂取も、ＡＤＨＤ発症に関係があると思われる。マサチューセッツ州ニューベッドフォードはアメリカの歴史上もっとも早く工業化が進んだ地域だが、そこで行われた調査によると、胎内で高レベルのポリ塩化ビフェニル（ＰＣＢ）を摂取した男の子は集中力にとぼしかったという。これはのちにＡＤＨＤを発症する予測因子となるものだ。

環境有毒物質に触れることは避けられないが、とくに妊娠中や子どもの乳幼児期に十分気をつけることにより、その悪影響を減らすことはできる。たとえばできる限りオーガニックな食べ物をとるよう心がけ、ガラスや金属のコップを使うようにするだけで、殺虫剤、ビスフェノールＡ（ＢＰＡ）とフタル酸エステル（どちらもプラスチックに含まれる）などの多動と関係がある有毒物質の摂取を減らすことができるはずだ。

できるなら、子どもが一歳のときと二歳のときに鉛の血中濃度を調べてもらうといい。鉛を摂取した結果は子どもが二歳になるまでの期間（とくに生後一八ヶ月から二四ヶ月の間）にあらわれるからだ。

自然食品中心の栄養に富んだ食事を心がける

子どものＡＤＨＤは、先進国に見られる栄養のかたよった食事パターン（つまり加工食品を大量にとる食生活）に関係があると言われている。ここで問題になるのは、脂肪や精製された砂糖、ナトリウムを多く含み、食物繊維や葉酸、オメガ3脂肪酸をあまり含まない食品だ。またアメリカ農務省（ＵＳＤＡ）は人工着色料の安全性を認めているが、食品の着色料とＡＤＨＤを結びつける研究も多い。

さまざまなミネラルの不足もＡＤＨＤにつながると考えられている。二〇〇二年の研究によると、あるＡＤＨＤの子どもの集団のうち八四パーセントの子に、異常な鉄不足が見られたという。また不足の度合いが大きいほど、症状もより深刻だった。ＡＤＨＤと亜鉛不足を結びつける研究もたくさんある。この場合も、亜鉛の量が少ないほど多動の程度が重かった。亜鉛はドーパミンやセロトニンといった神経伝達物質をつくり出すのに必要なミネラルだ。ＢＰＡやフタル酸エステルといった環境有毒物質は亜鉛と結びついて体外へ排出されてしまうことが知られている。亜鉛と鉄の両方を豊富に含む食べ物には牛肉、ターキー、ゴマ、カボチャの種、レンズ豆、ひよこ豆（ガルバンゾ）、キヌアなどがある。

ＡＤＨＤの子どもたちを調べたある研究によると、七二パーセントの子にマグネシウムが不足していたという。マグネシウムは心と体を落ちつける効果があることで知られ、体のストレス耐性を上げてくれる。食事でとるマグネシウムの量を増やせば、イライラをしずめ、集中力を高める効果が期待できる。しかしマグネシウムを十分にとることはなかなかむずかしい。土壌のマグネシウム含有量は激減しており、精製された食品にはほとんど残らないからだ。精製された穀物はもっともタチが悪い。穀物を精製すると、もともとあったマグネシウムの八〇パーセントが失われてしまう。一方全粒の穀物のほとんどにはマグネシウムが多く含まれている。ほかにもカボチャの種やゴマ、スイスチャード、ホウレンソウ、カシューナッツ、豆類（エンドウやレンズ豆）などがマグネシウムを多く含む食品だ。

ファストフードの悪夢

ある段階で、子どもたちは自分で食べたいものを選び始める。そして誰もが知っているように、子どもはジャンクフード（とくにキャンディやその他の甘いお菓子）が大好きだ。砂糖が子どもにもたらす影響については、科学の知識をもっていなくてもわかる。まず血糖値を跳ねあげ、次に（あまり科学的な根拠はないのだが、たいていの親の感覚では）子どもを興奮させる。誕生日パーティーに興奮して走り回る子どもたちの群れを見たことのない親なんていないだろう。しかし、そういう手のつけられない行動を引き起こす犯人は、砂糖だけではない。加工食品に含まれる着色料や保存料などの食品添加物も、子どもの脳に科学的・生理的変化をもたらすのだ。こういった物質は子どもたちの行動に影響を与え、気分のムラやかんしゃくや不眠を引き起こす。

子どもたちが加工食品をとりたがるのは家族（とくに母親）のせい、と言うのは簡単だ。しかし本当のことを言えば、私たちみんなが個人の制御できる力を超えた大きな力の犠牲者なのだ。娘が二歳になろうとしていたある日、遊び友だちとのお出かけから帰ってきたときのことを今でもはっきりと覚えている。娘はじつに楽しそうに「マック、マック、ポテト、ポテト」とくちずさんでいたのだ。その瞬間、どんなに家からジャンクフードをしめだそうと努力しても無理なんだ、とわかった。娘の友だちづきあいを断ちきってしまわない限り、体に悪い食べ物は家の中にそーっと忍びこんでくる（ただ娘の名誉のために言っておくと、ベビーチェアにすわった娘がスプーンをバンバンさせながら「カド、カド」と歌っていた姿も覚えている。離乳食を始めたころによく食べさせていたアボカドのマッシュを欲しがる歌だ）。

半世紀以上にわたって、食品会社は加工食品の魅力をうたい子どもたちを誘惑してきた。その先陣に立つのがテレビ・コマーシャル（CM）だ。私自身、トニー・ザ・タイガーが出てくるコーンフロストのCMを見て、砂糖のかかったコーンフレークのことを知ったのだ。母は食べ物についてはありがたいことにとても古風な人だったが、コーンフロストが欲しいという私に買い与えてくれた。それまで朝食には、家にいた母が毎朝つくってくれる昔ながらの自家製オートミールを食べていたのに。

今思えば、母のオートミールは正しかった。何千とは言わないまでも、何百もの研究が、全粒の穀物には数えきれないほどの効能があることを報告している。全粒の穀物に含まれる栄養素は、（すべてとは言わないが）ほとんどが連携しあって健康を増進するのだ。たとえば、オートミール一杯分には食物繊維約四グラム、ビタミンB群、マンガンや鉄、リン、マグネシウムといったミネラル、さらに健康によい植物性栄養素が何種類も含まれている。砂糖はほんの一グラム。栄養分を正確に比較するのはむずかしいが、トニー・ザ・タイガーのコーンフレークは自家製オートミールに比べたら（私が喜んで食べていた数十年前でさえ）まったく栄養価が高いとは言えなかっただろう。含まれる食物繊維は一グラム以下、なのに砂糖はほぼ一二グラムも含まれている。そこが売りなので当然と言えば当然なのだが。

・「**対砂糖闘争**」

科学ジャーナリストのゲリー・トーブス氏は、その調査をつくして練りあげた著書『The Case Against Sugar〔訳注／砂糖に反する事例〕』の中で、肥満やメタボリック・シンドローム、2型糖尿病、心血管疾患があふれる現状を、砂糖のとりすぎと結びつけて考えている。そういったつながりについてはけっこう耳にする人も多いかもしれないが、砂糖がアルツハイマー病を引き起こす一因かもしれないという話には驚くのではないだろうか。トーブス氏によれば、砂糖とアルツハイマー病をつなぐのはインスリン抵抗性だ。インスリン抵抗性は砂糖の摂取によって起こると考えられている。トーブス氏の言葉を借りれば、二〇年も前から研究者たちは、「インスリンが直接的あるいは間接的に認知症発症のリスクに関わっている可能性がある」ことを認識していた。2型糖尿病にかかっている人は、かかっていない人に比べてアルツハイマー病を発症する確率が二倍近いことが、いくつかの研究からわかっている。この二つの病気のつながりが非常に強いことが判明してきた近年では、アルツハイマー病を「3型糖尿病」と呼ぶ研究者もいるほどだ（372ページ「認知症とアルツハイマー病のリスク因子」参照）。

腸内の善玉菌が人の健康と幸福に果たす役割の大きさがわかってくるにつれて（第八章参照）、典型的な西洋スタイルの食事が細菌の種類の多さに悪影響を与えるという研究結果も徐々にあらわれ始めている。二〇一八年に『Proceedings of the National Academy of Sciences of the USA〔プロシーディングズ・オブ・ザ・ナショナル・アカデミー・オブ・サイエンシズ・オブ・ザ・ユーエスエー　アメリカ科学アカデミー紀要：アメリカ科学アカデミーの機関誌〕』に発表されたあるマウスを使った研究では、糖分の多い食事をとると、ある特定の善玉菌を腸内に生息させる力をもつタンパク質（Ｒｏｃ）の生成が阻害されることがわかった。この善玉菌Bacteroides thetaiotaomicron［バクテロイデス・テタイオタオミクロン］は、ふつう健康でやせている人の腸内細菌叢に生息している。

問題は、自然食品だけを使って一からすべてを手づくりしない限り、現代の食事で精製された砂糖をとらずにすますことはほぼ不可能なことだ。最近ではスープやソースのような食材にもあたりまえのように砂糖が入っている。ヨーグルトのようないわゆる「健康食品」にさえ入っていることもある。砂糖は食品会社の科学者たちが人の味覚をあやつるのに使う、非常に威力の高い武器だ。その巧妙な攻撃は砂糖たっぷりのシリアルで子どもたちをひきつけるところから始まり、炭酸飲料からポテトチップス、インスタント食品にいたるまで、ありとあらゆる加工食品を次から次へとくりだして、私たちを生涯とりこにしておこうとするのだ。

食べ物に夢中

ここ二五年、社会全体の人びとの健康は下降線をたどっている。医学研究者の予測によれば、現在の若者は親より平均余命が短くなる最初の世代になるという。なぜそんな想像を絶する未来がくるというのか？　それは私たちが三世代にわたって、いわゆる標準的なアメリカ食（ＳＡＤ）、つまり大量の加工食品を食べ続けてきたせいだ。情報源によって数字は多少変わるが、北アメリカに住む人たちが消費するカロリーの約七〇パーセントを加工食品に頼っているという点で専門家の意見は一致している。

食品会社は、自社の製品に人をひきつけておくために砂糖を使う。調査報道ジャーナリストのマイケル・モス氏の言葉を借りれば、砂糖は私たちを加工食品の「ヘビーユーザー」にするのだ。その辛辣な著書『フードトラップ 食品に仕掛けられた至福の罠』〔日経BP社〕の中でモス氏は、加工食品会社が使う恐ろしい戦略を暴露してみせた。食品会社はそういったたくみな手段をあやつって、何も知らない子どもたちを誘惑するだけでなく、社会的・経済的に恵まれない人びとを食い物にしているのだ。企業お抱えの科学者やマーケティング担当者は、さりげなく（いや時にはあからさまに）消費者を誘導して、栄養のかたよった高カロリー食品を消費させようとする。彼らが駆使するのは、砂糖の「至福ポイント」や脂肪のなめらかな「口当たり」、塩の中毒性といった武器だ。確実に言えるのは、加工食品会社が巨額の資金をつぎこんでつくり出しているのは、人を幸せな気分にさせ、その結果そのヘビーユーザーになるような食品だということだ。自社製品のヘビーユーザーをつくり出すこと、それが食品会社の究極の目的なのだとモス氏は言う。

ファストフードの世界で中毒という言葉がたびたび話題になるのも、それほど驚くにはあたらないだろう。二〇一七年、コーネル大学の臨床精神医学教授リチャード・A・フリードマン博士がニューヨーク・タイムズ紙に書いた記事によると、脳の快楽中枢とファストフードにはつながりがあるという。セックスや麻薬と同じように、食べ物もドーパミンを放出させるのだ。ドーパミンは快楽の経験と結びつく神経伝達物質だ。人がその快楽の中毒になるかどうかは、D2というドーパミン受容体をどれくらいもっているかに影響される。たとえば慢性的なストレスを受けている人は脳内の報酬回路にD2受容体が少ない場合が多い。こういった人たちが、加工食品の与える快楽の中毒になりやすいと考えられる。

加工食品のもうひとつの問題は、食べれば食べるほどもっと欲しくなる、という常習性だ。化学的に加工された食品をひとくち食べるごとに、ファストフードの底なし沼に沈んでいき、D2受容体は少なくなっていく。加工食品を食べれば食べるほどD2受容体の値は下がっていき、D2受容体が少なくなればなるほど加工食品が食べたくなる。フリードマン博士が言っているように、「これは手に入れれば入れるほどもっと欲しくなるという、まさに悪循環そのもの」だ。

ただ、この悪循環は断ちきることができる。実験によれば、動物の生活環境を改善すると、脳内のD2受容体の数が増えるという。人間の場合、安くて高カロリーな食品を入手する機会を減らすことが、その消費を減らすヒントになるかもしれない。自治体が介入して、たとえばもっと健康的な食べ物を安く手軽に入手できるようにすることで食の環境を改善し、よい結果を生みだしているところもある（208ページ「食糧不足」参照）。

いつでもどこでも食べられる便利さも問題だ。ファストフードの売りは、何といっても手軽なこと。パッケージを開ければ食べられる。家にはジャンクフードをストックせず、もっと健康的だが手軽に食べられるものを手元に置くようにしよう。たとえば生の果物、カット野菜、無糖のヨーグルト、ナッツ、グラノーラ、全粒粉のパンなどをつねに置いておくようにすれば、子どもたちが健康的な食習慣を身につけるのに大いに役立つはずだ。

ジャンクフードの増殖

一言で言えば、ジャンクフードへの依存が私たちの健康を――そしてそのあとに続く世代の健康を蝕《むしば》んでいる。巧妙なマーケティングと考え抜かれた食品科学の力により、私たちの社会はジャンクフードのとりこになり、子どもたちはほんの小さなころからジャンクフードなしでは生きられなくなる。だがこのジャンクフードへの欲望を好き放題にさせておいたら、やがて最悪な結果がもたらされることが今ではわかってきた。ケント・ソーンバーグ博士が言うように、ジャンクフードは複数の面から害を及ぼすものだからだ。まずひとつめの問題は、過剰な量の砂糖、塩、有害な脂肪とカロリーを含むのに、栄養素はほとんど含んでいないこと。高度に加工された食品をとり続けていると、体脂肪が増える。しかし栄養素は十分にとれないので、栄養不良になる。これは高カロリー栄養不良と呼ばれる状態だ。

さらにソーンバーグ博士の指摘によれば、栄養不良の影響はのちの世代にも伝えられる可能性がある。基本的に健康的な食べ物には、体細胞が健康的にエピジェネティックな変化を起こすことをうながす栄養素が含まれている。この体細胞には、子孫をつくり出す精子と卵子も含まれる。だが必要な栄養素が足りないと、遺伝子の制御が適切に行われない。このようなマイナスのメッセージが記録され、未来の世代に伝えられてしまう場合があるのだ。

一面だけでなく全体像でとらえる

栄養不良の影響だけを独立して考えることはむずかしい、と専門家は口をそろえる。子どもの食事はふつうもっと大きな構造の中の一部だからだ。子どもが何をどうやって食べるかは、ひとりひとりの周囲の状況によって決まる。家庭のストレス（社会的・経済的に低い立場に置かれているなど）と栄養不良は同時に見られる場合が多く、この二つの要素は複雑にからみあっている。たとえば栄養不良はストレスに対処する力に影響を与え、ストレスはエネルギーバランスをととのえる働きをもつ神経内分泌メカニズムに影響を与える。

慢性的なストレス

慢性的なストレスが健康に与える影響は大きく、胎内から始まって幼児期にまで続いていく。子どもがまだ小さいときに母親がうつ病になると（残念ながらそれほど珍しいことではない）、その精神状態のせいで子どもとの間に強いきずなをはぐくむことができなくなる。この母子のきずながうまく築けないと、のちにさまざまな心理面の問題が起きてくる。うつ病の母をもつ赤ちゃんはコルチゾールのようなストレスホルモンの値が高くなる傾向がある。また幼稚園では不安を示し、人と交わりたがらない場合が多い。

家庭のストレスは**遺伝子発現**の変化となってあらわれることもある。たとえば強いストレスを受けている母親の子どもはメチル化の数値が高い（ただしDNAメチル化の数値は一生のうちに変化していくものだが）。幼児期には母親の影響が非常に大きい。父親の存在（あるいは不在）の影響はもっとあとになってあらわれ、しかも娘のほうが大きな影響を受ける。父親が強いストレスを受けていると、娘は幼稚園児のころにメチル化のパターンに変化が見られる場合が多い。父親がいなかったり、あまり関わりがなかったりすると、娘の思春期が早まったり、気むずかしい性格になったりすることがある。

また子どものころの不幸な環境は、過敏性腸症候群や炎症性腸疾患といった胃腸系の問題を引き起こす原因になると考えられている。二〇一七年に『Neurogastroenterology & Motility〔ニューロガストロエンテロロジー・アンド・モーティリティ：神経胃腸病学と胃腸運動性に関する医学雑誌」』に発表された研究によると、慢性的なストレスは腸に関係のある部分に痛みを感じやすくなる状態を引き起こし、その状態が次に遺伝子発現の変化を引き起こすことがわかったという。

貧困がすべての原因

栄養不良に加えて、貧困の中で育つ子どもたちは、安心できる家庭に守ってもらえないという状況に直面している場合も多い。親は厳しい日常を生きぬくのに必死で（貧しい人たちには当然のことだろう）、子どもの世話にまで手がまわらないのだ。したがって本を読んだり旅行に出かけたりという人生を豊かにしてくれる経験にもあまり縁がない。身体的・精神的健康の増進につながるスポーツなどの課外活動にも、移動や参加にお金がかかるといった理由で参加できない場合が多い。かわりに、いすにすわりっぱなしの生活が多くなる。このすわりっぱなしの生活は多くのリスクにつながるが、中でも危険なのが肥満などの代謝異常をまねく遺伝子発現の変化を引き起こすことだ。

貧しい子どもたちは住宅事情も劣悪なことが多い。最悪の場合ホームレスのこともある。住環境が悪いとさまざまな問題が起きる。狭いところにおおぜいが暮らすので空気の循環が悪くなり、カビのような有毒物質に触れる機会が増える。劣悪な住環境が呼吸器疾患を引き起こす原因になる場合が多いのも驚くにはあたらない。身体面だけでなく、精神面でも子どもたちは大きな影響を受ける。住居の維持状態が悪いと、火災をはじめ安全上の危険につねにさらされる。低所得者層の住む地域は治安面でも安心できない場合が多く、犯罪に巻きこまれる可能性が高い。劣悪な住環境で育つと、生涯にわたって続くさまざまな健康上の問題を抱えることになるのは当然のなりゆきだろう。ウィンストン・チャーチルの言葉を借りれば、

「人が建物をつくり、建物が人をつくる」のだ。

貧困の中で育つということはひとつの独立した経験ではない。そこにはさまざまな経験が複雑にからみあって存在している。そして子どもたちは絶えず多くのリスクにさらされて生きなければならない。そういうリスクの積みかさねが、大人になってからの身体的・精神的健康にはかりしれない影響をもたらすのだ。自殺問題を専門に扱うカナダの精神科医ギュスタヴォ・トゥレッキは、幼年期の不幸な環境と自殺あるいは自殺行動との間には深いつながりがあるとし、そのつながりは生理的発達を阻害するようなエピジェネティックな変化によって引き起こされると考えている。

食糧不足

バランスのよい栄養をとることは健康に成長していくための基本中の基本だが、先進国でさえすべての子どもが栄養価の高い食品をつねにとっているわけではない。研究によると、北アメリカの子どもたちの多くが、カロリーは十分にとれている場合でも、栄養が足りない状態だという。この状態は「食糧不足」と呼ばれ、低収入の家庭に起こりやすいが、それだけではなくふつうの家庭にも起こりうる。

食糧不足が起こるのは、子どももまたは家族が次のような状況で暮らしている場合だ。

- **栄養価の高い自然食品を買うお金がない。**この場合、値段が安く高エネルギー（高カロリーだが低栄養価）な食事を日常的にとることになる。

・**十分な量を買うお金がないため、食事の量が少ない。**この場合、たくさん食べられる機会ができると、食べすぎてしまう傾向がある。

・**「食の砂漠」に住んでいる。**果物や野菜、全粒の穀物といった新鮮な食品を買える場所が非常に遠い（都市部なら一・六キロ以上、地方なら一六キロ以上の距離がある）ため、日常的に買いに行くのがむずかしい。

「食糧不足」という考え方は、食習慣が環境によって左右されるという認識にもとづいている。この状況は、高カロリーで塩、砂糖、不健康な脂肪といった成分の含有量が多い加工食品が大量に消費されるようになったことと結びつく。肥満や肥満による心血管疾患、2型糖尿病といった病気が食糧不足とつながりをもつことが、多くの研究によって確認されている。

小さな子どもたちに対する食糧不足の影響はとくに大きい。研究者たちはこの問題を**飢餓と肥満のパラドックス**と呼ぶ。これは一九九五年、ウィリアム・ディーツ博士が『ピディアトリックス』に掲載された論文の中で初めて使った言葉だ。この論文では、体重が標準の二倍以上ある七歳の女の子の事例が紹介されている。この子の家族は生活保護を受けており、健康的な食べ物を買うお金がないため加工食品を常食にしていた。これ以降、肥満を引き起こすカギとなるのは高カロリーで栄養不足の食事だという研究が、ほかにもたくさんあらわれるようになった。

乳幼児期に食糧不足を経験すると、四歳になるころには肥満の徴候があらわれ始める。また食糧不足とほかの栄養関連の病気の間にも、つながりが確認され始めた。たとえば低収入家庭の三歳以下の子どもを調べたある研究では、食糧不足と鉄欠乏性貧血の間に関係があると考えている。また別の研究では、感情障害や学校での成績不振といった学習と発達の問題にも関連があると見ている。

この食糧不足問題を解決するには、さまざまな社会的・地域的介入が必要だ。問題に対応するプログラムをたちあげ、栄養価の高い食べ物が健康にいいことを知らせるだけでなく、実際に入手できるようにしていくのだ。きちんとした学校給食制度は、危険な状況に置かれた子どもたちを救うには非常に有効な手段だと言える。この制度により学校の成績がよくなり、将来慢性疾患を発症するリスクも減らすことができるからだ。地域の支援活動により、栄養価の高い食べ物を手軽に手に入れられるようにするのもいい考えだ。「食の砂漠」に地域で運営する庭をつくり、農家の直売所を開くといったこころみがすでに行われている。最近では、街角の売店で果物や野菜を売るこころみもいろんな場所で行われるようになってきた。

青年期にはどう過ごすべきか？

青年期、、、（Adolescence）は児童期と成人期の間（一〇歳から一九歳）を示す言葉だ。さまざまな面において非常に急速な発達が起こる時期であり、身体的な成長だけでなく、脳の発達と性的な成熟もいちじるしい。もう子どもではないが、かといって大人とも言えない微妙な時期だ。女性は妊娠・出産に向けて、その体をととのえ始める。すこやかな発達のためには、健康的な食事とかなりの量の運動、さらにストレスの少ない支援環境が必要だ。またこの時期には男女とも親から独立し始め、仲間との関係に多くの時間を割くようになる。当然、この時期の青少年を正しい方向に導くのはむずかしい。青少年自身にとってだけでなく、その親や周囲の人間にとっても大変な時期だと言えるだろう。

まだ研究は始まったばかりだが、青少年期は将来の健康状態につながる断層が最初にあらわれる時期だという。たとえば、青年期の女の子は社会的ストレスのプレッシャーをとくに受けやすい。このプレッシャーに弱い状況が脳の発達に影響を与え、成人してから精神疾患を発症しやすくなる場合があるという(102ページ「経験が生物に与える影響」参照)。男の子の場合は、この断層は精子がつくられ始める思春期にあらわれることが多い。このころにタバコを吸い始めると、有毒物質により子孫にも伝えられる可能性をもつようなエピジェネティックな変化が引き起こされてしまう(33ページ「世代を超えて遺伝子に影響する『経験』」参照)。

ほかにも青年期にあらわれる問題の中には、もっと幼いころにまで原因をさかのぼれるものがある。一〇代における衝動的な行動や危険を好む性質が、胎内でのエピジェネティックな変化やホルモンの変異によるものだと考える研究者もいる。また出生体重が少なかった子どもは、とくに社会的なストレスがひきがねとなって青年期に高血圧を発症しやすいとする研究もある。さらにそういう青年は社会的なひきこもりになりやすい。出生体重が少なかった女の子は青年期にうつ病になりやすい傾向があり、妊娠すると自分も低体重児を産む可能性が高いという。

すべての疑問に答えられる状況にはほどとおいが、子どもの社会経済的環境を含む幼いころの経験が、遺伝子発現を通して生物学的に体内に埋めこまれることは確かだと言える。こうして埋めこまれた変化の結果が、青年期になってあらわれ始めるのだ。ただ、生活習慣をよい方向に変えていけば、遺伝子発現が起こるかどうか、またどの程度起こるのかという状況に影響を与えることができる。たとえば実験室での研究により、運動が遺伝子発現の状況を改善し、青年の脳の発達によい結果をもたらすことがわかっている。さらに良質な栄養をとることも、よい変化を起こしていく刺激となるはずだ。

巨大な炭酸飲料消費

青年期には成長が一気に加速する。ストレスのかかる日々を生きぬくために、これまで以上に栄養価の高い食事が必要になる。同時に、幼児期よりもっと食べ物の好みがうるさくなる。健康によくない食べ物に手を出したがり、広告や仲間の意見に大きく左右される。

『I'd Like to Teach the World to Sing〔愛するハーモニー〕』という歌をご存じだろうか？　キャッチーなメロディーにのせて、リンゴの木やミツバチや愛やハーモニーのことを歌うハッピーな曲だ。しかしこの曲はもともと一体感を歌い上げる平和の讃歌などではなかった。最初は「I'd like to buy the world a Coke.〔世界中にコカ・コーラを買ってあげたい〕」と歌うコマーシャル・ソングだったのだ。一九七一年にテレビCMで歌われ始めたこの曲は、世界でもっとも成功したコマーシャル・ソングだと言われている。

そんなテレビCMの黄金時代も今では過去の話だが、それでも宣伝のもつ力はまだまだ大きい。二〇一三年にイェール大学のRudd Center for Food Policy & Obesity〔ラッド食品政策・肥満センター〕が行った研究によると、砂糖入り飲料の宣伝に企業が使う金額は、その時点で年間一〇億ドル近くだった（正確には八億六六〇〇万ドル〔約八六六億円〕）という。そして企業側は、それだけの金額をつぎこむ価値があると考えている。大人がどう思おうと、若者たちは日々のカロリーのうち相当量を炭酸飲料やエナジードリンク、スポーツドリンクから摂取しているのだ。高校生の二〇パーセントが毎日少なくとも一本は炭酸飲料を飲むし、おそらくもっとたくさん飲む子も多いだろう。イギリスで行われた調査によると、一一歳から一八歳の若者が一年間に飲むソフトドリンクは二三四缶以上。砂糖の量に換算すれば恐ろしい数字になるが栄養はほとんどない。肥満を引き起こし2型糖尿病と心臓病につながると繰り返し言われてきたのに、その人気は衰えるところを知らない。

世界的なデータを見ると、二〇一五年に『Circulation［サーキュレーション：循環器学の医学雑誌］』に発表された研究によれば、砂糖入り飲料の消費は肥満につながるだけでなく、太りすぎとは関係なく2型糖尿病を引き起こす可能性があるという。さらにがんや心臓病とのつながりも指摘されている。大人よりもはるかに大量の砂糖入り飲料を消費する若者たちに危機感をおぼえる研究者たちは、こう書いている。「砂糖入り飲料の負うべき責任はかなり特殊なものだ。その影響力はおもに若者向けに限られるからだ」。砂糖入り飲料の消費にまつわる莫大《ばくだい》な世界的経済効果を計算すると、四四歳以下の人の障害調整生存年数（健康不良や、この場合は**脂肪過多**に関係する病気のために失われた年数）は二〇年ごとに一年分が砂糖入り飲料摂取が原因で失われたものだという。

思春期は気まぐれ

青年期の嵐の海を乗りこえてゆく進路を決めるのに、むずかしい問題がひとつある。この激しい嵐のような時期のいちばんの原因である思春期が、正確に時間どおりには始まらないことだ。性的に成熟する時期は人によってまったく違うが、一般的には女の子は九歳から一四歳、男の子は一二歳から一六歳とされている。さらにこの思春期にまつわる変化は長期間にわたって、少しずつ起こる。なぜこのような違いがあるのかは専門家にとっても説明しづらい問題だが、近年さまざまな分野の発展によって少しずつその理由がわかってきた。思春期が始まる時期については遺伝子が関係していることは確かだが、それほど大きな影響を与えるわけではない。出生体重、体脂肪、栄養、社会経済的状態、環境による影響といった要素がもっと大きな役割を果たしているようだ。

青年期は重要なホルモンの変化が起きる時期だが、思春期にはさまざまなレベルで少しずつ変化が進んでいく。ストレスや脳の成熟、行動の修正といった要因が、遺伝子発現にさまざまな変化を引き起こす。今ではエピジェネティックな変化が、ゴナドトロピン放出ホルモン（ＧｎＲＨ［思春期が始まる時期を決めるのに必要なホルモン］）の抑制と放出に影響を与えることがわかっている。二〇一六年に『サイエンティフィック・リポーツ』に発表されたデンマークのある研究では、五一人の健康な子どもを調べた結果、四五〇以上の位置でＤＮＡのメチル化パターンに変化が見られ、これによって思春期の始まりを予測することができたという。

カロリーはみな同じ？

「何を食べてもカロリーはカロリー」とはよく言われるセリフだ。つまり、梨からとった五〇キロカロリーだろうが、炭酸飲料からとった五〇キロカロリーだろうが、体には区別がつかないじゃないか、ということだ。これが事実かどうかは、激しい議論を呼んでいる。確かにどんなカロリーだろうと、特定の量のエネルギーを体に与えてくれるのはまちがいないし、その点ではどのカロリーもみな同じだ。

精製糖小さじ一杯（五ミリリットル）はカロリーになおせば一五・五キロカロリー。これがブドウ糖と果糖という二種類のシンプルな炭水化物に半々に分かれる。しかし砂糖を消費するのは、最近仲間入りしてきた甘みも精製度合いも強い、高果糖液糖（ＨＦＣＳ）を消費するより有害なのだろうか？　食品会社は、味も満足度も砂糖より評価の高い高果糖液糖を加工食品に加えたがる。そして食品添加物が広く使われるようになると起こることのつねとして、健康に及ぼすリスクを問う議論が大きく巻き起こる。

ここで疑問点がひとつ。体が砂糖をとりこむとき、ブドウ糖と果糖は同じように扱われるのだろうか？　オレゴン健康科学大学の**内分泌学**者ジョナサン・パーネル博士が語ってくれたところによると、ブドウ糖と果糖のとりこまれ方はそれぞれ違う。「両方とも分解されてエネルギーになりますが、通る代謝の経路が違うのです。またエネルギー効率も違います。結果的にブドウ糖のほうが果糖より分子一個あたりのエネルギーは大きくなります」

●果糖よりブドウ糖

この違いが細胞や臓器、あるいはからだ全体に異なる影響を与えることになる。果糖をとりすぎると、肝臓はより多くの脂肪をつくり出すような方法で果糖を処理し、そうやってできた脂肪が肝臓と血管に（トリグリセリドという形で）たまって、インスリン抵抗性が高まる。「残念ながら、現代の大衆文化においては『炭水化物』は砂糖と同義語です。つまりたいていの人は、この違いに気づいていないのです」とパーネル博士は語る。「しかし複合糖質（野菜や全粒の穀物など）を豊富に含む食品は、ほとんどがブドウ糖がつながりあってできており、濃度の高い果糖は含んでいません。したがって、果糖のような不健康な影響はまず起きないのです」

●高果糖液糖のとりすぎに注意

では果糖が悪者なのかというと、そうではない。果物に含まれる果糖は、食物繊維やビタミン、ミネラル、植物性栄養素、水といったほかの成分と結びついて、健康的なエネルギー源となる。果物を丸ごと食べても、果糖のとりすぎになることはまずありえない。問題は果糖が独立して濃縮され、食品（とくに加工食品）に添加される場合だ。高果糖液糖の果糖含有量は六五パーセントにもなる。

一九七〇年代、高果糖液糖はソフトドリンクの甘味料として、蔗糖《しょとう》にとってかわり始めた。ソフトドリンクはエナジードリンクやコーヒー飲料とともに、ふつうの食品の中でおそらくもっともこの炭水化物を多く含む。同じころ、肥満の発生率が（メタボリック・シンドロームや2型糖尿病の発生率とともに）急激に上がり始める。一九七〇年には、アメリカで肥満と認められる人の割合は人口の約一五パーセントだった。今ではそれが三分の一に近づこうとしている。

では科学者たちは砂糖入り飲料と肥満の増加のつながりをどう説明するのか？　マウスを使った研究が、その二つを結びつけるのに役立った。肥満の発生率は、果糖の消費量に比例するらしいことがわかったのだ。たとえば二〇〇五年に発表されたドイツの研究では、濃縮された果糖を飲んだマウスは肥満になったが、同量のブドウ糖を与えられたマウスは水を飲んだことによると思われる適度な体重の増加しか見られなかった。また二〇一五年に『サイエンティフィック・リポーツ』で発表された別の研究によれば、果糖をマウスに注射するとマウスは動かなくなり、当然体重が増える結果になったという。

ここで話は、体内での果糖とブドウ糖の処理方法は違うという事実に戻ってくる。「研究によると、肝臓の場合と同様、食欲と体重を制御する脳の中枢（視床下部）の反応のしかたは、果糖をとったときとブドウ糖をとったときとでは違うのです」とパーネル博士は言う。「マウスの脳の中枢に直接果糖を注入すると、食べる量が増えます。ブドウ糖を注入した場合は、それほど違いは見られません。しかし果糖は神経細胞のためのエネルギーをつくり出す効率が悪く、そのせいで食欲が刺激されます。マウスはもっと果糖を消費しないと、満足できなくなるのです」

因果関係を解明するのはむずかしいが、人間でも同じことが起こると考えられる。二〇一三年に『JAMA（ジャーナル・オブ・ジ・アメリカン・メディカル・アソシエーション）』に掲載された実証研究によると、ブドウ糖飲料をとったボランティア治験者の脳の**視床下部**は、果糖飲料をとったときとは違う活動パターンをみせたという。

また、果糖飲料を飲んだあとには得られなかった満足感と満腹感をおぼえたという報告もあった。

こういった調査結果は、パーネル博士の研究結果と一致する。『JAMA』に掲載された研究にともなう論説の中で博士が述べているように、果糖は食欲を制御する神経生物学的経路を変えることによって、食べ物の過剰摂取をまねく。インタヴューの中で博士はこう説明してくれた。「データによれば、果糖はブドウ糖ほど満腹感をもたらさないため、同じ程度の満足感を得るためには、より多くのカロリーを摂取しなければならなくなるのです」

ここ数年、果糖のとりすぎはとくに男性の認知機能に悪影響を与えるという証拠が積みあげられてきた。また非アルコール性脂肪性肝疾患の増加や、心臓病のリスク因子であるトリグリセリドの増加にも関係していると言われる。だが当然こういった結果に対抗するための研究が、食品産業の資金のもとに活発に行われている。それでも、高濃度の果糖がほかの精製された食品より有害だという証拠はたくさんある。安全な生活を送るには、少なくとも果糖のとりすぎが食欲と体重に悪影響を及ぼすことを意識し、完全にとらないのは無理としても、できる限り果糖の加えられた加工食品をとらないようにすることが大切だ。

早くなりつつある初潮

個人差に加えて地域差もあるのだが、北アメリカでは初潮の平均年齢はほぼ一二・五歳。さらに人種によっても多少の違いがある。データはあまりないが、ここ五〇年の間に女の子の初潮年齢はだんだん下がっている。一九世紀の半ばには一六歳だった初潮年齢は、一九〇〇年には一四歳になり、現在では一二歳。研究によって変化の割合は違うが、過去一五〇年の間に初潮がくる時期が早まっていることはあきらかだ。一一歳以下で始まる場合は早発初経と言われ、心臓病や脳卒中、乳がんといった病気のリスク因子となる。ほとんどの乳がんのもとになるのはエストロゲンであるため、専門家は女性にエストロゲンの分泌をなるべく少なくするようすすめる。ライフサイクルの面から見ると、初潮の時期が早くなればそれだけ体細胞がエストロゲンに触れる期間が長くなり、そのため乳がんのリスクが増えることになるのだ。

早発初経は青年期のうつ病や、出産した場合は子どもの発達問題にもつながるおそれがあると言われる。一二歳になる前に初潮があった子は、出産すると早産になったり、**低出生体重**の赤ちゃんを産んだりする可能性が高く、さらにそれが慢性疾患発症という悪循環へとつながっていく。

早産で生まれた子や出生体重が少なかった子、肥満している子は早発初経になりやすい。先進国で初潮の年齢が下がっているのは、肥満の増加に関係があると疑う人たちもいる。その二つをつなぐのはレプチンというホルモンだ。体脂肪率が平均以上で、レプチンの値が高い女の子は、周囲の子より初潮がくるのが早いのだ。レプチンは視床下部にも影響を与える。視床下部はGnRHに関わる脳の部位で、このホルモンは性的成熟をもたらすホルモンを放出し始めるよう脳下垂体に指示を出す。研究によると、早発初経は環境有毒物質（とくに内分泌攪乱物質《ないぶんぴつかくらんぶっしつ》）の摂取にも関係があるという。

青年期の脳

青年期に起こる生理的な大変動の多くは、脳の発達に関わるものだ。思春期には脳の大幅な再編と成熟が始まる。たとえば脳の辺縁系の変化をみてみよう。この辺縁系は快楽を求める行為と感情的な反応に関わっており、**前頭前皮質**とも密接な関係がある。一〇代の子の親なら、この言葉に聞き覚えがあるかもしれない。

「あのかわいかったうちの子が、突然反抗的なティーンになってしまったのはなぜ？」この質問に答えをくれるかもしれないのが、前頭前皮質なのだ。

前頭前皮質は、ものごとの決定、計画、まとめといった重要な機能をになう。また衝動性を抑える働きもする。この脳の部位は二〇代半ばになって初めて完成する。だから一〇代のころには結果をよく考えもせず、感情にまかせてかるはずみな決断をしてしまったりするわけだ。その結果、一〇代にはよくある喫煙、飲酒、乱交といった無分別な行動に走ることもある。

しかし青年期特有の問題を引き起こす生物学的要因は、未熟な前頭前皮質だけではない。二〇〇七年に『Archives of General Psychiatry［アーカイブス・オブ・ジェネラル・サイカイアトリー：精神医学に関する雑誌］』に発表されたある研究によると、低出生体重は青年期の女性のうつ病に関係があるという（男性のうつ病には関係がない）。参加者一四二〇人（うち女性は四九パーセント）を調査した結果、低出生体重と不幸な経験とうつ病の発症につながりがあることがわかった。

出生体重が標準以下だったが不幸な経験をしていない女の子たちは、出生体重がふつうだった女の子たちと同様、うつ病の徴候はまったく見られなかった。しかし出生体重が少ないとさまざまな問題に対処する力が弱くなるため、そこに不幸な経験が加わるごとに、うつ病になるリスクが高まっていく。不幸な経験とは、貧困や家庭内暴力といった社会経済的要因や、体調不良や肥満といった身体的な問題を含む。低出生体重だった女の子たちの三八パーセントが、一三歳から一六歳の間に少なくとも一回はうつ状態になったことがあるが、ふつうの出生体重だった女の子の場合は八・四パーセントだった。一方男の子でうつ病の徴候を示したのは、四・九パーセントにすぎなかった。

青年期の若者は脳内の生物学的変化によりストレスに弱くなることが、さまざまな研究によってあきらかになってきた。ストレスのような環境要因がひきがねとなって遺伝子発現に変化が起き、それが精神疾患発症の土台をつくる。またストレスは、身体的な痛みにつながるエピジェネティックな変化を引き起こす場合もある。たとえば専門家が「内臓の過敏性が高まった状態」と呼ぶ過敏性腸症候群などは、ひどい腹痛をともなう。

危険な行動に走る原因となる遺伝子発現は、幼児期あるいはもっと前に起こっている場合もある。二〇一八年に『Journal of Affective Disorders［ジャーナル・オブ・アフェクティブ・ディスオーダーズ：情動障害関連の医学雑誌］』に発表された研究では、七歳のときにある特定の遺伝子に高メチル化が見られた子どもは、一七歳になるころには危険運転や薬物乱用に関わる可能性が高いことを発見したという。しかし、ここでひとつ興味深い事実が浮かんでくる。メチル化と危険を望む行為は、双方向的な関係にあるのだ。またその研究では、幼児のころメチル化が正常だった子たちは、青年期になってから運動をしなかったり危険な性的行動に走ったりすると、ＤＮＡメチル化のスイッチが入ることもわかった。興味深いことに、運動をしなかった子のほうがメチル化の度合いが高く、性的行動に走った子のほうがメチル化の度合いは低かった。薬物を乱用した場合は、双方向の影響が見られた。メチル化の変化が薬物乱用を増やし、薬物乱用が進むとメチル化が変化したのだ。

こうしてある特定の遺伝子発現のせいで若者たちに変化が起こることはわかったが、なぜそういうことが起こるのかはまだはっきり解明できていない。しかしたとえば危険な行動について言えば、若者たちの行動を確認することにより、行動が遺伝子発現（およびそこから起こる脳の発達）を引き起こしているのか、それとも脳の発達が行動を引き起こしているのか、その線引きができる。ただ問題は、一〇代の子たちは調査を受けるころにはすでに「演技」ができるようになっていることだ。ここで次の疑問がわいてくる。彼らの行動は、すでにその時点でどのくらい脳の発達に影響を与えているのか、という疑問だ。

その疑問を解決しようと、新たな調査が行われている。二〇一五年、Adolescent Brain Cognitive Development（ABCD）Study〔青年脳認知発達研究〕（青年の脳の発達に関するアメリカ最大の研究）というプロジェクトで九歳児のデータが集められ始めた。子どもたちの脳の画像を撮り、さまざまなタスクを行ったときの神経活動を記録して、思春期の激しい嵐が吹き荒れる前の基準を設定しようというものだ。二年ごとに一〇年間、対象者たちは再検査を受ける。このデータがととのえば、特定の行動が脳の発達に与える影響を正確に知ることができるだろう。

またその特定の行動が脳の発達によって影響を受けるのかどうかも確認できるはずだ。将来この貴重なデータは、行動が脳の発達に与える影響について、今私たちが抱いているさまざまな疑問に答えを出してくれるにちがいない。研究対象となっている特定の行動には、コンピュータ・ゲームやスポーツ、一般的な薬の使用といった常識的な活動だけでなく、薬物乱用や性行為といった危険をはらむ行動も含まれる。この研究が近い将来、そういったさまざまな行動が長期にわたって健康に及ぼす影響を解明してくれることを期待したい。

青年期にはどんな栄養が必要か？

青年期の子たちは食欲旺盛だ。思春期に成長ホルモンが急激に増えることにより成長が加速し、食欲にも拍車がかかる。一〇代の体には、人生のほかのどの時期よりも多くのカロリーが必要だ。青年期の男子に必要なのは一日あたり平均二八〇〇キロカロリー、女子は二二〇〇キロカロリー。これは平均的な子ども大人が必要とするカロリーより二〇〇〜四〇〇キロカロリーも多い。

若者だって健康にいい食べ物のことはよく知っているだろうが、知っているからといって栄養価の高い食品を選ぶかというとそうではないことが、研究結果からわかっている。一〇代の子が欲しがるのはたいてい、高カロリーだが低栄養価の加工食品や飲料だ。食事を抜いたり、ジャンクフードやファストフードをドカ食いしたりというのもよくある。栄養価の高い自然食品もあまりとりたがらない。こういった食習慣が長期にわたる影響を及ぼすことになる。

全粒の穀物を食べないとどうなるか。とくに青年期の女の子にとって全粒の穀物は、脳卒中と心血管疾患のリスクの指標であるホモシステイン濃度を下げるという重要な効果をもつ。また全粒の穀物からは食物繊維もとれる。二〇一六年に『ピディアトリックス』に発表されたある論文によると、食物繊維を多くとっていた女性は、とっていなかった女性と比べて乳がんのリスクが一六パーセントも減少したという。これはおそらく、食物繊維がエストロゲンの量を抑制するからではないかと専門家は考えている。

青年期には、体は栄養を求めているのに不健康な食習慣を続けているせいで、栄養不良を起こすことがある。その結果としてあらわれるのが、倦怠感《けんたいかん》や気分のムラ、虚弱体質、発育不良といった症状だ。またとくに遺伝的にエピジェネティックな体質を受け継いでいる場合、栄養素が不足すると、大人になってからの肥満や心血管疾患、糖尿病、骨粗鬆症などにつながるおそれがある。

たとえば葉酸の場合。研究によれば、青年期の子にはこのビタミンB群の栄養素が不足しがちだ。しかしじつは葉酸は、急速に成長する時期の若者にとってとくに重要な栄養素なのだ。またこの時期、多くの女の子が経口避妊薬を飲み始めるが、この薬は葉酸やビタミンB2、B6、B12、C、Eを減少させることが知られている。ここでもやはり役にたつのが全粒の穀物だ。葉酸などのビタミンB群の量を手軽に増やせるだけでなく、ほかにも健康上のメリットをたくさん与えてくれる。一二歳から一八歳までの青年期の子を調べたある研究によると、全粒の穀物をもっとも多く食べていた子たちの空腹時のインスリン値がもっとも低く、葉酸値はもっとも高いことがわかったという。

青年期にとくに必要な栄養素

全般的にさまざまな種類の自然食品をバランスよくとるのがいちばんの方法だが、中でも一〇代の発達を支えるのにとくに大切な栄養素を以下にまとめてみた。

・**カルシウム**：成人の骨量の約半分は青年期に発達するため、この時期には大量のカルシウムが必要だ。カルシウムが豊富に含まれる食品には、乳製品、魚、緑色の葉もの野菜、豆類などがある。

・**鉄**：青年期に起こる発達過程の多くが、通常よりかなり大量の鉄を必要とする。青年期の急激な成長にともなって組織や筋肉が成長する際には、適切な酸素の供給が必要だが、それにはヘモグロビン（赤血球中のタンパク質）とミオグロビン（筋肉中のタンパク質）が必要になる。そのどちらをつくり出すのにも欠かせないのが鉄だ。さらに女の子の場合は、月経が始まると出血のせいで貯蔵された鉄が失われ、鉄欠乏性貧血になりやすい。鉄はさまざまな食品に豊富に含まれているが、どの食品からも同じように吸収できるわけではない。肉や魚のような動物性食品に含まれているヘム鉄は、簡単に吸収できる。しかし緑色の葉もの野菜や豆類、全粒の穀物のような植物性食品に含まれている非ヘム鉄は、それほど簡単には吸収できない。植物性食品から鉄をとるときは、必ず同時に柑橘類、キウイ、ピーマン、芽キャベツ、ブロッコリなどのビタミンCを豊富に含む食品をとること。ビタミンCは鉄の吸収を助けるからだ。

・**亜鉛**：健康な成長と性的な成熟には亜鉛が欠かせない。このミネラルは肉、貝類、全粒の穀物、豆類、ナッツ、シードなどに含まれている。

・**葉酸**（ビタミンB9）：葉酸の適切な摂取は貧血を防ぎ、成長の時期に起こる急速な細胞分裂を助ける。葉酸は細胞の基盤をつくり、**DNA**と**RNA**をつくり、赤血球をつくる働きをもつ。葉酸を多く含むのは、緑色の葉もの野菜をはじめとする野菜類、果物、全粒の穀物、豆類だ。

・**ビタミンB12**：このビタミンはDNAとRNAをつくるだけでなく、赤血球をつくり、貧血を防ぐ働きをする。また健康な骨をつくるのにも関わっている。神経伝達物質セロトニンをつくり出して使う働きももつため、気分の制御にも関係してくる。ビタミンB12を含むのは肉、魚などの動物性食品だけ。菜食主義者、とくにヴィーガンの青年はビタミンB12不足になりやすいので、サプリメントをとることを考えたほうがいいだろう。

・**ビタミンD**：このビタミンは骨と免疫系の健康な発達に必要だ。青年期に適切な量がとれないと、最大骨量と身長に影響を与えるおそれがある。ビタミンDはおもに太陽の光を浴びることによって得られるが、日照時間の長い気候の土地で暮らしていてもビタミンD不足になる一〇代の子はいる。食品では脂肪分の多い魚や肝油に多く含まれている。

ビタミンD2はキノコ類に含まれるが、活用するには体内でビタミンD3に変換する必要がある。食品からこのビタミンの必要量を摂取するのはむずかしいし、太陽の光を浴びすぎるのも危険なため、ビタミンD3のサプリメントをとることを考えたほうがいいだろう。

第六章

生活習慣病にならないために

庭の木がより多くの水分を求めて地中深くに根を伸ばすと、幹と葉の生長は後回しになる。人間についても、エネルギーの割りあてが脳の成長などのひとつの形質だけに向けられると、組織修復プロセスなどのほかの形質に割りあてがいかなくなる。人間の胎児はその形質の発達に優先順位をつけている。このいちばん上にくるのが脳。最下層にあるのが肺や腎臓といった臓器だ。後回しにされた臓器は母親の胎内で機能が低下し、優先順位の高い形質を守るためその発達は「犠牲になる」。そうして払った犠牲の代償が、どうやらのちの病気発症のリスクとなるらしい。

――デヴィッド・バーカーおよびケント・ソーンバーグ
『The Obstetric Origins of Health for a Lifetime』

母親の胎内で過ごす九ヶ月間は私たちの人生でもっとも影響を受けやすい時期だ、という説をデヴィッド・バーカー博士が初めてとなえた一九八六年、世間一般の定説はそれとはまったく違っていた。そのころ、心臓病や当時の呼び方で言えば成人型糖尿病といった慢性疾患は、不健康な食事と運動不足の生活習慣によって起こる「成人病」「生活習慣病」と考えられていたのだ。もちろん前向きな生活習慣（健康によい食事をとったり運動したりすること）に真剣に取り組むことは健康で幸せな人生のためになることはまちがいないが、バーカー博士の説によって当時の「成人病」に対するワンパターンなアドバイスには基本的な欠陥があることがあきらかになった。つまり人の臓器と体組織の能力は生まれる前にすでに決まっているのだ。胎児のときの経験が生涯にわたってつきまとい、成人後に慢性疾患を発症するかどうかさえ左右してしまう。

今では、この健康と病気の発生起源は胎児期にあるとするバーカー博士の考え方が「慢性疾患」という大きな枠組みを生みだしたことを、どの研究機関も認めている。博士のもともとの研究は栄養に的を絞ったものだったが、今では長期にわたって健康に影響を与える出生前の要因が、栄養だけではないこともわかってきた。父と母両方の前の世代の生活パターンが**遺伝子発現**に変化を引き起こし、それがさらに次の世代に伝えられ、のちの数世代にわたって健康に影響を及ぼすのだ。

本章では肥満、糖尿病、高血圧、心血管疾患といった現代のおもな慢性疾患について大まかにふりかえっていく。こういった病気はそれぞれがさまざまな面で複雑につながりあっている。また胎児期にさかのぼる病気の起源や世代間遺伝という視点からも病気を見ていく。なお、がんは多くの人がかかる重大な病気だが、本書ではさまざまな理由から加齢の病気と考え、第七章で扱うことにした。

世界共通の問題である肥満

ここ数十年、世界中で肥満は増加の一途をたどっている。二〇一四年時点で、三十数年の間に世界の肥満人口は二倍以上に増えた。世界保健機関（WHO）の統計によると、二〇一四年に肥満と認定された人は六億人以上。とくに問題なのは、幼児と青年の肥満が急激に増えていることだ。たとえば二〇一七年、世界中の一億三〇〇〇万人を対象にしたWHOのデータにもとづく研究が『ランセット』に発表されたが、その結論によると、過去四〇年の間に四歳から一九歳の子どもの肥満の数はじつに一〇倍に増えたという。ほかにも同様の報告が多数出ている現在、肥満が大流行をみせているという言葉を使う専門家がたくさんいるのも驚くにはあたらないだろう。

諸悪の根源

肥満のいちばんの問題は、単に体重が重いというだけの話ではない点だ。肥満した人たちは全般的に寿命が短いだけでなく、さまざまな慢性疾患を発症するリスクが高い。とくにおなか回りにいちばん肉がついている場合が最悪だ。肥満と直接つながりがあると言われている病気・病態は以下のとおり。

・高血圧
・胆嚢疾患《たんのうしっかん》
・変形性関節症および痛風などの関連疾患
・数種類のがん

・膵炎《すいえん》および膵臓がんなどの膵臓疾患
・**インスリン抵抗性**（2型糖尿病および心血管疾患の主要なリスク因子）
・心臓病（Framingham Heart Study［フラミンガム心臓研究：アメリカ・フラミンガムの住人を対象とした心臓コホート調査］によると、肥満は一生のうちに心血管疾患になるリスクを二倍にするという）

実際、肥満は慢性疾患発症までの「時を刻む時限爆弾」だと言われる。さらに二〇一八年に『Cell Systems［セル・システムズ：システム生物学に関する学術雑誌］』に発表された研究によると、それほど大幅な体重増加がなくても健康に危険信号がともる。たった二・七キロの増加でも、心臓病に関わる指標を起動させるには十分なのだ。

研究では、参加者に三〇日間かけて体重を増やしてもらった。これだけの短期間でも、参加者の細菌叢《さいきんそう》と免疫系には変化が見られ、からだ中のいたるところで炎症が増加した。またそういった影響のひきがねになると見られるしくみも確認できた。三一八の遺伝子における発現の変化だ。より活動的になる遺伝子もあれば、働かなくなる遺伝子もあった。

とくに驚きだったのは、こういった**エピジェネティックな変異**が心筋症（心臓の筋肉に異常が起こる病気）のリスクを高めたことだ。責任者の一人である遺伝学者マイケル・スナイダーは、この研究に関するネット上でのインタヴューにこたえて、三〇日間過食を続けると、心臓と心臓につながる経路の機能のすべてが変化すると述べている。スナイダー博士の意見によると、この研究結果は人間の体のしくみを考えれば当然だという。「人の体は全体がひとつのシステムとしてつながっており、個々の部位が独立して働くわけではありません。したがって、体重が増えるとシステム全体に変化が起きるのです」

慢性疾患の時限爆弾

肥満の影響はきわめて早い段階から始まる。かなり前から、肥満は妊娠・出産時の悪い因子と考えられてきた。妊婦の肥満は妊婦自身の妊娠糖尿病やさまざまな感染症、妊娠高血圧腎症（妊娠中の高血圧）のリスクを高めるし、胎児が死産になったり出生異常を起こしたりする可能性も高くなる。さらに帝王切開となる可能性もかなり高くなるため、赤ちゃんの**細菌叢**の発達にも影響を及ぼす。

また肥満した女性の子どもは慢性疾患になる確率も高い。まず高出生体重で生まれる可能性が高いため、赤ちゃん自身も肥満になりやすい。こういった要素は高血圧、インスリン抵抗性、炎症といったさまざまな代謝異常にともなうリスクを高める。さらに妊婦の肥満は子どもがぜんそくや肺疾患にかかる可能性も高める。

また父親の肥満も決して無縁ではない。二〇一七年のある研究によると、子どもは母親だけでなく父親からも肥満の要素を受け継ぐという。

ＢＭＩを正しく知ろう

ＢＭＩは指標として問題がないわけではないが（そもそもその基準は白人向けだ）、太りすぎかどうかを判断するには伝統的にＢＭＩが利用されてきた。基本的にＢＭＩは身長に対する体重の度合なので、身長が低くて筋肉量が多く脂肪が少ない人は、実際には太っているわけではないのに太っていると判断されてしまう。世界保健機関（ＷＨＯ）のＢＭＩの標準値は一八・五から二四・九とされ、二五から三〇だと太りぎみ、三〇より高ければ肥満となる。この基準で見ると、先進国でやせすぎと判断される人はほとんどいない。

ＢＭＩのもうひとつの問題点は、体の中のどの部分にどう脂肪や筋肉がついているのか把握できないことだ。健康面から見ると、おなか回りの脂肪はたとえば太ももの脂肪よりはるかに危険だ。おなか回りは肝臓や膵臓といった重要な臓器に非常に近いからだ。たとえば腹腔内《ふくくうない》にひそむ**内臓脂肪**もその一種だが、これは恐ろしくやっかいな脂肪だ。現在では内臓脂肪は、人の体に有毒な影響（**脂肪毒性**として知られる）を与えるものと考えられている。内臓脂肪は**代謝**に悪影響を及ぼす物質を放出し、インスリン抵抗性や全身性炎症を引き起こすおそれがあるのだ。

本書でとりあげた研究も、ほとんどがＢＭＩを指標として使っている。しかし最近では体脂肪を見つもるのにウェストとヒップの比率を使う専門家が多い。これはウェスト÷ヒップで出す値で、男性なら〇・九五以下が望ましい。女性なら〇・八五を超えると健康リスクが高まる。さらにウェストサイズで判断する方法はもっとシンプルだ。男性はウェスト九四センチ以下、女性は八〇センチ以下なら、肥満が引き起こす健康問題に悩まされるリスクは低いということになる。

何が肥満の原因なのか

肥満は多くの遺伝的・環境的要因がからみあって起きる複雑な病気だ。その原因のいくつかは母の胎内での経験にまでさかのぼることができ、父や母が肥満していた場合、子どもにもその症状が受け継がれることがわかっている。遺伝子が実際の肥満のリスクに直接大きく関わっているわけではないが、遺伝子もリスクを構成する要素の一部であることは事実で、体重に影響を与える特定の遺伝子が環境要因との相互作用により肥満のリスクを高める場合もある。

遺伝子や**エピジェネティクス**の影響が知られるようになるずっと前から、専門家たちは肥満が同一家系内で多発することに気づいていたし、それは統計によっても裏づけられていた。遺伝の可能性は四〇～七〇パーセント。肥満の度合いが高いほど、その肥満は家系的なものである可能性が高くなる。一卵性双生児が両方とも肥満になる確率は、二卵性双生児の二倍だ。生活習慣や食習慣が同じだから、同じ家系内で肥満が多発するのだという人もいる。しかし養子になった子どもは、育ての親ではなく生みの親が肥満だった場合、やはり肥満になるリスクが高いことがわかっている。そうすると、不健康な習慣だけが肥満の原因だという考えは成立しなくなる。

デヴィッド・バーカー博士および**健康と病気の発生起源**を研究する世界中の研究者たちのおかげで、誕生前に肥満がすでにプログラムされている人たちがいることが今ではわかっている。たとえば**疫学**の研究によって、オランダの飢餓の冬の間に妊娠した母親から生まれた男性は、飢餓の前あるいは後に妊娠した母親から生まれた男性に比べて、成人してから肥満になる可能性が高いことがわかった。その理由は、エピジェネティクスの知識が深まるにつれてしだいにあきらかになってきた。妊婦が妊娠初期に栄養不良になると、子どもの遺伝子発現に変化が起き、からだ中のエネルギーバランスを制御するシステムに乱れが生じるのだ。こういった遺伝子の変化は子孫にも受け継がれ、少なくとも二世代にわたって伝えられることがわかっている。

エピジェネティックな継承の連鎖

ニュージーランドのオークランド大学教授マーク・ヴィッカーズは、母親の栄養が肥満や2型糖尿病発症に及ぼす影響にとくに興味を抱いている。教授はこの**エピジェネティックな遺伝**の継承の連鎖こそが、いわゆる肥満の大流行の根本にあるしくみのひとつであると考えている。二〇一四年の論文で述べられているように、肥満が増えているのは累積効果のせいもある。肥満した両親から生まれる子どもは、肥満になりやすい。その形質が何世代かにわたって伝えられた結果、人口の比率に太った大人が増えていくのだ。

しかし、潜在的に肥満になりやすい形質をもった子どもが全員、肥満になるわけではない。そのうち統計的にかなりの数の子どもが肥満になるというだけの話だ。ここで再び、**エピゲノム**が関係してくる。太る傾向が人生の初期段階で決まっていたとしても、遺伝子はつねに環境への対応を続けている。つまり、体がもともとのプログラムに対してどのように反応するかは、経験によって決まる部分が大きいのだ。人の運命がすべてあらかじめ決まっているとしたら、一卵性双生児の体重に大きな差が出る場合があることの説明がつかないだろう。だが双子の片方が肥満していて片方がやせているというケースは、現実に多数存在する。

二〇一三年にフィンランドの研究者たちがこの現象を研究したとき、興味深いことがいくつかわかった。まず、双子のやせているほうには他の一方が肥満でも代謝性疾患や炎症の徴候はまったく見られなかった。また双子の肥満しているほうには、二種類の区分があることもわかった。肝臓に脂肪がたまる人とたまらない人だ。つまり肥満していても、代謝の面から見ると、やせている人と同じくらい健康な人がいるということだ。一方、不健康な太り方をしている肥満の人は、メタボリック・シンドロームや脂肪肝になっていた。これはおそらく炎症やその他不明の要因によるものだと思われるが、双子のやせているほうにはその徴候は見られなかった。

マックス・プランク免疫生物学エピジェネティクス研究所が『Cell〔セル：生物学の学術雑誌〕』に発表した最近の研究によると、やはり一卵性双生児を調べた結果、遺伝子発現の違いが肥満になるかどうかを決めることがわかったという。これらのエピジェネティックな変化は、遺伝子のふるまいに影響を与えるＴＲＩＭ28というタンパク質と関係している。ＴＲＩＭ28の量が少ないマウスは肥満になるが、適量のＴＲＩＭ28をもつマウスは太らない。片方がやせていて片方が肥満している人間の一卵性双生児についても調べたところ、同じパターンが見られたという。

・遺伝子による土台づくり

遺伝子が肥満の土台をつくるという事実を科学者たちがようやく理解し始めたのは、肥満につながる単一遺伝子の変異が初めて確認された一九九七年になってからのことだった。今では二〇以上の肥満に関わる単一遺伝子が研究の対象となっている。たとえば、ＦＴＯ遺伝子（体脂肪量とＢＭＩに関わる）の中にかなり一般的に見られる一塩基多型（ＳＮＰ）は、子どもの肥満に深いつながりをもつことが、研究によりあきらかになっている。この遺伝子に特定の変異をもつ成人は、ふつうの人より三・五〜四・五キロ体重が多く、肥満になりやすい傾向がある。

ただし、遺伝子はあくまでも発現しなければ肥満にはつながらない。遺伝子がどのように発現するかは、さまざまな細胞の働きによって決まるが、その働きのひとつがエピジェネティックな変化なのだ。肥満の原因を探る科学者たちは、さきほど話に出たタンパク質ＴＲＩＭ28のようなエピジェネティックな修飾因子に注目している。また環境の影響も無視できないようだ。たとえば、内分泌攪乱物質《ないぶんぴつかくらんぶっしつ》（110ページ「内分泌攪乱物質」参照）が脂肪にたまり、からだ中のエピジェネティックなメカニズムに悪影響を与えると考える研究者もいる。こういった変化が代謝を乱し、インスリン抵抗性や肥満、慢性炎症を引き起こすのだ。

　両親から受け継いだ遺伝情報だけが肥満を引き起こすのではないが、有毒化学物質のような環境要因に触れることで傷つきやすくなる遺伝子がある。このような遺伝子は、体がエピジェネティックな反応を起こすと悪い方向に働きやすいため、肥満につながる土台がつくられてしまうのだ。

肥満の原因になる環境

肥満を引き起こすおもな原因を専門家は**肥満原因環境**と呼ぶ。これはたとえば栄養がとぼしく高カロリーな食べ物をとらせることなどで、人の体重を増やそうとする環境のことだ。残念ながらこの肥満原因環境は、現代生活とは切っても切れない関係にある。北アメリカではすでに不健康をもたらす要因として広く知られているが、発展途上国の生活レベルが向上するにつれて、この現象は世界中に広がりをみせつつある。

　アフリカでは肥満率が恐ろしい勢いで上昇しているが、これは一部には、より多くの人びとが田舎から都会へと流入し、ジャンクフードが手に入りやすくなったり、いすにすわる生活が増えたりした結果だと専門家は言う。さらにアフリカの大人たちの多くは胎内を含む人生のさまざまな段階で栄養不良を経験しており、そのため発生起源による肥満を起こしやすくなっている。現在のアフリカの「肥満危機」を、一九九〇年代のエイズ大流行に匹敵する危機的状況と考える医療専門家もいるほどだ。

　肥満の原因になる環境は基本的に不健康な状態だ。さらに問題なのは、ほかの社会的・経済的な力がこの不健康な状態とからみあって、肥満を悪化させることだ。莫大《ばくだい》なお金のかかった広告キャンペーンが、栄養にとぼしい食品をどんどん消費するよう人びとに呼びかける。しかもそういう人たちは、ほかのものが食べたくてもお金がなかったり手に入れる場所がなかったりする場合が多い。このしくみを支えるのがたくみなマーケティング戦略だ。たとえば二〇一八年にニューヨーク・タイムズ紙に載ったある記事によると、アフリカではコカ・コーラのボトルは貧しい人にも手が届きやすいように小さめのサイズになっているそうだ。さらにテクノロジーの影響も忘れてはならない。スマホを手放せない人たちは、たいていいすにすわったままの生活を送りがちになるからだ。

炭酸飲料と肥満とテロメア

テロメアという言葉をご存じだろうか？　テロメアとはDNAとタンパク質のつながったもので（325ページ「テロメア」参照）、遺伝子のDNAコードを含む**染色体**の末端にくっついている。テロメアは細胞が分裂するときに染色体を守る働きをもち、寿命の長さや特定の慢性疾患発症のリスクに関係があるとされる（326ページ「テロメアの長さ」参照）。しかしこのテロメア自体の寿命は、あなたが飲む炭酸飲料の量によって決まるらしい。

そのしくみはこうだ。一般的にテロメアは長ければ長いほどいい。しかし年をとるにつれて短くなる。これは自然のなりゆきだが、じつはテロメアの長さに影響を与える因子は加齢だけではない。二〇一四年、毎日六〇〇ミリリットル以上の炭酸飲料を飲む人たちを対象にした調査が行われた。『American Journal of Public Health［アメリカン・ジャーナル・オブ・パブリック・ヘルス：アメリカの公衆衛生学の専門雑誌］』に掲載されたこの研究によると、炭酸飲料を飲む人たちのテロメアは、ふつうの人たちに比べて短くなる時間がかなり早かったという。一年間のうちに起こる通常の加齢に加えて、四年半分以上にあたる加齢が進んでいたのだ。

研究者たちがこの研究で調査対象としたのは、糖尿病や心血管疾患にかかった経験がない健康な大人だけだった。この代謝性疾患とのつながりを示す可能性は非常に興味深い。たとえば肥満はテロメアが短くなることと関係がある（しかも子どもの場合も）と考えてみてほしい。研究者たちは今後さらに関連の研究が行われて、「炭酸飲料から脂肪へ」とつながる経路について解明が進むことを期待している。それを理解することが、循環代謝性病患のリスク因子を改善していくことにつながる可能性があるのだ。

肥満であることの精神的影響

肥満は体の病気の土台を築く一方で、精神面にも大きな影響力をもつことを無視できない。スリムでエレガントな体型がもてはやされる国は多いが、その筆頭はやはりフランスだろう。ガブリエル・デディエがその自伝的著書『On Ne Naît Pas Grosse［あなたは生まれつき太っているわけじゃない］』の中で書いているように、フランスで肥満した女性が暮らしていくのは楽ではない。パリの学校で要支援児童向けの教員助手に応募した彼女は面接を楽々とパスしたのだが、実際に働き始めると校長から「きみが助手としてつく先生はちょっとむずかしい人かもしれない」と言われた。そのとき校長の口からは、その「むずかしい」というのが具体的にどういうことを指すのか説明はなかった。じつはその教師はフランス人には多い「肥満嫌悪症」で、体重が一三五キロ以上あったガブリエルと一緒に働くのを拒否したのだ。

しょうがない、フランス人だからね、とかたづけてしまうのは簡単だが、その思いこみは事実ではない。太った人への差別は、世界中いたるところで同じように行われている。もちろん北アメリカでもそうで、肥満と言われるのは落伍者《らくごしゃ》の烙印《らくいん》を押されるのに等しい。太っているというだけで、人生のあらゆる場面で差別を受ける。太った人をバカにする風土の中を生きぬくためにはたえまないストレスがかかり、それが身体的にも精神的にも健康を大きく蝕《むしば》むことが、さまざまな研究によってあきらかにされてきた。

しかも被害は早い段階から始まる。太っていることは学校でのいじめでもっともよく耳にする原因だ。太った子はいじめられる確率が高い。いじめによって負った傷は体の健康にも心の健康にも悪影響を及ぼす。トラウマによる**ホルモン**の変化が免疫系の問題を引き起こし、さらには遅発性の心臓病につながる可能性もある。高血圧などのストレス性の病気発症にいたるおそれもあるし、いじめにより遺伝子発現に影響が出ることも報告されている（91ページ「いじめ」参照）。

太っているせいで差別を受けた結果、社会的交流を避けるようになったり、心理的な悩みを抱えるようになったりする人も少なくないという研究が多数発表されている。アンジェリーナ・スーチン博士が二〇一五年に発表した『Weight Discrimination and Risk of Mortality〔体重による差別と死のリスク〕』という論文で述べているところによると、「このような敵意に満ちた社会相互作用が積みかさなった結果、太った人たちの平均余命が短くなると考えられる」。この研究によっても、肥満を生みだす正確なメカニズムをつきとめることはできていない。しかし、太った人に対する差別とその死亡率の上昇には、はっきりとしたつながりがあることが確認できた。肥満した人の死亡率は、喫煙などのほかのリスク因子と肩を並べるほど高くなっているのだ。

肥満、腸、免疫系

肥満した人たちの腸内細菌は、ふつうの人たちとは割合が違う。一般に肥満した人のほうが細菌の種類が少ない。また肥満した人たちが腸内にもっている細菌は、エネルギーの貯蔵と使用に関わる代謝があまりうまくできないものが多い。実際、最近の研究によると、腸内にどんな細菌がいて、それがどのように働いているのかが、肥満を引き起こすカギなのかもしれないという。ほかにも、腸内細菌をととのえることが効果的に体重を減らすのに役立つかもしれないという研究もある。

腸内細菌が正しく働かないと、その影響は全身に及ぶ。免疫系の環境に対する反応も影響を受ける。免疫系の専門家であるスーザン・プレスコット博士によると、肥満は免疫系に慢性的な影響を与える。肥満と代謝と免疫系は密接につながりあっていると博士は考えている。博士の意見によれば、世界中で肥満率が高まり、自己免疫疾患とアレルギー疾患が急激に増加している「第一の原因」は、環境有毒物質と生活習慣のためさまざまな種類の健康な細菌に触れる機会がなくなってしまったことだという。

レプチンとその重要性

レプチンは体重管理にきわめて重要な役割を果たすホルモン。「肥満ホルモン」「飢餓ホルモン」「満腹ホルモン」とも呼ばれる。

満腹に関するレプチンの働きは二つ。脳を刺激して空腹をしずめるホルモンをつくり出し、同時に空腹を感じるホルモンの作用を抑える。理想的には、本当に十分食べたときにそれが正確に脳に伝わればいい。だがこの経路であやまった情報が伝えられると、体重管理に問題が起きる。

そのしくみを説明しよう。

レプチンは食欲や満腹感、代謝を制御する脳の**視床下部**と直接情報をやりとりする。体内のレプチンの大部分は脂肪細胞でつくられるため、大量の脂肪細胞をもつ太った人たちは、平均的な体重の人たちに比べてもつレプチンの量が多くなる。レプチンはふつう脳に食べるのをやめるよう指示を出す役目をもつが、太った人の場合その連絡がうまくいかなくなる。これがレプチン抵抗性と呼ばれる状態だ。

レプチン抵抗性は、どれだけ食べても食欲が満たされず、激しい食欲に悩まされる状態を引き起こす。これは、体が使いきれないほど大量のインスリンを膵臓がつくり出してしまうという、2型糖尿病のインスリン抵抗性と似たような構造だ。

レプチン抵抗性にはもうひとつ問題がある。大量のレプチンは代謝の速度を落とし、筋肉がブドウ糖と脂肪をエネルギーとして使う能力をさまたげるのだ。ここから悪循環が始まる。脂肪が筋肉組織の中にたまり、インスリン抵抗性を高める。レプチン経路は内分泌機能や骨形成、免疫反応、炎症反応といったさまざまな体組織の機能に影響を与える。たとえば、レプチンの伝達不良は慢性炎症のひきがねとなる可能性がある。

レプチン抵抗性は胎内でプログラムされる、というのが現在の研究者の考えだ。ヒツジや豚を使った研究により、胎内で循環するレプチンはエネルギーバランスに関わる生理学的な役割をもっていることがわかってきた。簡単に言うと、胎内の栄養が多すぎたり少なすぎたりすると、成人後に循環するレプチンの量が増えるらしい。

エピジェネティックなしくみによって制御されるレプチンもある。しかしレプチン受容体（LEPR）遺伝子に変異をもって生まれる人たちがいるのも事実だ。こういった人たちは、病的肥満や2型糖尿病になるリスクがきわめて高い。珍しいケースではあるが、こういう人たちは生まれつきレプチンが少ないためつねに激しい空腹感に襲われ、早発性肥満になる。この病気の人たちには、空腹感を抑えるためにレプチン補充療法が行われて効果をあげており、体重減少にもつながっている。

レプチン抵抗性の改善

レプチン抵抗性の管理に役立ちそうな要因が、研究者たちにより少しずつ解明されてきた。たとえば、果糖（生の果物ではなく大量のフルーツジュースや甘い清涼飲料から摂取したもの）と飽和脂肪酸をたくさん含む食事は、レプチン抵抗性を高める可能性があるという研究結果が出ている。そしてレプチン抵抗性があると、果糖と飽和脂肪酸はさらにレプチンが脳内に入った際の伝達能力を下げてしまうのだ。また果糖と脂肪をとりすぎると血中トリグリセリドの量が増え、レプチン抵抗性が悪化する。

動物実験では、腸内細菌叢の不均衡はレプチン抵抗性に関係があるという結果が出た。腸内細菌にはその種にもとづいて四種類の区分があるが、そのうちの二つが肥満とレプチン抵抗性の両方に関わっている。厳密に言えば、肥満した人とレプチン抵抗性をもつ人の腸内細菌叢には同じ不均衡が見られた。バクテロイデス門に属する細菌に比べて、フィルミクテス門に属する細菌の割合が高かったのだ。ただ、変化した細菌叢がレプチン抵抗性をつくり出すのか、それともレプチン抵抗性が細菌叢を変えるのか、どちらなのかはわかっていない。

レプチン抵抗性は非アルコール性脂肪性肝疾患のリスク因子でもある。研究によれば、栄養素を補って生活習慣を変えれば、非アルコール性脂肪性肝疾患を患う人のレプチンの値を改善することは可能だ。人間を対象にした実験で、一二週間の間毎日三〇〇〇ミリグラムのウコンを摂取した人たちのレプチンの血中濃度は、偽薬をとっていた人たち（プラセボ群）に比べて低下したという。同様に、非アルコール性脂肪性肝疾患の患者に善玉菌と**プレバイオティクス**（善玉菌を助ける食品）を与えつつ、同時に体重を落とすための食事と運動を実践してもらったところ、生活習慣を変えただけの場合よりレプチンの値によい変化が見られた。非アルコール性脂肪性肝疾患についてさらに詳しくは247ページ、プレバイオティクスと善玉菌については413ページと416ページを参照していただきたい。

アラキドン酸（ＡＡ）というオメガ6脂肪酸は、動物実験により脳内のレプチンの信号伝達不良に関わっていることがあきらかになっている。人間においても、ＡＡが多く含まれる食事をとるとレプチン抵抗性のリスクが増加し、当然の結果として糖尿病と肥満につながる危険性も高くなる。またＡＡは慢性炎症にも関わりがある。いくつかの食品（とくにヒマワリ油、ベニバナ油、綿実油、大豆油などの植物油と卵、鶏肉、牛肉などの動物性食品）が、体内のＡＡ値を上げることが知られている。これに比べて、脂肪分の多い魚やクルミ、フラックスシード、チアシードなどに含まれるオメガ3脂肪酸であるエイコサペンタエン酸（ＥＰＡ）とドコサヘキサエン酸（ＤＨＡ）は、肥満を抑える働きをみせたり、実際に肥満した人たちの体重減少を助けたりしている。食事でとるオメガ6脂肪酸をできるだけ減らし、オメガ3脂肪酸を増やしていくことが、より健康な体重を維持し、レプチン抵抗性を減らしていくのに役立つはずだ。これを達成するには、オメガ6脂肪酸を多く含む植物油の摂取を減らし、オメガ3脂肪酸を豊富に含む食品をたくさんとるようにすることだ。

メタボリック・シンドローム

慢性疾患の中で、近年世界中で増加をみせているのがメタボリック・シンドロームだ。高齢化社会、慢性的なストレス、いすにすわりっぱなしの生活、栄養のかたよった食事などがその増加の原因と言われている。問題はおなか回りの脂肪以外に目立った症状が出ないこと。これが、メタボリック・シンドロームが「サイレント・キラー」と言われる理由だ。

メタボリック・シンドロームはひとつの病気というよりも、いくつかの症状の集まりだ。高血圧、肥満、おなか回りの脂肪、トリグリセリド値の上昇、インスリン抵抗性などのリスク因子が三つ以上あると、メタボリック・シンドロームと診断される。こういったリスク因子はそれぞれ単独でも危険だが、組み合わさることにより相乗効果が生じ、さらに危険度が増す。また心臓病、脳卒中、2型糖尿病といったもっと重大な病気発症の前兆でもある。

おなか回りが太い人は、たとえBMI値が標準範囲内でも、インスリン抵抗性の検査を受けたほうがいいと研究者は言う。膵臓などの臓器のまわりにつく内臓脂肪は、インスリン抵抗性と関係しているからだ。

おなか回りの脂肪との関係を考えれば、メタボリック・シンドロームが肥満と密接につながっていることは言うまでもないだろう。肥満はメタボリック・シンドロームの症状であるとも原因であるとも言われている。

未来の前兆をつかむ

二〇一八年、オンライン・ジャーナル『Diabetes, Obesity and Metabolism〔ダイアビティス・オビシティ・アンド・メタボリズム：糖尿病、肥満、代謝関係の医学雑誌〕』に、メタボリック・シンドロームの三つのリスク因子と2型糖尿病発症にはあきらかなつながりがあるとする研究結果が発表された。この結果に驚く人はおそらく誰もいないだろう。ＢＭＩ値が三〇超（つまり肥満の基準にあてはまる人）、トリグリセリド値が一デシリットルあたり八〇ミリグラム以上、空腹時血糖値が一デシリットルあたり一〇〇～一二四ミリグラムの人は、のちに糖尿病を発症する確率が、これらのリスク因子のない人に比べて六〇パーセント以上高くなるという。

トリグリセリド値と空腹時血糖値が危険レベルでないなら大丈夫。まだ「正常」の範囲内だ。しかし四〇代になると、こういった代謝指標のちょっとした上昇が早めの警告を発してくれる。医師がこうしたバイオマーカー（生物学的指標）を活用して、今後二〇年のうちに糖尿病になる可能性を予測し、減量、運動、栄養バランスのとれた食事といった個人に合わせたプログラムを用意して、発症のリスクを下げることもできるようになるだろう。

根本的原因は何なのか？

いくつかのリスク因子の特定はできるが、メタボリック・シンドローム発症の根本にあるしくみの特定となると、専門家たちは途方にくれる。しかしほかのすべての慢性疾患と同じように、やはりここでも遺伝子的要素やエピジェネティックな要素が関係してくる。二〇一五年にチェコの雑誌『Physiological Research［フィジオロジカル・リサーチ：生理学の学術雑誌］』に発表された論文によると、ほかのやっかいな慢性疾患同様、メタボリック・シンドロームも遺伝子対遺伝子あるいは遺伝子対環境の相互作用によって起きるもので、複数の遺伝子や環境要因が関わっているという。その近い親類である肥満と同じく、メタボリック・シンドロームもエネルギーバランスを制御する体組織の異常に関わっており、根源は母の胎内にまでさかのぼることができる。

発達段階の重要な時期（とくに胎内と乳幼児期）に栄養不良になると、食べ物をエネルギーに変えるなどの代謝過程に影響が出るという研究は多数発表されている。二〇一五年に『Nutrients［ニュートリエンツ：栄養学の学術雑誌］』に掲載された、クレア・レイノルズらによるエネルギーバランス障害に関する論文もそのひとつだ。著者によれば、ごく初期のころの栄養環境が、「代謝や体重、エネルギーバランスの制御をはじめとする多くの生理機能や行動」をプログラミングすることにより、生涯にわたる影響を及ぼす。ただ幸い、発達の早い段階できちんとした栄養をとることにより、代謝のプログラミングに刻まれた悪い情報を打ち消すことができるという。

有毒物質の摂取もメタボリック・シンドロームの発症要因のひとつだ。二〇一七年にカナダのオンタリオ州ハミルトンにあるマクマスター大学の研究者が発表した論文によると、胎児期や乳幼児期に重金属や一般的な化学薬品（殺虫剤、家庭用洗剤など）を摂取すると、ＢＭＩ値の上昇、幼児期の血圧の上昇、インスリン抵抗性などの代謝異常が見られた。また有毒物質をいつ摂取したかが重要であり、発達段階における重要な時期であるほど、その影響は長期に及ぶという。

決定的な証拠はないが、メタボリック・シンドローム発症のリスクは、数世代にわたってエピジェネティックに受け継がれていく可能性があると科学者たちは考えている。二〇一六年に『Cell Reports〔セル・リポーツ：生物学の学術雑誌〕』に発表されたマウスの研究によると、母親にメタボリック・シンドロームがあると、三世代にわたってその子孫に代謝異常があらわれたという。そしてもともとの遺伝子発現の変化を引き起こしているのは、例のおなじみの原因だ。砂糖と不健康な脂肪の含有量が多く、質のよいタンパク質の少ない食事である。

非アルコール性脂肪性肝疾患

アメリカ疾病対策センターによると、非アルコール性脂肪性肝疾患に苦しむアメリカ人は人口の約二〇パーセントもいるという。肝臓には脂肪があるのがふつうだが、過剰な脂肪が（トリグリセリドの形で）肝細胞にたまると非アルコール性脂肪性肝疾患になる。脂肪肝とは脂肪が肝臓の重さの五パーセント以上になった状態をいい、アメリカの肝臓疾患の七五パーセント以上を占める。世界中で問題となりつつある病気であり、過去二〇年間で世界の患者数は倍増した。成人の二五パーセントが、程度の違いこそあれ脂肪肝になっていると考えられる。また子どもにも患者数は増えている。子どもの一〇パーセントに非アルコール性脂肪性肝疾患が見られる現在の状況は、公衆衛生上の危機とも言われる。

なぜ非アルコール性脂肪性肝疾患は青少年にこれほど多発しているのか？

その原因は肥満の急激な増加にあるという専門家もいる。しかし、肥満していなくてもこの病気と診断される青少年も多い。運動不足や加工食品のとりすぎといった肥満をまねく環境も、この病気の発症に関係があると思われる。またソフトドリンクの甘みづけに使われる高果糖液糖の消費と、若者の非アルコール性脂肪性肝疾患発生率の上昇には関係があるとする研究も数多く発表されているが、これについては激しい議論が巻き起こっている（その大部分は砂糖業界のロビイストがしかけたものと思われる）。

遺伝だけでないさまざまなリスク因子

非アルコール性脂肪性肝疾患に関わる遺伝子はたくさんあるが、この病気のなりたちは複雑なものであり、遺伝子的な要因は多くのリスク因子のうちのひとつにすぎないと専門家は考えている。また大気汚染や**内分泌攪乱物質**との関連を認める研究もある。つまり、胎児期や乳幼児期に汚染物質を摂取することによってエピジェネティックな変異が起こり、それが非アルコール性脂肪性肝疾患の発症リスクを高める場合もあるということだ。

症状がなくひそかな危険

非アルコール性脂肪性肝疾患の初期段階では症状がほとんどないため、自分がなっていても気づかない場合がよくある。しかし年一回の健康診断で血中コレステロール値の検査（脂質検査）や生化学検査（CMP）を行ったときに、トリグリセリドと肝酵素（AST、ALT）の値が高かったら、脂肪肝になっている疑いがある。トリグリセリドと肝酵素が上昇傾向にあるとしたら、気をつけたほうがいい。基準値より高くなるまで放っておくと、手遅れになるおそれがある。脂肪肝は防ぐことができるが、いったんなってしまうとその代償は大きいのだ。

全身にわたる影響

非アルコール性脂肪性肝疾患が恐ろしいのは、その悪影響が肝臓だけでなく全身に及ぶからだ。慢性腎臓病、骨粗鬆症《こつそしょうしょう》、大腸がんの発症にも関わっている。肝臓移植が必要となるケースの最大の原因とも言われている。

また脂肪肝の発症率の上昇は、ほかの慢性疾患の増加とも複雑にからみあっている。動物実験によると、脂肪肝はインスリン抵抗性とつながりがあり、両方同時に起こっている場合、それぞれが相手の症状を亢《こう》進《しん》させてしまう。インスリンの働きのひとつはブドウ糖を筋細胞に運ぶことだが、体細胞がインスリンに反応する能力が下がると、血糖値が高いままになる。すると肝臓はより多くの脂肪酸とトリグリセリドをつくるようになるのだ。2型糖尿病患者の七四パーセントが非アルコール性脂肪性肝疾患を発症しているが、糖尿病患者で肥満している人の非アルコール性脂肪性肝疾患の罹患率は一〇〇パーセントだ。糖尿病も脂肪肝もどちらか一方だけでも十分危険な病気だが、一緒になると相乗効果が働き重症度が急激に増す。そしてさらに心臓病のようなほかの病気を発症するリスクも大幅に高めるのだ。

ゆっくりだが危険な進行

脂肪肝が悪化すると、非アルコール性脂肪肝炎に進行するおそれがある。これは肝臓が腫れてさらに脂肪がたまる病気で、炎症と線維症を引き起こす。進行がゆっくりでとくに目立った症状はないため、糖尿病や高血圧の進行に似ていると言われる。最終的には肝臓が取りかえしのつかないダメージを受け（肝硬変）、肝不全を起こし、ついには肝臓移植が必要になる。この非アルコール性脂肪肝炎の発症率の上昇を「サイレント・エピデミック（静かな蔓延《まんえん》）」と呼ぶ専門家もいる。

非アルコール性脂肪肝炎の発症は、メチル不足の食事が関係しているかもしれないと指摘する研究もある。つまり葉酸やビタミンB6、B12といった栄養素が不足した食事のことだ。研究によると、ラットに高脂肪・高蔗糖《こうしょとう》で**メチル基供与体**が少ない食事を与えたところ、非アルコール性脂肪肝炎の発症率が高まった。しかしその後、食事にメチル基供与体を含むサプリメントを混ぜると、不健康な食事のせいで肝臓にたまっていた多量のトリグリセリドが減少したという。腸内細菌の不均衡を、非アルコール性脂肪性肝疾患と非アルコール性脂肪肝炎に結びつける研究も多い。この不均衡の解消には、善玉菌の増殖を助ける治療が効果的と考えられている。

しかし非アルコール性脂肪性肝疾患にかかっている人全員が、さらに深刻な病気へと進行するわけではない。では肝硬変にまで病状が進行しやすい資質をもった人がいるのだろうか？　答えはイエスだ。PNPLA3遺伝子に特定の一塩基多型（SNP）をもつ人は、非アルコール性脂肪肝炎や線維症、肝硬変にまで病状が進行しやすいと証明されている。

非アルコール性脂肪性肝疾患を防ぐには

非アルコール性脂肪性肝疾患には一般的に認められた治療薬はないが、食事と生活習慣の改善によって発症を防ぎ、症状をコントロールすることはできる。栄養にとぼしい食事、運動不足、いすにすわりっぱなしの生活といったリスク因子がほぼ同じであるため、非アルコール性脂肪性肝疾患の予防と治療には当然インスリン抵抗性や糖尿病、メタボリック・シンドロームの改善と共通する部分が多い。

予防に役立つ食べ物と栄養素

脂肪肝の予防に役立つ食べ物と栄養素は以下のとおり。

・**オメガ3脂肪酸**：研究によれば、オメガ3脂肪酸を一日約三グラムとると血中トリグリセリド値が下がり、脂肪肝を改善できる（超音波検査により脂肪量の減少を確認）。

・**ビタミンE**：非アルコール性脂肪性肝疾患の患者には、強力な抗酸化物質であるビタミンEの不足がよく見られる。ビタミンEを豊富に含む食品はアーモンド、ホウレンソウ、サツマイモ、アボカド、スイスチャード、ヒマワリの種、小麦胚芽《こむぎはいが》などだ。ビタミンEサプリメントの脂肪肝に対する効果については結果が定まらないが、糖尿病や肝硬変にかかっていない人については脂肪肝を改善する効果があるようだ。

・**コリン**：水溶性のビタミンB群の栄養素であるコリンは、肝機能のさまざまな経路に関わっている。非アルコール性脂肪性肝疾患の人はコリン不足になる場合が多い。コリンを多く含むのは卵の黄身や、牛レバー、サケ、エビ、鶏肉といった動物性食品だが、ピーナッツ、芽キャベツ、ブロッコリ、カリフラワーなどの植物性食品からもとることができる。

・**コーヒー**：コーヒーにはよい面も悪い面もあるが、毎日コーヒーを飲むことは肝臓疾患の人にはおすすめだ。研究によると、毎日コーヒーを飲むことにより、脂肪肝が線維症や肝硬変へと進むのを防ぐ効果が見られ、その場合飲む量が多いほど効果が出たという。コーヒーの特殊な効能についてはまだわかっていないことも多いが、含まれる抗酸化物質とカフェインの悪影響を差し引いてもプラスになる力をもっていることは確かなようだ。

避けたほうがいい食べ物と栄養素

・**精製糖**：脂肪肝を防ぐには糖分を絶対に避けること。たとえばふつうのグラニュー糖はブドウ糖と果糖からできているが、そのどちらも病気に大きな影響を及ぼす。ブドウ糖をとりすぎると、インスリン抵抗性や2型糖尿病につながる。果糖は血糖値に影響を与えないため、体にいいとカンちがいしている人もいるが、じつは果糖は肝臓で代謝され、大量にとると脂肪酸の生成を増やして脂肪肝を発生させたり悪化させたりする。天然の果糖は生の果物や野菜に含まれているが、そういった果糖には害がない。問題は加工食品に大量に含まれる果糖で、深刻な健康被害をもたらす。とくに問題なのが、ブドウ糖より果糖を多く含む合成甘味料の高果糖液糖だ。この果糖が肝臓に与える悪影響は、ほかの種類の砂糖よりもはるかに大きい。高果糖液糖はおなじみの炭酸飲料やジュース、エナジードリンク、キャンディ、菓子パン、デザートなどに含まれている。価格が安いため、甘味料としてパン、ケチャップ、缶詰スープ、サラダドレッシングなどの加工食品にも幅広く使われている。目に見えない形で非常に多くの食品に使われているため、知らないうちに口にしている場合が多い。

・**精製炭水化物**：精製された穀物からつくられた食パン、パスタ、クラッカー、白米などの炭水化物は避けよう。精製炭水化物をとりすぎると、肝臓内でトリグリセリドの生成が増え、非アルコール性脂肪性肝疾患のリスクが高まる。一般に精製炭水化物を避けることは、脂肪肝を予防したり改善したりするのに大いに役立つ。タンパク質や脂肪とのバランスを考えつつ、野菜、果物、全粒の穀物、豆といった自然食品から健康な炭水化物をとるようにしよう。

・**アルコールとアセトアミノフェン**：この二つは肝臓に負担をかける物質だ。アルコールは肝臓で代謝されるが、過剰にとるとアルコール性肝疾患を引き起こす。非アルコール性脂肪性肝疾患の場合も、アルコールは肝臓に負担をかけて病気を悪化させる。市販鎮痛剤として一般的なアセトアミノフェン（タイレノール）も肝臓で代謝される。一度にたくさん飲んだり長期にわたって服用し続けたりすると肝臓毒性が発生し、とくにアルコールと同時にとると肝臓にダメージをもたらす。

その他の対策

・**健康的な体重をキープする**：脂肪肝の治療に減量は非常に効果的な手段だ。研究によると、体重を平均七〜一〇パーセント減らすと、脂肪肝やコレステロール値、インスリン抵抗性を改善し、肝酵素を減らすことができるという。また体重を一〇パーセント以上減らすことで、非アルコール性脂肪肝炎を完全に治すことができた（249ページ「ゆっくりだが危険な進行」参照）。

・**運動量を増やす**：どんな種類の運動でも（エアロビクスでも筋トレでもＯＫ）、たとえ減量できなかったとしても、脂肪肝の改善に運動は非常に効果的だ。研究によれば、平均週三日から五日、四五～六〇分の運動がもっとも効果的だったという。

恐ろしい糖尿病

糖尿病は古代から知られる病気だが、そのしくみについてかつてはほとんど知られていなかった。症状としてわかっていたのは頻尿とその尿が非常に甘いことくらいで、発症の源が膵臓だとわかったのは二〇世紀に入ってからのことだ。

一八九三年、フランスの病理学者ギュスターヴ＝エドワール・ラゲスは、細胞の小さなかたまり（今ではランゲルハンス島として知られる）が糖尿病と何らかの関わりがあることに気づいた。この細胞の小集団はインスリンというホルモン（およびその他数種類の物質）をつくり出すのだが、ラゲス博士たちはこの分泌物が体の炭水化物処理に影響を与えているのではないかと考えたのだ。実験により、膵臓を取り除いた動物は糖尿病になることがわかった。これは大きな前進だ。しかし、膵臓でつくられるどの物質が糖尿病を引き起こすのかは、まだわかっていなかった。当時、糖尿病患者に豚の生の膵臓を与えるといった怪しげな治療が行われていたのも、しかたのないことだろう。

一九二〇年代になるころ、糖尿病研究の中心はカナダへと移る。一九二一年、トロントの研究者フレデリック・バンティングとチャールズ・ベストは、この病気発症のカギとなる物質インスリンを発見する。

バンティング博士はこの発見によりノーベル賞を受賞し、以後、画期的な発見をもとに治療が行われるようになる。糖尿病は死にいたる不治の病ではなくなり、制御可能な慢性疾患と考えられるようになった。

糖尿病とは？

基本的に糖尿病とは、体が細胞の中で糖分（ブドウ糖）をきちんとエネルギーに変えることができなくなる病気だ。インスリンは膵臓でつくられる物質で、血糖（血中のブドウ糖）値を制御するのに重要な役割を果たす。細胞を刺激してブドウ糖をとりこませ、エネルギーへと変換させるのだ。インスリンの仕事のひとつは、血液を通してブドウ糖を細胞へと送りとどけることだ。ブドウ糖は体内のほとんどの細胞にとって主要なエネルギー源となるもので、体にはもちろんエネルギーを得るためブドウ糖が必要だが、血糖値が高くなりすぎると（これは糖尿病の症状のひとつだ）問題が起きる。膵臓が十分な量のインスリンをつくれなくなったり、摂取されたブドウ糖をインスリンがうまく制御できなくなったりするのが糖尿病だ。糖尿病自体も深刻な病気だが、さらに心臓病や腎臓病といったほかの病気の前触れになる場合も多い。

糖尿病には大きく分けて二つのタイプがある。１型糖尿病はかつて若年性糖尿病とも呼ばれ、２型糖尿病は成人型糖尿病と言われた。もうひとつ妊娠糖尿病があるが、これは妊娠時の合併症のひとつだ。スーザン・プレスコット博士が『Origins』に書いているように、妊娠糖尿病は妊婦の体に、胎児の要求にこたえるため重要な代謝上および生理上の変化が起きて発生するものだ。

妊娠糖尿病

妊婦の六パーセントから八パーセントが妊娠糖尿病にかかる。太り気味や肥満の人、2型糖尿病の家族歴がある人はかかりやすい。また喫煙者や特定の人種の人（アフリカ系アメリカ人、ラテン系アメリカ人、いくつかの先住民族）も発症リスクが高い。最近の研究によると、その発症のメカニズムには栄養が大きく関係していると思われる。たとえばインドのムンバイ母体栄養プロジェクトでは、妊婦に毎日、**高栄養価**の軽食をとってもらって結果を評価したところ、栄養価のあまり高くない軽食をとっていた対照群に比べて、妊娠糖尿病の発生率が半分になったという。

妊娠糖尿病はほとんどが妊娠二〇週以降に起こり、たいていは一時的なものだ。しかし血糖値は出産後に正常に戻っても、いくつかの問題があとに残る場合がある。妊娠糖尿病を経験した女性は、のちに2型糖尿病を発症する可能性が経験していない女性の二〇倍も高くなる。とくに出産後の五年間が非常に危険だと言われている。『PLOS Medicine〔プロス・メディシン：医学専門誌〕』に発表された最近の研究によると、妊娠糖尿病の経験者は未経験者に比べて心臓病になる可能性も二・八倍、高血圧になる可能性も二倍近く高いという。

妊娠糖尿病の母親から生まれる赤ちゃんは巨大児になりやすい。また呼吸器系に問題が起きやすく、新生児低血糖になる可能性も高い。さらに成人後に2型糖尿病を発症する可能性が非常に高い。これは胎内にいるときに起きたエピジェネティックな変化によるものと思われる。

1型糖尿病

1型糖尿病はインスリンが不足して起こる自己免疫疾患で、若年性糖尿病とも呼ばれた。基本的に、インスリンをつくる膵臓のランゲルハンス島ベータ細胞が体の免疫系に攻撃されることによって起こる。攻撃された細胞はさらにインスリンをつくろうと必死に働き、血糖値を制御しようとする。

1型糖尿病の発症に遺伝子が関わっていることは確かだが、原因はそれだけではない。いくつかの遺伝子がこの病気を引き起こす傾向があるが、そういう遺伝子をもたない子どもたちや、逆に糖尿病から守るタイプの遺伝子型をもつ子どもたちにも、発生率の増加が見られるのだ。家族パターンをみても、この病気の決定因子が遺伝子ではないことがわかる。

アメリカ糖尿病学会によれば、1型糖尿病患者の父親から子どもに病気が遺伝する割合は一七人に一人。母親の場合、二五歳前に生まれた子どもなら二五人に一人、その後に生まれた子どもだとわずか一〇〇人に一人だ。また一卵性双生児における発症率にもかなりの違いがあるため、エピジェネティックな変異が働いていると考えられる。双子の一方がこの病気になっても、もう一方もなる確率は高くて五〇パーセント。とくに一五歳以上で糖尿病と診断された場合、この差はかなりの説得力をもつ。

1型糖尿病の発症にエピジェネティックな変化が及ぼす影響を、研究者たちは探り始めている。たとえば**DNAメチル化**と**ヒストンのアセチル化**の変異によって遺伝子発現に変化が起きることが、この病気に関係していることが確認されている。

根源はどこに？

ではいったい何が1型糖尿病を引き起こすのか？　イギリスの糖尿病の専門家エドウィン・ゲイルの書いた論文には、興味深い事実がしるされている。バンティング博士とベスト博士が一九二一年に画期的な発見をした当時、糖尿病はそれほどよくある病気ではなかったのだ。しかし二〇世紀が進むにつれて、その発症率は世界中で少しずつ高くなっていく。一九五五年ごろには爆発的な増加をみせ、一九九〇年ごろから増加率は加速を続けている。とくに学校に入る前の子どもたちの発症率がもっとも急激な増加をみせている。

もっと広い観点からみてみると、増加をみせている自己免疫疾患は1型糖尿病だけではない。一九五〇年代以降、関節リウマチ、紅斑性狼瘡《こうはんせいろうそう》、バセドウ病などの甲状腺疾患といったほかの自己免疫疾患も増加傾向にあるのだ。もちろんこれには遺伝子に関わらない要因が大きな役割を果たしていると、専門家は口をそろえる。免疫系の初期の発達にくわしいスーザン・プレスコット博士は、自己免疫疾患の増加には環境要因の影響が大きいと断言する。とくに現代生活のもたらした生活様式の変化に、免疫系は大きな影響を受けているという。たとえば**高エネルギー**で低栄養の食事、いすにすわりっぱなしの生活、環境有毒物質の摂取、行きすぎた衛生意識の向上による細菌叢の破壊、薬物依存、喫煙などといった変化だ。

発症率世界一の国

フィンランドは1型糖尿病の発症率が世界一高い国だ。正確な理由はわかっていないが、二〇一六年、遺伝的に糖尿病になるリスクの高い新生児二〇〇人を調査した興味深い研究が発表された。対象者はフィンランドのカレリア地方、同じカレリア人が住むロシア、近隣のエストニアの三地方から同じ数だけ選ばれた。三年後、糖尿病の前兆となる抗体ができていた子どもは、フィンランドで一六人、エストニアで一四人いたが、ロシアではわずか四人だった。子どもたちの腸内細菌を比べてみたところ、フィンランドとエストニアの子どもとロシアの子どもでは、細菌の構成に劇的な差がみられたという。ちなみにロシアの生活水準はほかの二国よりかなり低い。

二〇一二年の『Environmental Triggers of Type 1 Diabetes〔1型糖尿病の環境による発症要因〕』という論文でも、糖尿病の発症には地域差があることが指摘されている。糖尿病の発症が少ない地域から多い地域へ移った人びとのグループで、移動後に発生率の上昇が見られた人たちを調べたところ、腸内細菌の種類が少ない人たちほど糖尿病の発生率が高かったという。こういった結果から、いわゆる衛生仮説（398ページ）と1型糖尿病の間にはつながりがあるのではないかと考えられる。

ビタミンD不足と幼児期の肥満も要因になると言われている。二〇〇〇年に発表されたフィンランドのある研究では、育児相談所と学校の医務室から集めた一〇〇〇人の子どものデータを使用し、1型糖尿病の発症はとくに三歳になるまでの子どもの肥満と急激な成長に関係があることを確認している。

遺伝子と環境要因

二〇〇二年に論文を発表したとき、1型糖尿病が起きるのは遺伝子による素因と環境による要因が複雑にからみあった結果なのではないかとエドウィン・ゲイル教授は推測していた。その後に行われたいくつかの研究により、彼の推論は科学的に検証されてきた。しかしこの考え方にもとづく研究はまだ始まったばかりで、いろんな意味でエピゲノムに対する環境要因の影響を特定するのは、藁《わら》の山の中から針一本を探すような行為だ。ある病気にどの遺伝子が関係しているのかを特定できても、それはほんの始まりの一歩にすぎない。その遺伝子がほかの遺伝子とどのように関わりあっているのかを解明するのは、至難のわざだ。しかも相互作用にはさまざまな種類がある。遺伝子と遺伝子、遺伝子と環境、さらに数知れない外的環境からの影響が混じりあって、相乗効果を生みながら働きあっているのだ。この非常にダイナミックな働きからは、じつにさまざまな結果が生まれてくる可能性がある。

2型糖尿病

2型糖尿病は糖尿病のうちもっとも多い形態で、その九〇パーセントを占める。国際糖尿病連合の見つもりによると、世界中で2型糖尿病に苦しむ人は二〇一七年には四億二五〇〇万人にのぼり、そのうち半数以上が二〇〇〇年からその病気を抱えているという。

この病気が世界中で急激に発症者数を増やしていることから、エピデミック（大流行、蔓延）という言葉がよく使われる。ただこの糖尿病の大流行は、いわゆる肥満の大流行と切り離して考えないほうがいいだろう。なぜならこの二つは非常に密接にからみあっているからだ。実際オーストラリアの疫学者であり糖尿病の研究者でもあるポール・Z・ジメットは、二つを組み合わせて「糖尿肥満病」という言葉をつくったくらいだ。彼はこの組み合わせがおそらく「人類の歴史で最大の大流行になる」と感じている。

糖尿病は個人の健康を害する病気であると同時に、社会全体にも大きな被害を与える。治療にはかなりの費用がかかる。さらにある試算によれば、糖尿病の合併症の治療にかかる費用は、糖尿病自体の治療の約四倍にもなるという。合併症には心血管疾患、神経系や腎臓の損傷、末端への血流停滞（ひどくなると四肢切断につながる）、アルツハイマー病などの認知症といったものがある。ほかの慢性疾患と同じく、糖尿病も休職や早期退職といったさまざまな社会的コストを発生させる。

遺伝子のつながり

多くの**全ゲノム関連解析**が、遺伝子変異を2型糖尿病と直接関連づけている。しかし、遺伝子一つ一つが糖尿病の発症に与える影響は、ほんのわずかなものだ。糖尿病は遺伝する病気だということは誰もが知っている。研究によれば、きょうだいのうち一人が糖尿病になると、残りのきょうだいも糖尿病になる確率は、ふつうの人の三倍になる。しかし遺伝子によって糖尿病になりやすい体質が決まる一方で、最近の研究によると、糖尿病から守ってくれる遺伝子もあるらしい。インディアナ州のアーミッシュの人びと［キリスト教の厳しい戒律を守って暮らす人たち］は、ある物質の量が少ないことに関わる遺伝子をもっていて、それが彼らを糖尿病などの代謝性疾患から守っているという。また彼らはインスリンの量が少なく、テロメア（325ページ参照）は一般の人より一〇パーセント長い。さらに興味深いことに、彼らの平均寿命は八五歳で、一般の人より一〇歳あまりも長生きする。

発達上のつながり

現在の考えでは、2型糖尿病は**多因子遺伝病**であり、遺伝子的な素因が環境要因によって発動することにより発症すると考えられている。この病気が発症するかどうかには栄養と運動不足が大きく関わっていることはかなり前から知られていたが、その両方が遺伝子発現に影響を与えることがわかってきた。これは最近の研究結果とも合致している。つまり2型糖尿病の発症には、遺伝子よりもエピジェネティックな要因が関わる部分のほうが大きいのだ。これをもっともよく表すのが、まったく同じ**ゲノム**をもつ一卵性双生児の研究だろう。双子の一人が糖尿病になってももう一人はならない場合、耐糖能に関わるエピジェネティクスのパターンが違うためだと研究者たちは考えたのだ。

2型糖尿病になりやすい傾向はあきらかに胎児期に始まり、環境要因に反応することにより発症する(あるいはしない)。代謝性疾患(肥満と糖尿病)発症リスクの約二五パーセントは、出生前の環境から予測できると考える専門家もいる。影響を与えるのは父と母の両方だ。中国の飢饉《ききん》のデータからは、飢餓を経験した父親または母親をもつ子どもに高血糖が見られることがわかった。父親の場合は精子に起きたエピジェネティックな変異、母親の場合は胎内で起きていることが、子どもの血糖値上昇に関わっていると思われる。

オランダの飢餓の間に妊娠中だった女性から生まれた低出生体重児は、のちに糖尿病になる可能性が高かったことも、かなり前からわかっている。成人してから肥満になった場合、糖尿病のリスクはさらに跳ねあがる。出生時に体重が少なかった赤ちゃんが乳幼児期に急激に体重が増加すると肥満につながりやすいが、肥満は糖尿病のリスク因子だ。肥満した人の組織はブドウ糖とインスリンが代謝される機能に影響を及ぼすからだ。また代謝に影響を与える臓器系の不調も関係してくる。たとえば筋肉と肝臓はインスリンによるブドウ糖の代謝に一定の役割を果たしているが、胎内での栄養状態が悪いとその働きがそこなわれる場合がある。すると膵臓の機能が低下し、それがインスリン生成の低下につながるのだ。

もともと糖尿病のある女性や、妊娠糖尿病になった女性からは、巨大児が生まれやすい。これも糖尿病のリスク因子のひとつだ。専門家によると2型糖尿病と出生体重との関係はU字曲線を描き、低体重児と高体重児での発生が多くなっている。

・エピゲノム

胎児の発達に対して与えられた悪影響は、生涯にわたってエピゲノムの中に残っていくらしい。オランダの飢餓の冬を経験した対象者四四二人の追跡調査を見ると、妊娠中の母親の栄養状態は胎児のメチル化に変化をもたらし、それは胎児が大人になってからも続いたことがわかる。

ほかにも、エピジェネティックな変化がもたらすリスクが、世代を超えて継承される例をあげている研究がある。二〇〇九年に『Diabetes［ダイアビティス：糖尿病の学術雑誌］』に発表されたマウスを使った研究によると、祖母が栄養不良だった場合、娘の妊娠中の栄養状態がよかったとしても、生まれる孫たちは出生時の体重が少なかったり、耐糖能に異常が見られたりするという。

糖尿病と民族性

カナダ、イギリス、アメリカといった国に住む人たちが西洋風のライフスタイルを背景とした「裕福病」の増加に頭を悩ませている一方で、裕福病のひとつである糖尿病がアジア諸国に野火のように広がっている。疫学者キャロライン・フォール博士の指摘によると、二〇二五年までに世界に三〇〇万人いる成人糖尿病患者の四分の三が発展途上国に住んでいる人たちになり、そのうち三分の一はインドと中国の国民になると言われている。

フォール博士は二五年にわたってインドで糖尿病の研究を精力的に続けているが、インドで糖尿病の患者が増えているいちばんの原因は、伝統的な田舎の暮らしからの都会的な生活スタイルへの移行だという。生活スタイルが変われば行動が変わる。手を使う仕事が減り、いすにすわりっぱなしの時間が増え、いわゆる標準的なアメリカ食に似た高カロリーだが低栄養の食品が簡単に手に入るようになるのだ。

しかし国全体の「肥満糖尿病」の背景を正確にとらえるためには、都市化の進行と社会経済的成長に目をつけるだけでは十分とは言えない。ここで歴史も大きく関わってくる。「妊婦が栄養不良になったときの体の反応は、妊娠前の栄養状態がどうだったかによってかなり違います」と、私のインタヴューに答えてフォール博士は語ってくれた。「オランダでは飢餓の期間は短く、その前には女性たちの栄養はゆきとどいていたので、オランダでは糖尿病の大流行は起きていません。しかしインドでは、何世代にもわたって栄養不良が続いています。だから田舎から都会へ出てくるインド（および中国）の人たちは、肥満環境にさらされたときに相当大きな打撃を受けるのです。これはその国の歴史のせいだと考えています」

長年にわたってフォール博士が一緒に仕事をしてきたのが、糖尿病研究者で母体の栄養の専門家でもあるチッタランジャン・ヤイニク博士だ。ヤイニク博士に言わせると、「インド人はやせ太り」だという。白人と比べると東インド人はBMI値の平均が低く、筋肉量が非常に少ないため、ふつうの基準で言えばやせていることになる。しかしおなか回りの脂肪は白人と同程度かそれより多いので、部分的には「太って」いることになる。この体型はとくにもっとも体重が少なく栄養状態も悪い新生児の出生時にすでに見られ、乳幼児期もそのままだ。また糖尿病発症の前触れともなる。

アジアの糖尿病発症率上昇も大きな問題だが、民族性に関わる糖尿病の増加は世界のほかの地域にも見られる。たとえば、アメリカ疾病対策センターの統計によると、アフリカ系アメリカ人の糖尿病発症率は白人のほぼ二倍。さらに患者数は過去三〇年で四倍になっている。またアフリカ系アメリカ人には四肢切断、失明、腎臓病などの糖尿病の重度の合併症も起こりやすく、心臓病と脳卒中のリスクも増加している。

ネイティヴ・アメリカン（とくにピマの人たち）やスペイン系アメリカ人も糖尿病発症のリスクが非常に高くなっている。カナダ北部では、イヌイットの人たちにはかつて少なかった糖尿病が、今ではほかの民族の発症率と肩をならべるほどだ。フィジーやミクロネシアのような太平洋上の島国では、人口の約三〇パーセントが糖尿病にかかっている。

こういった民族グループの人たちがなぜ糖尿病を発症しやすいのか、その正確な理由は不明だが、さまざまな研究の結果から推測することは可能だ。キャロライン・フォール博士は言う。「これは何世代にもわたる栄養不良が胎児の健康な発育をさまたげ、さらに生まれたあとの過剰な食物摂取と運動不足という現代特有の生活スタイルがそこに加わって生じる爆発的効果のあらわれなのです」

若者の糖尿病が増加している

かつては2型糖尿病は子どもにはほとんど見られなかったため、成人発症の糖尿病として知られていた。しかしここ二五年ほどのうちに、若者や子どもの発生率が急激に上昇している。とくに特定の民族グループの若者や（263ページ「糖尿病と民族性」参照）、貧しい地域に住む若者に増加が目立つ。

このこと自体も気がかりな傾向だが、さらに問題なのが若者の場合、成人よりはるかに病気の進行が速いことだ。また治療の効果も出にくい。二〇一二年に『New England Journal of Medicine［ニューイングランド・ジャーナル・オブ・メディシン：世界的に有名な総合医学雑誌］』に発表された論文によると、研究対象となった若者のほぼ半数が、発症してから二、三年のうちに治療のため毎日インスリン注射を打つ必要がある状態になったという。さらに血糖値制御のために使われる標準的な薬は、対象患者の五〇パーセント以上に対して効果がなかった。

この理由はわからないが、スーザン・プレスコット博士の考えでは、思春期の急激な成長とホルモン変化が、この年齢層の治療に効果が出にくい一因なのではないかということだ。

肥満とのつながり

肥満とのつながりを抜きに糖尿病を語ることはできない。肥満が2型糖尿病の最大のリスク因子であるということに、異議をとなえる専門家はいないだろう。2型糖尿病を発症する人が全員肥満しているわけではないが、肥満している人が糖尿病になる確率はかなり高い。

二〇一七年の『JAMA（ジャーナル・オブ・ジ・アメリカン・メディカル・アソシエーション）』に発表されたある論文では、アフリカ系アメリカ人の糖尿病発症率は白人のほぼ二倍になるという証拠にもとづき、糖尿病の発症には人種的な要因が関係しているのではないかという考えを検証してみた。しかしほかの要因をすべて調整してみた結果、いちばんの原因はやはり肥満だという結論に達したという。ほかにもこの結果を裏づける研究がある。二〇一七年に『ランセット』に発表された「Diabetes Remission Clinical Trial（DiRECT）〔糖尿病寛解臨床試験〕」だ。この研究により減量と2型糖尿病の寛解にはあきらかなつながりがあることがわかった。一五キロ以上の減量に成功した患者の八六パーセントは糖尿病が寛解したが、五キロ以下の減量で寛解した人はわずか七パーセントだったのだ。

2型糖尿病患者のほぼ九〇パーセントが太り気味あるいは肥満だ。太りすぎると体がインスリンを利用する能力に負荷がかかる。また肥満している人には、研究者が「病変群」と呼ぶさまざまな症状があらわれやすい。代謝系と免疫系の異常、腸内細菌の種類の減少、炎症の増加などだ。こういった症状は単独では糖尿病を引き起こすものではないが、すべての要素がからみあって相乗効果を生み、インスリン抵抗性をつくり出す。

ほかのところでも述べたように、肥満した人が2型糖尿病になる下地は、胎内での栄養不良や乳幼児期の急激な体重増加といった成長に関係するできごとによってつくられる。また母親が妊娠中にカロリーをとりすぎていたり、乳幼児期に肥満をまねく環境にさらされていたりした場合にも、大人になってからおなか回りに過剰な脂肪がつきやすくなったり、2型糖尿病を発症しやすくなったりする。

対象者を一〇年間にわたって観察したある研究によると、2型糖尿病を発症しやすいのは、運動をしづらい環境に住んでいる人たちや、顕著ではないが、栄養価の高い食べ物が手に入りにくい場所に住んでいる人たちだったという。

インスリンについて

膵臓でつくられるインスリンは、糖尿病において重要な役割を果たすホルモンだ。ブドウ糖は細胞へと運ばれ、そこでエネルギーに変換されるが、インスリンはそのブドウ糖が運ばれる働きを刺激して血糖値を制御する。2型糖尿病はこの働きに問題が起きると発症する。通常まず起きるのがインスリン抵抗性として知られる症状だ。血糖値を抑えるためにより多くのインスリンが必要となり、その結果膵臓が疲弊してしまう。

やがて上昇した血糖値が増加したインスリンとともに健康に悪影響を及ぼし始める。血糖値の上昇が長期間にわたると、血管が慢性的に炎症を起こしたままになる。これが最終的に目、神経、腎臓、脳、心臓の病気を引き起こす。糖尿病患者の七〇パーセント近くが心臓病になり、それが原因で亡くなる人も多い。

さらにインスリンの量が長期間多いままだと、とくに腹部の脂肪細胞が刺激を受けて増大し、体重が増える。そしてインスリン抵抗性が長期にわたって続くと、やがて膵臓が疲れはて、十分な量のインスリンをつくり出せなくなる。その先に待っているのは、インスリン補充療法しかない。

インスリン抵抗性と肥満

インスリン抵抗性を引き起こす原因は何だろうか？　最大の予測因子は肥満だということで、専門家の意見は一致している。脂肪細胞は体にとって、単なるエネルギーを貯蔵するいれものではない。実際にはホルモンと化学物質を製造する複雑な工場だ。おなか回りの脂肪がとくに問題なのは、それがインスリン抵抗性を悪化させるホルモンと炎症性化学物質をつくり出すからだ。ＢＭＩ値がふつうでも、男性はウェスト一〇一センチ以上、女性は八九センチ以上ならインスリン抵抗性をまねき2型糖尿病を発症するリスクが高くなる。

またおなか回りの脂肪が多い人は、肝臓や膵臓といった血糖値を制御する基本的な臓器が正常に働いていない可能性がある。肥満した人たちの画像を解析すると肝臓や膵臓に余分な脂肪がたまっていることがわかるが、これは非アルコール性脂肪性肝疾患につながる可能性がある（247ページ参照）。この病気は膵臓がインスリンをつくる能力にも、体からのホルモンに対する要求にこたえる能力にも、悪影響を与える。脂肪肝になると肝臓がインスリンの出すきっかけに反応しなくなり、必要な仕事を適切にこなす能力を失ってしまう。つまり過剰な糖分を貯蔵しておいて、血糖値が下がったときに血流に放出するといった機能が正しく働かなくなるのだ。そのかわりに脂肪肝は、貯蔵された糖分を必要のないときに血流にたれながし続ける。糖尿病患者にとっては、これは病状をさらに悪化させる状況だ。したがって糖尿病の治療には、肝臓にたくわえられた脂肪の量を減らすこころみが必要だと言えるだろう。

その他のインスリン抵抗性の原因

いすにすわりっぱなしの生活もインスリン抵抗性に大きく関わってくる。筋肉は体のほかのどんな組織よりもブドウ糖を使うため、運動することは血糖値を正常に保ち、インスリン抵抗性を改善するのにきわめて効果的だ。長い間すわりっぱなしの生活が、心血管疾患やがんをはじめとするさまざまな健康問題のリスクを増やすことを、多くの研究が指摘している。二〇一五年に『Annals of Internal Medicine〔アナルズ・オブ・インターナル・メディシン：内科医学学術雑誌〕』に発表された研究によると、長時間すわりっぱなしの生活（一日八時間から一二時間以上）がもたらす最悪の影響は、2型糖尿病発症のリスクが九〇パーセントも高くなることだ。長時間すわっていると筋肉に変化が起こり、糖分と脂肪が代謝される働きに悪影響が出て、インスリン抵抗性が高まる結果に結びつく。

インスリン抵抗性を高めてしまう薬もある。副腎皮質ホルモン、チアジド系利尿薬、ベータ遮断薬、スタチンなどだ。喫煙、慢性的不眠症、睡眠時無呼吸症候群などもインスリン抵抗性につながりがあると考えられている。

2型糖尿病の予防と抑制

アメリカ糖尿病学会、ＷＨＯ、カナダ糖尿病学会、イギリスの国民保健サービスといった世界中のおもな医療機関はすべて、生活習慣の改善がインスリン抵抗性の治療にもっとも効果的だという点で意見が一致している。生活習慣をきちんと改善すれば、２型糖尿病の症状を抑えることもできるし、うまくいけば病気を治すことができるかもしれない。

何よりも最初にすべきことは、減量と運動だ。太り気味の人なら、たとえ2型糖尿病発症のリスクが非常に高いと言われていても、ほんの少し体重を落とすだけで（五〜一〇パーセント）その発症を抑えることができるという研究結果がある。また体重をそれくらい落としたうえで運動量を増やせば（といっても週一五〇分歩く程度の適度な運動でかまわない）、糖尿病発症のリスクを六〇パーセントも減らせるという研究結果もある。すでに糖尿病の薬を飲んでいる場合でも、その程度体重を減らせば薬の量を減らすことができ、長い目で見ればとても体のためになる。言うまでもないが、タバコを吸っているなら今すぐ禁煙すること。またできれば食習慣も改善しよう。高栄養価な、自然食品のみの食事を心がける。こういった生活習慣の改善が世界中で実行されれば、二〇年後の糖尿病発症率は何と四三パーセントの低下が見こまれるという。

糖尿病治療にもっとも有効なのは減量

減量が糖尿病の治療法で不動の一位を占めることはまちがいない。体重の五〜七パーセントを減らすだけで、インスリン抵抗性が改善されて糖尿病の症状がよくなり、時には完治することさえある。また一日三〇分程度のウォーキングなどの運動（できればもう少し多いほうがいいが）も欠かせない。運動は減量の助けにもなるし、インスリン抵抗性を改善する効果もある。

食事による減量

エピゲノムのことがわかってくるにつれて、栄養研究の伝統的な特徴である単一変数方式では、栄養素が人間の体に及ぼすさまざまな効果を正確にとらえることができないのではないか、ということがあきらかになってきた。栄養素は遺伝子やその変異体、およびそのエピジェネティックな過程との間に複雑な相互作用を起こしているが、その相互作用はまだやっと解明され始めたところだ。

とはいえ、これまでにくわしく研究されてきたいくつかの食事パターンが、体重を減らし2型糖尿病の症状を抑えるのに役立つことはわかっている。ただし低カロリーダイエット、低炭水化物ダイエット、**ケトン**食療法の長期にわたる効果については、医学的な観点から懸念の声があがっていることも言っておくべきだろう。またこれらのダイエットは特定の栄養素の摂取を制限するため、妊婦には向かない。

・低カロリーダイエット

最近、かなりの減量により糖尿病を寛解に導くことが可能だという研究結果が報告されている。ある研究では、過去六年半の間に糖尿病と診断された患者三〇〇人を対象に比較調査を行った。半分の人は超低カロリー食（一日約八〇〇キロカロリー）を三ヶ月から五ヶ月の間とり、糖尿病の薬は飲むのをやめる。残りの半分の人は標準的な糖尿病向けの生活基準を守り、薬を飲んで栄養指導を受ける。

その結果超低カロリー食をとったグループは平均約一三・六キロ体重が落ち、ほぼ半分の人の糖尿病は寛解状態になった。一方、標準的な治療を行ったグループで糖尿病が寛解した人は、わずか四パーセントだった。ただこのような超低カロリーのダイエットは、医療機関の監修のもとに行う必要があるので注意してほしい。

・**低炭水化物ダイエット**

妊婦が低炭水化物ダイエットを行うと、生まれてくる赤ちゃんに深刻な異常が起きるリスクが、低炭水化物ダイエットをしない場合と比べて三〇パーセントも高まるという研究結果が報告されている。また最近の研究では、低炭水化物ダイエットを続けると、低炭水化物ダイエットをしない場合と比べて心房細動の発症率が一八パーセント高まるという（311ページ「心臓の鼓動が乱れる不整脈」参照）。

しかし人間に対する調査により、低炭水化物ダイエットが糖尿病の指標を改善するという結果を示す研究も増えてきている。体重と脂肪を効果的に落とすことにより、心臓病のリスク指標を下げる効果もある。中程度の低炭水化物ダイエットだと、一日あたりの炭水化物の摂取量を六〇〜一〇〇グラム以下に抑える。主要栄養素の割合で言うと、一日にとるカロリーの割合は炭水化物が約一五パーセント、脂肪約六〇パーセント、タンパク質約二五パーセントとなる（アメリカ糖尿病学会がすすめている炭水化物の摂取量は一日一八〇グラムまでなので、それから考えるとかなり少ない）。

・**ケトン食療法**

ケトン食療法は、一日にとる炭水化物の量を五〇グラム以下に抑える超低炭水化物ダイエット。医師の厳しい監修のもとに実施しなければならないが、２型糖尿病患者のウェストサイズダウンと減量に効果があるとされる。血糖値を下げるのに非常に効果的なので、2型糖尿病患者がこの療法を行えば薬の量を減らすことが期待できる。

ケトン食療法では体を**ケトーシス**の状態に保つ。ケトーシスとは、体が動くためのエネルギー源を炭水化物から脂肪に変えた状態のことだ。慢性的なケトーシスは体に有害であり、ケトン食療法は一部の人のＬＤＬコレステロール（いわゆる悪玉コレステロール）を増やすおそれもあると考える研究者もいる。

・ファスティング（断食）

断続的なファスティング（断食）も、2型糖尿病患者向けによく行われる治療法だ。体重を落とすだけでなく、空腹時血糖値を下げるといった効果も期待できる。動物実験によると、インスリン抵抗性を改善するのにも役立つという。ほかにもウェストのサイズダウン、炎症を減らすといった効能がある。ファスティングの種類には次のようなものがある。

① 夕食と朝食の間を一二時間（理想的には一四時間）以上あけ、一日三食だけをとる。

② 週に二回カロリー摂取を厳密に五〇〇〜六〇〇キロカロリー減らし、あとの五日はふつうに食べる。

③ 週に一回カロリー摂取を八〇〇キロカロリー以下にして、あとの六日はふつうに食べる。

・**菜食ダイエット・ヴィーガン食**

菜食ダイエットやヴィーガン食は、糖尿病患者には非常に効果的だ。減量効果だけでなく、血糖値の管理やコレステロール値の改善も期待できる。食物繊維を多くとることができ、炎症を防ぐ効果のある植物性化合物も平均以上に含まれているため、糖尿病の予防手段としても広く認められている。とくに菜食、ヴィーガン食の主要なタンパク源である大豆をたくさん食べることで、女性やアジア地域の人たちの糖尿病発症率が大きく低下したと言われている。

人間に対する調査結果は少ないが、多くの動物実験の結果により、大豆の生理活性成分であるゲニステインは膵臓のランゲルハンス島ベータ細胞に働きかけて糖尿病を防ぐ効果をもつと考えられている。

・**高栄養価な食事**

ここまでに解説してきた栄養と健康に関する項目を読んで、健康的な食事にはさまざまな種類の食品と栄養素を総合的にとる努力が欠かせないこと、またそうしてとった栄養が積みかさなり、相乗効果を生んで体に働きかけることは十分わかっていただけたと思う。主要な医療機関はすべて糖尿病患者に対して、自然食品を中心とした食事をとること、またとくに精製炭水化物のような高度に加工された食品は極力避けることをすすめている。

その条件を満たす食事で言えば、地中海ダイエットが糖尿病予防に役立つとして研究が進んでいる。この食事法では適度な量のタンパク質とともに、全粒の穀物、果物、野菜、豆類、ナッツといったおもに植物性の自然食品をとり、おもにオリーブオイルから健康的な脂肪分をとる。胃内容の排出を遅らせ、食後の血糖値上昇率を抑えられるため、赤ワインを飲むのもよいとされる。

また赤ワインはレスベラトロールを含むことでも知られる。レスベラトロールは色の濃いベリー類やココアにも含まれる植物性化合物で、強力な抗酸化物質であり、膵臓内のインスリンをつくり出す細胞を守る働きをもつ。ただしがん研究者によると、どんなアルコールでも常習的にとるのはがんのリスクを高めるということなので注意が必要だ。

代謝改善・肥満治療手術

代謝改善・肥満治療手術は、胃を小さくしたり小腸を短くしたりすることによって、食べる量や体が吸収するカロリーを減らすことを目的とする手術だ。かなり劇的な効果のある手術だが、術後には厳しいカロリー制限が必要になる。しかしこの手術によって体重が減ると、糖尿病は目に見えて改善する。とくに肥満治療手術には代謝を大幅に向上させる効果があり、メチル化の量によい影響を与えるエピジェネティックな変化が起きた例も報告されている。

糖尿病管理の最新兵器

最近の研究によると、特定のタンパク質の遺伝子発現を改善してインスリンの機能を回復させることができるような「スーパーフード」や「スーパーサプリメント」があることがわかってきた。このようなタンパク質の中でもっともよく知られているのがＰＰＡＲガンマと呼ばれるもので、この強力な遺伝子をうまく働かせる方法を探して活発に研究が行われている。人間を対象とした無作為化比較試験で、次のような治療介入を行ったグループに、とくにＰＰＡＲガンマ発現（すなわちインスリン管理）を促進する効果が見られた。

・フラックスシードオイルのサプリメント一〇〇〇ミリグラムを一二週間にわたって毎日とった心臓病のある糖尿病患者。

・ＥＰＡ一八〇グラムとＤＨＡ一二〇ミリグラムを含む肝油一〇〇〇ミリグラムを一日二回、六週間にわたってとった妊娠糖尿病患者の女性。

・酸化マグネシウム二五〇ミリグラムを一日一回、六週間にわたってとった妊娠糖尿病患者の女性。

・強力な抗酸化物質であるコエンザイムＱ10一〇〇ミリグラムを一二週間にわたって毎日とった多嚢胞性《たのうほうせい》卵巣症候群《らんそうしょうこうぐん》（インスリン抵抗性を示すことで知られる）患者の女性。

ほかにも2型糖尿病のリスク因子低減にとくに効果があると言われる「スーパー栄養素」がある。善玉菌とプレバイオティクス（善玉菌を助ける食品）、腸内の善玉菌を助ける食物繊維の豊富な食品（413～419ページ参照）、膵臓からインスリンが正常に放出されるのを助けるビタミンＤなどだ。ビタミンＤの値が低いとインスリン抵抗性が疑われるため、検査しておくことをおすすめする。ビタミンＤの摂取は、糖尿病による軽度の炎症も防いでくれる。

ただ、こういった栄養素の研究結果が明るい未来を示してくれるとはいえ、糖尿病の予防と治療、寛解にもっとも効果があると実証済みの手段は、健康的な体重を保つこと（太っていればやせること）、運動する習慣を維持すること、タバコは吸わないこと、**高エネルギー**の加工食品は避け、食物繊維や植物性化合物や健康的な脂肪に富む植物由来中心の自然食品をとることなのはまちがいない。流行のダイエットに走るよりも、こういった基本に忠実な食生活とライフスタイルを選ぶことが、糖尿病の大流行を解消するカギになると私は考えている。

糖尿病を食事で治す

糖尿病患者がどのような種類の主要栄養素をとるべきか、その適切な割合について、残念ながら専門家の意見はなかなか一致をみないようだ。とるべきタンパク質、脂肪、炭水化物の割合は、科学的専門の基準によってさまざまに異なる。だが遺伝子とエピゲノムについて多くのことを知った今、私が感じるのは、こんなに多くの人の意見が違うのは、結局のところ糖尿病治療をめざす食事には「唯一の決定版」など存在しないからなのではないか、ということだ。

とはいえ、主要な糖尿病研究機関の意見が次の点で一致していることはまちがいない。

・**野菜をもっと食べること。**野菜にはビタミン、ミネラル、糖尿病予防効果のある植物性化合物などの微量栄養素が豊富に含まれる。

・**食物繊維を十分とること。**毎日二五～五〇グラムの食物繊維をとれば血糖値が安定する。また腸内の善玉菌を増やすことにもなる。肥満した人は腸内細菌のバランスが崩れているため、インスリンの制御や体重管理がいっそうむずかしくなる場合が多い。

・**健康的な植物由来の脂肪をとること。**フラックスシード、カボチャの種、エクストラバージンオリーブオイルなどからとれる。

炭水化物はどれぐらいとるべきか？

糖尿病患者がどれくらいの炭水化物をとるべきなのか、いまだに科学的に意見の一致をみた説はない。しかし血糖値を上げる効果はすべての炭水化物に同じように備わっているわけではない。炭水化物を含む食べ物が血糖値をどれくらい上げるかを予想するには、グリセミック指数（GI）かグリセミック負荷（GL）を見る。高GIまたは高GLの食品を多く含む食事が糖尿病のリスクを高めることが、かなりの数の研究により確認されている。

たとえば、標準的なアメリカ食（SAD）に必ず入っている食品を考えてみよう。精製糖、白パン、ジャガイモ――こういった食品はすべて高GI、高GLの食品だ。一方、健康によいとされる葉もの野菜、生の野菜、全粒の穀物、豆類といった食品はGI値、GL値が低い。オリーブオイルや肉などの脂肪には炭水化物が含まれず、単独では血糖値に目立った影響を与えることはないので、GIやGLは算出されない。

インスリン療法が必要な場合、どの専門家も必ず炭水化物の計測と管理を行うことが不可欠だと言う。炭水化物が血糖値に与える影響は、使うべき薬の量を直接左右するからだ。

脂肪はとらないほうがいい？

糖尿病患者には脂肪分の少ない食事が向いているという意見には、たいていの専門家が同意すると思う。脂肪はカロリーが高く、減量にはふつうカロリー制限が必要になるからだ。世界中の糖尿病研究機関が、飽和脂肪酸の摂取を一日のカロリー摂取量の一〇パーセント以下に抑えるよう推奨している。大規模な疫学研究において、動物性食品（肉、乳製品、卵）からの飽和脂肪酸の摂取は2型糖尿病につながるという結果が報告されている。この飽和脂肪酸をナッツ、シード、オリーブオイルなどの一価不飽和脂肪酸に置きかえることで、糖尿病を予防し、インスリン抵抗性を改善することができる。高度に加工されたトランス脂肪酸（半硬化油）を避けることにより、インスリン抵抗性が大幅に改善されたという報告もある。

世界中の人が悩む高血圧

高血圧は世界中のあらゆる場所で非常に多くの人に見られる病気であり、その患者数は一〇億人以上と言われている。二〇一七年のＷＨＯの報告によると、二五歳以上の成人の約四〇パーセントに高血圧が見られるという。発症率がもっとも高いのはアフリカ（四六パーセント）、もっとも低いのは南北アメリカ（三五パーセント）だが、アメリカでは女性（三二パーセント）より男性（三九パーセント）に多い。アメリカでは三人に一人が高血圧だ。二〇一七年の終わりにアメリカで新しいガイドラインが採用されたが、これには大きな批判の声があがっている。新基準では、以前はふつうとされていた血圧範囲の人の多くが高血圧と判断されることになった。その結果、アメリカの高血圧患者の数が人口の四六パーセントに跳ねあがったのだ。

高血圧はメタボリック・シンドローム（244ページ参照）と呼ばれる症候群の中のひとつだ。高血圧が深刻な問題とされるのは、心臓発作、心不全、脳卒中、腎臓病といった重大な病気のリスクを高めるからだ。とくに目立った症状がない場合が多いため、サイレント・キラーとも呼ばれる。

では高血圧とはいったいどんな病気なのだろう？

血液は体内を循環するとき、血管壁に圧力をかける。この壁にかかる圧力がつねに高いままになるのが高血圧だ。こうした状態が続くと血管が徐々にもろくなるだけでなく、心臓にも必要以上の負担がかかる。血圧がつねに高い状態になると、慢性疾患を発症するリスクがどんどん増えていく。「つねに」というのは、数週間にわたって一三〇／八〇mmHg以上の血圧が続く場合だ。ときどき高くなる程度ならそれほど心配はない。たとえば、病院に行ったときにふだんより高い数値が出たからといってむやみに心配する必要はない。病院で血圧が高くなるのはよくあるケースで、「白衣高血圧」という言葉もあるくらいだ。

高血圧と民族性そして環境

アメリカでは、高血圧はほかの人種に比べてとくにアフリカ系アメリカ人に非常に多い。アフリカ系アメリカ人の場合は発症年齢が若く、心臓病や脳卒中のような合併症にいたるケースも多く見られる。これにはアメリカで有色人種として暮らす経験が大きく関わっていると言われ、それを裏づける研究もある。アフリカ系アメリカ人の生活状況を調査した多くの研究が、デトロイトのスラム地域のような貧しい環境に住む人たちには高血圧が多いことを確認している。このつながりには貧困やストレスによるエピジェネティックな変化が関わっていると思われる。

だが全般的には、肥満や糖尿病の場合と同様、ストレスやいすにすわりっぱなしの生活スタイルといった環境要因が高血圧の発症にも大きく関わっていると言っていいだろう。遺伝的な関連もあることは確かだが、専門家の間では遺伝子の影響はそれほど大きくないという考え方が一般的だ。非常に多くの遺伝子が、ほんのわずかずつ影響を与えているということらしい。スーザン・プレスコット博士によると、免疫系や炎症、酸化ストレスなども関わってくるようだ。こういった生理的なメカニズムが相乗的に働きあって高血圧が発症するというのが、博士の考え方だ。

生活スタイルと血圧

生活スタイルの改善が血圧改善につながることは言うまでもない。たとえば太っている人は高血圧になる可能性が高いため、減量がいちばんききめのある対処法になる。メイヨー・クリニック［アメリカ・ミネソタ州に本部を置く総合病院］によると、わずか二・三キロの減量だけでもプラスの効果が期待できるという。さらに適度な運動も効果的だ。研究によれば一日三〇分程度の運動をほぼ毎日続けることで、血圧に改善が見られるという。心臓が丈夫なら、血液をより効率的に循環させてくれるからだ。メイヨー・クリニックでは、運動量を増やすのは最高血圧を下げるのに薬を飲むのと同じくらいの効果があるとアドバイスしている。

一方、喫煙は血圧を上げることがよく知られている（もちろんほかにも健康に与える悪影響は数えきれない）。アルコールの飲みすぎも同じだ。血圧を健康的な状態に保ちたいなら、お酒はほどほどに（女性は一日あたり最大一杯、男性なら二杯までにする）。

ストレスや不安も血圧を左右する。十分な睡眠をとり、深い呼吸を心がけ、瞑想《めいそう》などの気持ちを落ちつける行為を毎日の習慣にして、ストレスの解消をはかろう。

高血圧の発生起源

子どもが高血圧になりやすいかどうかは、母親の妊娠中の栄養状態によって決まる部分が大きい。母親の栄養状態とネフロン数の少なさと成人の高血圧とのつながりを指摘する論文の中でスーザン・バグビー博士が書いているところによると、二〇〇〇年時点で八〇本以上の論文が、出生時の体重が少なかった子どもは成人後に高血圧になる確率が高いとの結論を出しているという。母親の栄養不良により胎児の発育が阻害されると、腎臓や肝臓、膵臓といった臓器が影響を受けやすいためだ。

たとえば腎臓を例にとって考えてみよう。健康な発達を保証する栄養が十分にとれないと、胎児はネフロンと呼ばれるフィルター単位を十分につくり出せない。ただネフロンが少なく腎臓が小さくても、それ自体は問題ではない。低出生体重児はからだ全体が小さいので、体内の臓器の大きさや容量もそれなりにバランスがとれているからだ。問題は生まれたあとに始まる。胎内での栄養不良が赤ちゃんの代謝を変化させている。この胎内での栄養プログラミングが原因となって、激しい食欲のために乳幼児期に急激な成長が起きやすくなる。すると腎機能がきちんとととのっていないのに、体のサイズは大きくなるため、さらに腎臓に負担がかかるのだ。

そうだとしても、太りすぎは高血圧発生の前提条件ではない、とバグビー博士は言う。あとから加わるリスク因子であることは確かだだが、それよりはるかに重要な意味をもつのは、幼児期にどのような育ち方をしたかということだ。とくに三歳から一五歳の間に急激にＢＭＩ値が高くなった子どもはもっともあぶない。興味深いことに、この急速な成長が七歳までにおさまって、そのあとのＢＭＩ値がふつうだったとしても、高血圧を発症するリスクは高いままだ。また一五歳まで体重が急激に増え続けると、高血圧ばかりか糖尿病のリスクも増す。

二〇〇二年、デヴィッド・バーカー博士とヨハン・エリクソン博士はほかの研究者たちとともに、ヘルシンキ新生児コホート調査（86ページ参照）の結果をもとにした長期にわたる研究を発表する。これは一九三四年から一九四四年の間にフィンランドで生まれた新生児の健康データ八〇〇〇件以上を調査したものだ。研究者たちは対象者の子ども時代のいくつかの点に注目して、それをもとに成人後に高血圧を発症したかどうかを確認してみた。サンプルのグループの中で、高血圧を発症していた人は約一四〇〇人（高血圧治療の薬をもらっていたかどうかで判断したもの）。この全員が出生時に体重が少なく、身長も低い赤ちゃんで、出生後急速に体重が増えていたことがわかった。八歳以降のＢＭＩ値も平均以上だった。

対象者のうち一二歳時点でＢＭＩ値が高かった人たちの二五パーセントがその後高血圧を発症したが、出生時の体重は多いがＢＭＩ値は低かった人たちの高血圧発症率は九パーセントだった。このデータからは対象者たちの社会経済的状況も知ることができたため、危険な成長パターンは社会経済的状況が悪い子ども時代を過ごした対象者にもっとも多く見られることも確認できた。こうした発見はアフリカ系アメリカ人の調査結果とも合致する。またヘルシンキの調査では、大人になってからの生活状況は、高血圧の発症リスクに影響を与えていないことがわかった。

高血圧は塩分のせいではない

ここ数十年テレビもない山奥に引きこもっていたのでもなければ、高血圧と聞いたらふつう塩分のせいだと考えるだろう。血管のしくみから見れば、確かにそれには一理ある。ナトリウム（塩分）をとりすぎると、血中ナトリウム濃度が上がる。すると上がりすぎた濃度を下げるために、水分が血中に流れ込む。そのため血管中の体積全体が増加し、血圧が上がるというわけだ。したがって、塩分を減らせば血圧が下がると長年にわたって言われてきたことも、驚くにはあたらない。

塩分感受性のある人・ない人

塩分が高血圧のもとだという昔ながらの考えには根強いものがある。しかし問題はそう単純ではない。減塩食が血圧を短期間改善する場合はあるかもしれないが、最近は塩分の摂取をひかえるべきだという昔ながらの知恵に多くの研究者から疑問の声があがっている。

二〇一七年、塩分が高血圧に果たす役割を一六年にわたって調査した結果が、リン・L・ムーア博士を中心とする研究者たちによって発表された。この調査により「減塩食には血圧を下げる長期的な効果はない」ことがわかったが、一方食品からとれるいくつかのミネラルが血圧の上昇を抑えるのに効果があることが判明した。ナトリウムとともに高濃度のカリウム、マグネシウム、カルシウムをとると、血圧を抑えることができたのだ。

さらに七〇〇〇人の成人を一三年にわたって追跡調査した別の研究（アメリカの第二回国民健康栄養調査を利用したもの）によると、減塩食（塩分摂取量一日二三〇〇ミリグラム以下）は心臓病での死亡リスクを増加させたことがわかったという。また二〇一六年に『ランセット』に掲載された論文によれば、ナトリウムと血圧の関係は釣鐘型の曲線で表される。塩分摂取量が一日三〇〇〇ミリグラム以下の場合と、一日七〇〇〇ミリグラム以上の場合には、高血圧のリスクが高まるのだ。

急に塩分と高血圧には関係がないと言われてもなかなか納得しづらいかもしれないが、そもそも塩は人間にとって欠かすことのできない電解質だ。電解質は体内の液体の濃度を適切に保ち、電気のバランスを守って細胞をきちんと働かせる役割をもつ。バランスが崩れると（たとえばカルシウムやカリウムが多すぎて塩分が足りないなど）、筋けいれんや不整脈、ひどい場合にはけいれん発作といったさまざまな症状が起きる。血圧の変化も見られる場合がある。

現在では、かなりの量の塩分をとっても、それを何の問題もなく排出できる人たちがいることがわかってきた。一方、余分な塩分をうまく排出できず、腎臓が要求にこたえられなくなって高血圧をまねく人たちもいる。つまり、現在の塩分摂取基準があてはまる人とあてはまらない人がいるということだ。

塩分感受性は胎内から始まる

ナトリウムの体内処理には、出生体重が関わっている可能性がある。二〇一一年に『American Journal of Clinical Nutrition［アメリカン・ジャーナル・オブ・クリニカル・ニュートリション：アメリカ臨床栄養学会誌］』に発表されたある研究では、ヘルシンキ新生児コホート調査のデータを利用し、塩分の摂取と正常出産の低体重児、高血圧の間につながりがあるかどうかを確認した。すると対象になった高齢者のうち、出生時の体重が三〇五〇グラム以下だった人は、塩分感受性が高くなりやすい（高血圧になりやすい）ことがわかった。またこのグループの人たちは、日常の塩分の摂取量が多いと、最高血圧が高くなることがはっきりと確認できた。このつながりは、胎児のときの栄養不良が胎内における腎臓の発達に影響を与えたために起きたものと考えられる。この結果から、正常な時期に生まれたが出生体重が少なかった人は、食事のときに塩分をとるのをひかえたほうがいいことがわかる。

また、高血圧の発症に遺伝子が果たす役割を探っている研究者もいる。今では、塩分感受性の有無は多くの遺伝子や遺伝子変異によって引き起こされること、また塩分感受性が高血圧の原因になっている場合にはエピジェネティックな変異が関係していることがあきらかになってきた。

高血圧を食事で治す

たとえ胎児や乳幼児のときから高血圧発症を「プログラミング」されていたとしても、食事は高血圧の予防や治療に何よりも効果的だ。

加工食品を避ける

高血圧の発症のしくみは複雑だが、高まる発症率の一因は加工食品に含まれる多量の塩分にあることはまちがいない。現在のアメリカ心臓協会のガイドラインでは、一日あたりの塩分摂取量は二三〇〇ミリグラム以下（食卓塩小さじ一杯程度）が推奨されているが、たいていのアメリカ人は三四〇〇ミリグラム以上とっている。塩分を多く含む食品は加工食品やファストフードなので、たいていの人にとって塩分を制限するいちばん簡単な方法は、その種の食品をとらないようにすることだろう。ついでに糖分や質の悪い脂肪、精製された穀物といった健康に悪いものもとらずにすむ。

増やすべき栄養素

加工食品をとらないようにすれば、かわりに得られる栄養素の量が増える。自然食品はビタミンやミネラル、植物性栄養素を多く含むだけでなく、そのすべてが一緒になって相乗効果を生みだす。たとえば研究によると、特定の食べ物どうしを組み合わせると、病気にうちかつ効果が飛躍的に上がるという。健康な血圧を保つのに役立つ栄養素は以下のとおり。

・**カリウム**：果物と野菜に豊富に含まれ、血圧の上昇を抑えるのにとくに有効だ。残念ながら標準的なアメリカ食にはあまり含まれていない。カリウムは血中のナトリウムのバランスを保つ働きをもつ。血管壁の緊張をゆるめることで、さらに血圧を下げる働きももつ。カリウムの理想的な摂取量は一日あたり四七〇〇ミリグラムだが、それが達成できている人は少ない。カリウムの摂取量を増やすには、カリウムを多く含む果物（バナナ、キウイ、マンゴー、メロン、梨など）を食べる、パンやパスタをサツマイモに替える、毎食グリーンサラダをとる、などがおすすめだ。毎日そんなに果物や野菜を食べるのはむずかしいという場合は、生の果物を搾ったジュースかスムージーをときどき食事の際に加えるといいだろう。

・**マグネシウム**：血管をゆるめる働きがあるため、心臓の健康にはとくに重要だ。食べ物からとるのがむずかしく、体内に入ったマグネシウムは簡単に消耗してしまうため、マグネシウムが不足している人は多い。マグネシウム不足は慢性的なストレスやアルコール摂取によって起こるが、プロトンポンプ阻害薬（胃酸の生成を低減するのに使われる）や利尿剤（皮肉にも高血圧の治療に使われる）、時には抗生物質などの薬によっても起こる場合がある。マグネシウムは全粒の穀物、豆類、ナッツ、緑色の葉もの野菜といった加工されていない食品に多く含まれる。高血圧の人は、できるだけ食事から適量のマグネシウムをとるよう心がけたほうがいい。またサプリメントの力を借りることも考えよう。

・**カルシウム**：やはり血管をゆるめる効果がある。健康的な食事の一環としてカリウムやマグネシウムと一緒にとると、血圧の上昇を抑えることができる。理想的なのは、自然食品中心の食事からとる方法だ。乳製品、緑色の葉もの野菜（コラードグリーンやケールなど）、アーモンド、ブロッコリ、チンゲン菜、豆類、イワシやサケなどの魚に多く含まれる。

・ビタミンD：欠乏すると高血圧のリスクが高まると言われているが、その理由については未解明だ。まず病院で血中ビタミンD濃度を測ってもらおう。必要ならビタミンD3のサプリメントで補うようにしよう。

特殊な食事療法

高血圧は心臓発作や脳卒中の大きなリスク因子であるため、さまざまな食事による治療法が研究されてきている。以下にいくつか例をあげてみた。

●DASHダイエット

DASHダイエットとはDietary Approaches to Stop Hypertension（高血圧ストップ・ダイエット）の略で、二週間で血圧を下げるように考えてつくられたダイエット・プランだ。当初の目的は高血圧の改善だったが、研究が進むにつれ、長期にわたって追跡調査をするとさまざまなよい効果がほかにも生まれることがわかった。体重が減って、脳卒中や心不全、骨粗鬆症、腎臓結石、数種類のがんなどのリスクを低減させるのだ。このダイエットはアメリカ心臓協会、アメリカ国立心肺血液研究所に推奨されており、アメリカの高血圧治療ガイドラインにも含まれている。

このダイエットの基本は自然食品をとることだ。果物、野菜、全粒の穀物、低脂肪乳製品、豆類、ナッツ、シード、赤身の肉をたくさんとるようにする。血圧を下げる効果のある栄養素（とくにカリウム、マグネシウム、カルシウム）を多く含む食品をとるように推奨されている。甘いものや砂糖入りの飲み物は極力とらないようにする。

●ポートフォリオ・ダイエット

もともとコレステロール値を下げるために考えられたものだが（298ページ「食事とコレステロール」参照）、この菜食ダイエットには血圧を下げる効果もあることがわかった。このダイエットで推奨されるのは、心臓によい食品としておなじみの果物、野菜、全粒の穀物をとることだ。また水溶性食物繊維を含む食品（全粒のオーツ麦や大麦、豆類、オクラ、ナスなど）、ナッツのほか、大豆タンパク、植物ステロール（全粒の穀物や豆類、ゴマ、カボチャ、ヒマワリの種に含まれる）もよいとされる。

研究によると、血圧を下げるにはDASHダイエットよりポートフォリオ・ダイエットのほうが効果的だという結果が出ている。実際、血圧を下げる薬を飲むのと同じくらいの効果があるとも言われている。ただし、きちんと続けるのはかなりむずかしい。

●地中海ダイエット

最近の調査によると、274ページで紹介した地中海ダイエットは調査参加者の血圧を下げるのにも効果があったということだ。このダイエットでは果物、野菜、全粒の穀物、ナッツ、シード、健康的な脂肪（とくにエクストラバージンオリーブオイル）を多くとる。多くの心臓専門医やアメリカ心臓協会も推奨しているダイエットだ。

世界一の死因である心臓病

心臓病はそれ自体が深刻な病気だが、治療に非常にお金がかかるのも大きな問題だ。心血管疾患（CVD）はかつては裕福な人の病気と思われていたが、その発生地域は西洋から発展途上国へと広がってきており、今や世界中で死因の第一位を占める。WHOによると、二〇一五年には一八〇〇万人が心血管疾患で亡くなり、そのうち冠状動脈性心疾患が七四〇万人、脳卒中が六七〇万人だという。アメリカ疾病対策センターの報告によれば、アメリカ国内だけでも毎年六〇万人以上が心臓病で亡くなる。四人に一人が心臓病で亡くなるという計算だ。

始まりはやっぱり胎内？

一九九七年、デヴィッド・バーカー博士とヨハン・エリクソン博士は、ともに執筆した一二〇以上にもなる論文の最初の一本を『ＢＭＪ（ブリティッシュ・メディカル・ジャーナル）』に発表する。これはヘルシンキ新生児コホート調査をもとにしたもので、母親の栄養不良により胎内での成長が阻害された赤ちゃんは、成人してから心臓病を発症するリスクが高いことがわかったという内容だった。その後の研究で乳幼児期の成長の様子と肥満の有無を調べた結果、出生時にやせていたが乳幼児期に急激に体重が増えた男性に、もっとも心臓病の発生率が高かった。七歳になるころにはＢＭＩ値が平均以上になっていたような男性だ。ただ女性の場合は少し事情が違うことにバーカー博士とエリクソン博士は気づいた。女性は出生時の体重ではなく、身長が低かった人に冠状動脈性心疾患が多く見られたのだ。

また当然のなりゆきとして、心臓病になった人たちと糖尿病を発症した人たちの幼児期の成長パターンが非常によく似ていることにも二人は気づいた。糖尿病になった人たちも乳幼児期に急激に体重が増え、平均以上の体重増加が続いていたのだ。また成人後に脳卒中になった人は出生時の身長が低く、乳幼児期の成長がふつうより遅めだった。二〇〇八年に『International Journal of Epidemiology［インターナショナル・ジャーナル・オブ・エピデミオロジー：疫学関係の医学雑誌］』に二人が発表した論文には、出生時の体重が少なく、乳幼児期の成長が遅かった人は成人後に冠状動脈性心疾患と脳卒中を発症しやすいことが報告されている。これはおそらくその成長パターンが肝臓の発育を阻害し、肝臓の代謝機能が悪影響を受けることにより、コレステロールを**代謝する**能力が落ちるため起きると思われる。この成長パターンにあてはまる調査対象者の一八パーセントが脂質降下薬を飲んでいた。

この発見は心血管疾患の発生起源を調べたほかの研究結果とも合致する。オランダの飢餓の冬のデータを見ると、母親が飢餓の間に妊娠中だった人たちは、そうではない母親をもつ人と比べ、成人してから心臓病を発症する率が二倍だったことがわかっている。同じようにバーカー博士の発見も、**低出生体重**と成人後の慢性疾患を結びつけるものだったのだ。博士の研究によると、出生時の体重が二三〇〇グラムだった人は、四〇九〇グラムあった人に比べて心血管疾患になる率が三倍から五倍だったという。この結果にはエピジェネティクスが関わっていることが、今ではわかってきた。基本的には、何らかの要因が胎児の発達に影響を与え、それが成長と代謝に関わるいくつかの遺伝子発現に関与する。メタボリック・シンドローム、糖尿病、高血圧はすべて代謝に関係のある症状であり、すべてが心血管疾患のおもなリスク因子にもなっている。

裕福病より貧困病

一八〇〇年代以降、健康を決める社会的な要因についてさまざまな仮説がたてられてきたが、デヴィッド・バーカー博士やアンデルス・フォルスダール［幼少期の貧困と成人後の心臓病の関係を調べたノルウェーの医師］のような疫学者は、統計を使って社会経済的に低い立場にいる人と病気とのつながりを確認しようというこころみを他に先がけて行った。彼らの研究により、心血管疾患は豊かで恵まれた環境ではなく、貧しい生活環境に発生しやすいことがあきらかになったのだ。ここ数十年のうちに、この見解を支える研究が多数あらわれるようになってきた。

慢性的ストレスと心臓病

ストレスはかなり前から心臓病と関係があると言われてきた。実際、ストレスを心臓病の重要なリスク因子と考える人は多い。ではなぜストレスのような環境要因が心臓病の発症につながるのか？ そのもとになるメカニズムを解きあかす手がかりになるのが、最近ますます発展しつつあるエピジェネティクスの知識だ。恵まれない子ども時代の経験が、長期にわたって人の健康に大きな影響を及ぼす。今では心臓病とそれに関わる症状が、胎児期のマイナスの経験によって起こるとの考えにもとづく研究が多数発表されるようになってきたのも、ある意味当然の流れだろう。

たとえば今では貧困が心臓病にとくに深く関わっているとされる。二〇〇九年に『アメリカン・ジャーナル・オブ・エピデミオロジー』に発表された論文によると、経済的に貧しい環境で育った人は、豊かな環境で育った人に比べて八二パーセントも心臓病になる確率が高いという。またJohns Hopkins Precursors Study［ジョンズ・ホプキンズ・プリカーサーズ・スタディ：ジョンズ・ホプキンズ大学卒業生に実施された長期コホート調査］のデータにもとづく二〇〇六年の研究によると、研究対象は全員白人男性の医師で、みな成功し裕福な生活を送っていたが、社会経済的に貧しい環境で育った人は調査期間のどの時期においてもBMI値がかなり高く、裕福な環境で育った人に比べて五〇歳になる前に心血管疾患になる率が二倍だった。

もうひとつ、胎児期の経験が遺伝子発現を変えることを示す例がある。マーカス・ペンブリー博士が中心になって二〇一一年に『Epigenetic Epidemiology［エピジェネティック・エピデミオロジー：疫学の学術雑誌］』に発表した研究では、ゲノム全体の二万以上のDNA部位（男性のみ）を調査。点と点をつなげることにより、研究者たちは子どものときの経験により起きたエピジェネティックな変化が、大人になってからのDNAに影響を与えていることを確認した。被験者の半分は裕福な家の出身（社会経済的状況の上位二〇パーセントに入る）、残りの半分は下位二〇パーセントの出身で、メチル化のレベルを計測すると、両者に大きな違いがあった。貧しい家に育ったグループでは、メチル化のレベルが一二五二の部位で影響を受けていたが、裕福なグループでは影響を受けていたのは五四五の部位のみだった。メチル化の変化はまとまって起きている箇所が多く、そこから遺伝子のネットワーク全体が子どものときの経験によってエピジェネティックな変異を起こしていると推測できた。

ほかの研究と同じように、ペンブリー博士の調査も、幼いころの貧しい社会環境が健康に長期にわたる影響を与えている事実を示している。『New Scientist［ニュー・サイエンティスト：科学全般を扱う雑誌］』でのインタヴューで博士が述べているように、貧しい環境で育った被験者の遺伝子は、防御反応として被験者の行動を変えることにより、厳しい子ども時代を生きぬく力を与えようとする。しかし長期的に見ると、変化したメチル化のパターンは、心臓病や糖尿病といった重大な健康問題を引き起こすリスクを増大させてしまうのだ。

心臓病は遺伝子のせい？

ゲノム全体で見ると、心血管疾患のリスクに関係していると思われる一塩基多型（ＳＮＰ）は約六〇。この多くが虚血性脳卒中のリスクに関係のあるものとかさなっている。虚血性脳卒中は、脳へ流れる血液が減少することにより起きる病気だ。二〇一八年に『Circulation: Cardiovascular Genetics［サーキュレーション：カーディオヴァスキュラー・ジェネティクス：循環器学・心血管遺伝学の学術雑誌］』に掲載された研究によると、ヨーロッパ系の人たちの多くには、心血管疾患のリスクを予測できる遺伝子変異がほぼ二〇〇も見られるという。こういった変異をたくさんもつ人は、早発性冠動脈疾患を起こすリスクが高くなる（「早発性」とは男性の場合四〇歳まで、女性は四五歳までに発症する場合をいう［日本では男性五五歳未満、女性六五歳未満］）。これらのＳＮＰの相当数を図にまとめれば、病気になりそうな人たちをリストアップして警告するのに役立つのではないか、と研究者たちは考えている。

しかしこの変異をもっていても、実際に心血管疾患になる人の数は、場合によってさまざまに異なる。遺伝子の観点から見ると、心臓病は多くの因子をもつ疾患であり、何百ものさまざまな遺伝子がほんのわずかずつ発達に影響を与えあって無数のパターンをつくり出す。さらにそれらの遺伝子はおたがいに影響を与えあうだけでなく、環境とも複雑にからみあう。環境の与える外的な影響は、栄養や運動量から有毒物質の摂取量、自然とふれあう機会、社会経済的状況、社会とのつながりにいたるまで、じつに多岐にわたる。つまり、遺伝子はエピゲノムと一緒になって、心血管疾患の発生を左右するのだ。

コレステロールが心臓病を起こす？

高コレステロールと心臓病は深く関わりあっている、というのが昔からの考え方だが、じつはこの仮定は実証されているわけではない。ＬＤＬ（悪玉）コレステロール値が高いと動脈内にプラーク（かたまり）が形成される可能性があることは事実だが、心臓発作を起こす人の半分近くはコレステロール値が正常だ。心臓病を発症する人の少なくとも三〇パーセントは、リスク因子をとくにもっていないのだ。そういった人たちの発症の原因になっているのは、胎児期の遺伝子変異なのかもしれない。

コレステロールの必要性

コレステロール自体は悪いものではない。それどころか、このステロイド化合物は非常に重要な働きをになっている。まず細胞をつくり出し、働かせ続けるのに必要だ。細胞壁の補強にも一役買っている。そしてとくに重要なのが、脳内での働きだ。体内のコレステロールの約四分の一が脳にあって、中枢神経系の細胞づくりにきわめて重要な役割を果たす。コレステロールはあらゆる細胞を包む膜の構成要素だ。神経細胞とミエリン鞘《しょう》を結びつけ、神経インパルスを伝えて神経系を共鳴させ続ける。さらに副腎皮質ホルモンやビタミンＤの生成にも、また脂肪の分解に必要な胆汁の生成にもコレステロールは欠かせない。

食事以外の要因

たいていの人はコレステロールの七五パーセントを肝臓でつくり、残りの二五パーセントを食事からとる。体はコレステロールの総量を、肝臓でつくる量を増減することにより調整する。このコレステロールの総量には、遺伝子や胎児期の発達、食事、生活スタイルなどさまざまな要素が影響を与えている。前にも述べたように、胎児期の経験が代謝に関わるいくつかの遺伝子に影響を与えているが、その影響は体のコレステロール代謝能力にも及んでいる場合がある。

ほとんどの人にとって、遺伝子が血中コレステロール値に及ぼす影響はそれほど大きなものではないが、中にはきわめて大きな影響を受けてしまう人もいる。たとえば家族性高コレステロール血症は、遺伝子の異常により肝臓がつくり出すLDL粒子を排除する能力がなくなってしまう病気だ。この異常があるとLDLコレステロール値が非常に高くなり、若いうちに心臓病を発症するリスクが上がる。

もうひとつの要因は、APOE（アポリポタンパク質E）という遺伝子である。この遺伝子のある種の変異型をもつ人は、食事からとるコレステロールを吸収しすぎてしまい、LDLコレステロール値が高くなる傾向がある。こういう人はコレステロールが多く含まれる食品の摂取量を減らすと、効率よくコレステロール値を低く保つことができる。しかし最近の研究では、たとえコレステロールの多く含まれる食品をとらないようにしていても、ほとんどの人にとって「悪玉」コレステロール値を減らす効果はないと言われている。

食事とコレステロール

卵や貝といった食事性コレステロールを多く含む食品と、赤身の肉のような飽和脂肪酸を多く含む食品は、コレステロール値を上げるので心臓発作のもとになる、というのはちょっと短絡的すぎる考え方だ。大部分の人にとって、食事性コレステロールは血中コレステロール値にほとんど、あるいはまったく影響を与えない。しかし三万人を対象に行われた二〇一九年のある研究では、食事性コレステロールのとりすぎは心血管疾患のリスクを高めるという結果が実際に出ており、これについて現在も活発な議論が戦わされている。飽和脂肪酸の摂取がＬＤＬ（悪玉）コレステロール値の上昇につながるという証拠についても、まだ検討が行われている。飽和脂肪酸をとると、ＨＤＬ（善玉）コレステロール値とＬＤＬコレステロール値の両方が上がることは事実だが、ＬＤＬコレステロールを無害なものに変える働きもあるのだ。

●加工食品の糖分は心臓にもよくない

最近の研究から、心臓病の発症には別の食事性の要因がもっと大きく関わっているらしいことがわかってきた。二〇一五年に『ＪＡＭＡ（ジャーナル・オブ・ジ・アメリカン・メディカル・アソシエーション）』に掲載された論文によると、食事に添加された糖分が心血管疾患による死亡率を高めているというのだ。糖分の添加はおもに加工食品に見られる。糖分が多いことでおなじみの食品（炭酸飲料やエナジードリンク）に加えて、朝食用シリアルや、「健康」をうたうヨーグルトなど、さまざまな種類の食品にさまざまな形で糖分は添加されている。これまでに手に入れてきた健康リスクに関する知識をもとに考えれば、加工食品をとる際には成分表示に砂糖が入っているかどうかをチェックするようにしたほうがいいことは、もう十分おわかりだろう。

血中コレステロール値に関して言えば、もうひとつ基本的な問題がある。糖分をとりすぎるとHDLコレステロール値が下がるという説があるのだ。また低密度のLDLが、血管壁へのプラーク蓄積を悪化させるタイプのLDLコレステロールの値を上昇させることもわかっている。さらに糖分（およびアルコール、小麦粉をはじめとする精製された穀物）のとりすぎは、トリグリセリド値の上昇にもつながる。トリグリセリドは心臓病と非アルコール性脂肪性肝疾患（247ページ参照）の両方のリスク因子だ。ついでに言うと、糖分と精製された炭水化物の多い食事は食物繊維が足りない場合が多い。しかし食物繊維は、コレステロールのバランスを保つのにきわめて重要な役割を果たす栄養素なのだ。つまり全体的に見て、食品に添加された糖分をとって、いいことはひとつもない。

●心臓病対策には？

コレステロール値を理想の状態にキープするには、健康によいオメガ3脂肪酸をたくさん含んだ、食物繊維たっぷりの自然食品をとるのがいちばんだ。トロントのセント・マイケルズ病院にあるレイ・カーセン・ナレッジ・インスティテュートに所属する**内分泌学者**デヴィッド・ジェンキンズ博士は、グリセミック指数（GI）を考案したチームを率いていた研究者だが、彼が考案したのが植物性食品をベースとしたポートフォリオ・ダイエットだ。これは遺伝的因子のせいでコレステロール値が高いわけではない人たち向けの食事法で、LDLコレステロール値を下げる効果がある。菜食ダイエットの改良版とも言えるポートフォリオ・ダイエットは、総コレステロール値およびLDLコレステロール値を下げるだけでなく、血圧を下げる効果も期待できる（290ページ参照）。研究によれば、このダイエットによりLDLコレステロール値を三〇パーセントも下げられるということだ。

こんな女性が心臓病になりやすい？

心臓病の発症リスクに男女差があるのは事実だが、その分野についてはあまり研究が進んでいるとは言えないようだ。さきほど述べたように、ヨハン・エリクソン博士とデヴィッド・バーカー博士の調査によると、成人後心臓病になった人たちのうち男性は出生時にやせている場合が多かったが、女性は身長が低い傾向にあった。かなり前から、閉経にともなうホルモン変化は年配の女性の心血管疾患発症リスクを高めると考えられてきたが、専門家はその仮定を真剣に見直そうとしている。

二〇一八年の夏、『Heart〔ハート：心血管疾患に関する医学雑誌〕』に発表された研究によると、さまざまな生殖に関わる因子が女性の心臓病と脳卒中のリスクを増やす可能性があるという。この研究では平均して七年間にわたり二五万人の女性を追跡調査。一二歳になる前に月経が始まった女性は、一二歳以降に始まった女性よりも冠状動脈性心疾患になる確率が五パーセント高く、また心血管疾患になる確率は一〇パーセント、脳卒中になる確率は一七パーセントそれぞれ高かったことがわかった。

流産しやすい傾向もリスク因子のひとつだ。三回以上流産を繰り返した女性は、一度も流産をしたことのない女性に比べて心臓病発症の確率が二倍以上になる。また妊娠高血圧腎症や妊娠糖尿病といった産科合併症にかかった女性は、年をとってから心血管疾患になる可能性が高い。早期閉経も、人工的なものか自然なものかにかかわらず、心臓病のリスクを高める。このような確認可能なリスク因子をスクリーニングすることで、心臓病の発症を予防することができるようになるかもしれない。

ここで明るいニュースをひとつ。授乳には心血管疾患を予防する効果があるのだ。サンネ・ピーターズ博士は授乳が母親に与える影響を研究してきた疫学者だが、二〇一七年の中国人女性を対象にした研究で、授乳していた母親は心血管疾患の発生率が授乳をしていない女性よりも一〇パーセント低かったという結果を発表した。データによると、授乳の期間が長いほど、発生のリスクは低くなったという。

ミイラも苦しんだアテローム性動脈硬化症

古代エジプトのミイラの動脈も詰まっていた、という話から私たちに学べることはあるだろうか？

アテローム性動脈硬化症という病名で知られるこの危険な症状は、たまったプラークによって動脈が詰まることにより発生する。心臓発作の原因としてはほかを引き離してダントツの一位だ。脳卒中や末梢動脈疾患、動脈瘤《どうみやくりゆう》の原因にもなる。

先進国では感染症にかわってアテローム性動脈硬化症が死因の上位を占めるようになった。その原因を特定するのはむずかしいが、一般的にこれは現代に特有の「生活習慣病」だと考えられている。肉や脂肪や精製された炭水化物を大量にとることが原因だと思われているのだ。ほかにもいすにすわりっぱなしの生活や喫煙、さらには人間誰しも避けられない加齢もその発症因子だと言われている。

しかしじつはこの病気の原因は、現代の生活スタイルだけに限定されるわけではない。ファストフード・チェーンが店を構え、カウチ・ポテトな生活スタイルが標準になるずっと前から、人類はこの病気に悩まされてきたという証拠がある。たとえば、産業革命以前の人たちも（統計的に見れば）現代人と同じくらいこの病気に苦しんでいたことを示す研究がある。そして現代の私たちと同じように、長生きすればするほど、動脈の詰まりは増えていったのだ。

はるか昔古代社会では、亡きがらに布を巻きつけ、長期の保存に耐えるよう処理をほどこして、来世でのよみがえりに備えようとした人々がいた。幸いなことにこういったミイラや、ほかにも自然の力により保存された昔の人の亡きがらが、今も完全な形で残っている。これらの亡きがらは、心臓病に関する貴重な情報を手に入れることができる宝の山だ。

科学者たちが現代のテクノロジーを使って一三七体のミイラをスキャンしてみたところ、その三〇パーセント以上に石灰化したプラークが見つかった。このミイラになった人たちがもともと住んでいた場所は、古代エジプト、ペルー、南西アメリカ、アリューシャン列島とさまざまだ。驚くのは、どこに住んでいた人でもスキャンの結果はほぼ同じだったこと。この人たちの食べ物は、その土地に特有な植物も違えば、タンパク源も海産物から家畜の肉までじつにさまざまで、まったく違っていたにもかかわらずだ。

この研究結果は二〇一三年の『ランセット』に発表されたが、対象となった人たちに確認できた共通点は二つのみ。料理と暖をとるのに火を使っていたこと、そして彼らの生きていた時代を考えると比較的高い比率で慢性感染症にかかっていたと思われることだ。研究者によると、抗生物質のない狩猟採集社会では、死因の七五パーセントが感染症によるものだったと考えられるという。この古代の人々がさまざまなものを食べていたこと、また体を非常によく動かしていたことを考えると、アテローム性動脈硬化症が現代の生活習慣による病気だという説は、どう考えてもおかしいということになる。

炎症がすべての共通の要素

アテローム性動脈硬化症の原因解明に向かって科学者たちが研究を進めていくうちに、タバコの煙を吸うことが発症の一因として浮かびあがってきた。基本的に煙は炎症を引き起こすものだからだ。最近の科学的な考え方は、心臓病の原因として慢性的な炎症を重視する方向に進んできている。プラーク発生の責任を高コレステロールに負わせるのは、今や時代遅れな知識と言っていい。

たとえば、心臓発作を起こす人たちの約半分は、コレステロール値が正常だという事実を考えてみるといい。また、脂肪と心血管疾患を結びつけるデータの大部分は、ヨーロッパや北アメリカといった先進国のものだ、というのも重要な事実だ。もちろん脂肪の総摂取量もひとつの因子にはちがいないが、二〇一七年に『ランセット』に発表されたProspective Urban Rural Epidemiological (PURE) Study［プロスペクティブ・アーバン・ルーラル・エピデミオロジカル・スタディ：世界18ヶ国で行われた大規模前向きコホート調査］では、一三万五〇〇〇人以上を調査した結果、脂肪の摂取と心血管疾患や心臓発作との間に何のつながりも見られなかった。

ざっくり言えば、アテローム性動脈硬化症は有害物質が少しずつ積みかさなって起きる。その有害物質のひとつが動脈の脂肪線条だ。脂肪線条は、低体重で生まれ二歳までの成長も遅めだった人に見られる危険な脂質プロフィールに関係があると言われている。バーカー博士とエリクソン博士の発見によると、そういった人たちは六〇歳近くになるとＨＤＬコレステロール値は標準値より低くなり、トリグリセリド値は高くなる傾向にあった。母親が喫煙者か高コレステロール値の場合も、脂肪線条ができやすい。さらに高トリグリセリド値や高血圧、肥満といった心血管疾患のリスク因子の多くが、子どものときに発生し始めることにも注意しておくべきだろう。そういったリスク因子が同時に働けば、リスクはさらに高まることなる。

動脈の脂肪線条は炎症によって増加し、成人してからアテローム性動脈硬化症を引き起こすプラークへと進行する。アテローム性動脈硬化症は長い時間をかけてゆっくりと進行する病気で、プラークができ始めるころにはすでに病状はかなり進んでいる。

ミイラたちの動脈硬化発症率が驚くほど高かったことから、私たちはどんなことを学べるだろうか？ ミイラたちに共通している特徴のひとつがタバコの煙の摂取だ。現在、タバコの煙と炎症につながりがあるという説はかなり確立されている。喫煙者はかなり若いころから高レベルの炎症を起こしており、これがプラークの発生を促進するのだ（また喫煙は心臓病の主要なリスク因子でもある）。したがって、私たちの祖先のミイラも、高レベルの炎症からプラーク発生が進んでいたと考えられる。

・C反応性タンパク

C反応性タンパク（CRP）は肝臓でつくられる物質で、炎症に反応して増える。現在では、CRP値を測ることによって医師は炎症の有無を確認するほどだ。この値がつねに高い場合考えられる病気としては、アテローム性動脈硬化症のほかに免疫性の皮膚病、歯周炎、腎臓病、肥満、2型糖尿病などがある。

CRPは免疫系全体とつながっており、感染症や外傷、アレルゲンに対する体の自然な反応の一部として値が上昇する。体が感染症と戦っているとき、CRPは体の防御システムの一部として有害な**病原体**と戦うために増えるのだ。その仕事が終わるとCRPは通常レベルに戻るのだが、それが戻らない場合、炎症が起きたままだということになる。

・プラークと免疫系

免疫系の異常により炎症が起こり、それが動脈を詰まらせるプラークを形成する、というのが現在の科学者たちの考えだ。実際アテローム性動脈硬化症は、慢性的な炎症性免疫疾患と表現されることもある。体に生まれつき備わった免疫系の反応に異常が起きると、プラークのもととなる炎症性の物質が生み出されてしまう。

スーザン・プレスコット博士は免疫系の発達に関する世界的な権威だが、その研究結果は、免疫系こそがプラーク発生にもっとも大きな役割を果たすものだという結論に達している。博士がその著書『Origins』で述べているように、CRP値を上げる原因となる感染症は、アテローム性動脈硬化症の直接の原因ではないとしても、その発症を促進する要因なのではないか、と一世紀以上も前から専門家たちは考えてきた。しかしこれまでのところ、その理論は裏づけられていない。プラークからは細菌のDNAが発見されているが、それは感染症がプラーク発生の主要な原因だと証明できるほどの強力な証拠ではない。たとえば、抗生物質では心血管疾患を予防することはできないのだ。

しかし、腸内細菌が免疫系に大きな役割を果たしていることは確かだ（次のセクションおよび第八章参照）。また、始まったばかりだが、腸内細菌叢とさまざまな炎症性の病気との間につながりを見いだそうとする研究も活発に進んでいる。たとえばラクトバチルス・ロイテリのような特定の善玉菌は炎症を抑えることがわかっているし、クローン病のような炎症状態を抱える患者は小腸内細菌の特定のグループに異常が見られることもわかってきた。いくつかの証拠により、食物繊維を多く含む食事によって腸内の善玉菌を増やし、**短鎖脂肪酸**をつくり出すことが、炎症を減らし、ひいては心血管疾患の予防にもつながることがあきらかになりつつある。

・細菌の役割

衛生仮説（398ページ参照）も炎症と感染症を結びつける考え方のひとつだ。現代の清潔すぎる環境には問題がある、というのがこの仮説の大前提だ。子どもたちの多くは土に触れる機会がない。泥んこになって遊んだり、動物に触れたりする機会を与えないと、その子が成人してから慢性疾患を発症する危険が高まる可能性があるのだ。細菌のような感染因子に接する機会が少ない場合、免疫系の健全な発達がさまたげられる。これが炎症を起こしやすい体質をまねくのだという。

トーマス・マクデイド博士は生物人類学者として炎症が加齢による病気に及ぼす影響に興味を抱いているが、発展途上国に住んでいる人のほうが、アメリカに住んでいる人よりCRP値がかなり低いことに気づいた。たとえば、フィリピンの田舎で多種多様な細菌に囲まれて育った人たちは、成人後のCRP値がかなり低かった。スーザン・プレスコット博士によれば、これは自然のもつ力がもたらす効果だという。感染症との戦いを何度もくりひろげる中で、炎症が発生したり治まったりを繰り返すうちにより効果的な制御方法を学び、必要に応じて炎症のスイッチを入れたり切ったりすることができるようになる。だが感染症と戦う機会があまりないと、制御能力は鍛えられず、成人後に慢性的な炎症状態におちいりやすくなってしまうのだ。

生物学的には、衛生仮説の大前提はいわゆる「倹約表現型」の考え方と似ている。「倹約表現型」とは、胎内での栄養不良が脂肪をためこみやすい体質をつくり出し、その後栄養状態が改善してもそれに適応できなくなるという理論だ。二〇一二年に発表された論文の中でマクデイド博士が述べているように、私たちの体は「豊かな先進国の高度に工業化された環境に住む人たちが今過ごしているような、超清潔で細菌のいない世界に対応するようにはできていない」らしいのだ。人間の免疫系は幼いころにはまだ非常に周囲の影響を受けやすいため、清潔すぎる環境にいると「免疫系が鍛えられないままになってしまう」という。博士の意見によれば、子どもたちに認知的および社会的な刺激を与えて脳の発達をうながすのと同じように、子どもたちを多種多様な細菌に触れさせることによって免疫系の発達をうながすべきなのだ。そうすることによって慢性的な炎症が起きるのを防ぎ、さらにはアテローム性動脈硬化症の発生を減らすこともできると博士は考えている。

・点と点をつなぐ

すべての疑問に答えが出たわけではないが、どうやら慢性的な炎症はさまざまな環境要因に反応して発生するらしい。その環境要因とは、栄養不良やタバコの煙などの有毒物質の摂取、さらに細菌に触れる機会の少ない生活スタイルなどだ。さきほども述べたように、慢性的な炎症を起こしやすい傾向は子宮の中から始まる。たとえば、低体重で生まれた赤ちゃん（および巨大児として生まれた赤ちゃん）は炎症を起こしやすい状態に生まれついたと言えることがわかっている。

二〇一七年にトーマス・マクデイド博士は、先に述べたフィリピンの新生児コホート調査で得たデータを使って、子ども時代のエピジェネティックな変化と成人後の慢性的な炎症を結びつけようとこころみた。この研究により、子ども時代の栄養の質や細菌との接触の度合い、社会経済的状況によって、炎症の制御に関わる九つの遺伝子のＤＮＡメチル化を予測できることがわかった。こうして成人後に心臓病の発症をまねく胎児期のさまざまな生物学的メカニズムをつなぎあわせることにより、病気の原因解明にいたる曲がりくねった道を一歩進んだことになる。

・心臓病、炎症、社会的不利益

いろんなことを知れば知るほど、心臓病と慢性的な炎症と社会的不利益の間には強いつながりがあることがわかってくる。貧困はさまざまな理由により栄養不良と関係してくるが、中でも加工食品のとりすぎは貧困と深く結びつき、炎症をさらに悪化させる原因となる。また炎症は子どもの虐待ともつながっている。二〇一七年のある研究によると、CRP値の高い人の一〇パーセントが一〇歳になるまでに何らかの虐待を受けた経験があり、そのCRP値の高さは虐待のひどさに比例していたという。CRP値はストレスやホルモンの急増によって上昇するのだ。CRPが単に炎症を示す指標なのか、それとも病気をもたらす原因なのか、その判断はまだついていない。

ただあきらかに太った人はCRP値がかなり高い傾向にあるようだ。スーザン・プレスコット博士は慢性的な炎症を、心血管疾患と肥満を結びつける要因のひとつと見ている。肥満した人の脂肪組織は、炎症をまねく物質を放出するからだ。

慢性炎症を治療するには

炎症とさまざまな病気の関係についていろんなことがあきらかになってくるにつれて、炎症が起きる原因とその制御方法についても多くのことがわかってきた。その副産物として得られた興味深い知識のひとつに、スタチンの効能がある。スタチンは世界でもっとも多く処方される薬のひとつで、コレステロール値を下げる効果があることで有名だが、それよりむしろCRP値を下げて炎症を減らすため、心臓病治療の役にたつのではないかと考えられているのだ。この抗炎症効果は、スタチンがエピジェネティックなメカニズム（とくにヒストン修飾）に与える影響によって起きるものと思われる。

食べ物と炎症

ＣＲＰ値の上昇と食事にはさまざまなつながりがある。たとえば、炎症を促進する食べ物があることがわかっている。ふすまや胚芽を取り除いた穀物のような精製した炭水化物（精製した小麦粉や米、コーンはとくに危険だ）、加工糖（高果糖液糖を含む）、加工物菜《かこうそうざい》の肉類などだ。過度の飲酒や喫煙も、炎症の発生を促進することが知られている。スーザン・プレスコット博士によれば、高脂肪・低食物繊維の食事も、腸内細菌叢のバランスを乱して炎症をまねくおそれがあるという。

地中海ダイエットやプリチキン（Pritikin）・ダイエットといったさまざまなダイエットで、炎症を減らすことができる。全般的にこういったダイエットでは野菜、果物、全粒の穀物、ナッツ、シード、健康的な脂肪をたくさんとる場合が多い。プリチキン・ダイエットと定期的な運動を組み合わせれば、とくに血中ＣＲＰ値の改善に効果があるとされる。

しかし、人気のダイエットがはやりすたりを繰り返していく中で、何にでも対応可能な万能ダイエットなどは存在しないことを多くの人が実感し始めていると思う。遺伝子の研究により、炎症を起こしやすいタイプの人がいたり、同じものを食べてもあらわれる効果が人によって違ったりする。たとえば、一般的に多価不飽和脂肪酸をとることとの効用については研究者によって意見が分かれるが、特定の遺伝子型をもつ人には効果が出る場合がある。このグループの人たちにオメガ３脂肪酸をとってもらったところ、炎症を抑える効果が見られたが、これはＤＮＡメチル化のようなエピジェネティックな指標の変化によるものだった。

炎症は、食事の中のオメガ3脂肪酸とオメガ6脂肪酸の比率にも関係があると見られている。標準的なアメリカ食ではオメガ3脂肪酸の摂取量が少なくオメガ6脂肪酸の摂取量が多い傾向にあるが、この割合だと全身性炎症が起きやすく、アテローム性動脈硬化症の発症につながるおそれがあると考えられる。

また腸のことも忘れてはならない。植物由来の食べ物をたくさんとるようにすれば、腸内の善玉菌を理想的なバランスに保つことができる。こういった細菌によい食べ物は短鎖脂肪酸をつくり出し、炎症を抑えるのに役立つ。短鎖脂肪酸は遺伝子発現にも影響を与え、炎症を起こすサイトカイン（通常は免疫系によってつくられるタンパク質）の生成を減らす働きをもつとされている。

ストレスと炎症

慢性的な心理ストレスも全身性炎症の発生にからんでくる。体のつくり出すストレスホルモンであるコルチゾールが炎症に影響を与えるのだ。慢性的なストレスのためコルチゾール値が上がったままだと、免疫細胞受容体がホルモンに反応しなくなり、炎症を抑える力が下がってしまうという証拠が確認されている。また動物実験の結果、慢性的にストレスがかかる状態にあると、免疫細胞の遺伝子発現に変化が起こり、炎症をさらに引き起こしやすくなることがわかっている。興味深いことに、この炎症をまねく遺伝子発現のパターンは、社会経済的に厳しい環境に暮らすため慢性的なストレスにさらされている若者に見られるパターンと同じだった。

ストレスが炎症に与える影響をやわらげるには、ストレスを解消するテクニックが効果的だ。系統的な調査によると、ヨガ、太極拳、瞑想といった心身介入法が炎症をまねく遺伝子発現を低減するということだ。定期的に体を動かすことも、炎症を抑えるのに大きな力を発揮する。多くの研究により、運動には炎症を抑える効果があることが証明されている。二〇一七年に『Brain, Behavior, and Immunity〔ブレイン・ビヘイビア・アンド・イミュニティ：精神神経免疫学の学術雑誌〕』に掲載されたある研究によれば、ルームランナーで歩くなどの軽い運動を二〇分するだけで、炎症をまねくサイトカインであるTNF（腫瘍《しゅよう》壊《え》死《し》因子《いんし》）の減少につながったという。

心臓の鼓動が乱れる不整脈

「ホリデーハート症候群」という言葉を聞いたことがあるだろうか？　いったいどういう意味？　と思う方も多いだろう。この言葉が生まれたのは一九七八年のこと。アルコールの飲みすぎによる心臓の鼓動の乱れ（もっともよく見られるのは心房細動）を指す言葉だ。それまで心臓病の既往症がなかった人が、週末や休日にアルコールを多めに飲んだせいで不整脈を起こしやすいことに医師たちが気づいたところから、この言葉は生まれた。

不整脈は心臓の鼓動をつかさどる電気的刺激がきちんと働かなくなったときに起こる。症状としては徐脈（正常時より心拍が遅い）と頻脈（正常時より心拍が早すぎる）もあるが、いちばん多いのは心拍が不規則になる心房細動だ。二〇一九年に『Heart Rhythm〔ハート・リズム：不整脈関連の医学雑誌〕』に発表された研究によると、アメリカの四〇歳以上の成人のうち約二五パーセントが心房細動のリスクを抱えているという。心房細動に苦しむ人の数は世界中で三五〇〇万人にのぼる。患者数は急激に増えており、心房細動による死亡率は、死亡の主因である場合も関連要因である場合も、ここ二〇年間上昇を続けている。

心房細動に関わる症状でもっとも危険なのは虚血性脳卒中だ。これは心臓でできた血栓が脳に運ばれて起こる。心房細動の患者は、この病気が起きる確率が五倍になるのだ。心臓の鼓動が不規則だと血液が正常に送りだされず、心臓にたまって血栓ができやすくなり、できた血栓が脳へと運ばれる可能性が高くなる。虚血性脳卒中の約二〇パーセントは心房細動が原因で起こるという。

心房細動を発症するリスクは年齢とともに高まる。そのリスク因子はアルコールの摂取をはじめ、高血圧、糖尿病、肥満、甲状腺機能亢進症、慢性腎臓病などだが、ほかにも電解質の不均衡、ストレス、処方薬などが関わっている可能性が考えられる。先に述べた二〇一九年の研究では、一三〇〇人の心房細動の患者を調査した結果にもとづいて共通のきっかけをいくつか確認したが、そのひとつはコーヒーの摂取(二八パーセント)、もうひとつは睡眠不足(二一パーセント)だった。これらのきっかけが二つ以上一緒に働くと、心房細動の発症率はあきらかに高まった。ほかの研究では、心房細動の患者には適度なお茶やコーヒーの摂取でさえ問題があるとも言われている。

さらに、心房細動はフットボールやマラソンなどの持久力を必要とするスポーツにも関わりがあると考えられている。

発達上の要素

不整脈には遺伝的要素がある。リスクを高める遺伝子がいくつかあるのだ。またその要素には胎児期の発達が関わっている可能性がある。二〇一七年に『Journal of the American Heart Association〔ジャーナル・オブ・ジ・アメリカン・ハート・アソシエーション：アメリカ心臓協会の公式雑誌〕』に掲載された研究によると、ヘルシンキ新生児コホート調査のデータを使って調べた結果、出生体重と心房細動との間にはU字型の関連性があることがわかった。低体重または高体重で生まれた赤ちゃんは、心房細動の発症率が高かったのだ。また出生体重とは別に、肥満した母親から生まれた子どもは、BMI値が基準範囲内の母親から生まれた子どもに比べて心房細動を発症する確率が約三五パーセント高いこともわかった。この結果から、母親の肥満を減らすような生活指導をすれば、将来の世代の心房細動発症リスクを下げることができるのではないかと研究者たちは提言している。さらにこの研究では、高身長もリスク因子のひとつと認識している。男性のほうに心房細動発症率が高いのは、それが一因かもしれないという。

メカニズムが完全に解明されているわけではないが、研究者たちの考えでは、胎内でのエピジェネティックな変化が心房細動の発症に関係しているようだ。肥満も心房細動も炎症に関わりがあり、さらに心房細動は大気汚染のような環境要因にも敏感に反応する。二〇一五年に『ハート・リズム』に掲載された研究によると、胎児期または乳幼児期に受動喫煙を経験した人は心房細動発症のリスクが高くなるという。また最近では免疫系との関わりも指摘され始めた。免疫細胞は不整脈の制御に関わる物質を放出するのだ。二〇一七年には、感染症の病原体を撃退する働きをもつことで知られる白血球の一種、マクロファージが心臓の鼓動を安定させる力ももつことが報告された。

発症のきっかけ

心房細動発症のきっかけには、アルコール摂取、ストレス、食べ物に対する過敏反応、電解質の不均衡、有毒物質の摂取などがある。

・アルコール摂取

疫学的な調査によると、それまで心臓病の徴候がまったく見られなかった人でも、アルコール摂取が心房細動の発症に決定的な役割を果たすことがあきらかになっている。とくに大量の一気飲みは心臓の伝導系に悪影響を与え、心拍を不規則にすることがわかっている。また不整脈になった経験のある人は、アルコール摂取により心拍に関わる特定の**神経伝達物質**の放出が増加する場合がある（ただし、不整脈の経験がない人にはそういった変化は起こらないことを確認した研究も一件ある）。

・ストレス

多くの研究結果が、さまざまなタイプのストレスを心房細動のリスクを高めるものとして位置づけている。二〇一八年に発表されたスウェーデン長期職業健康調査のデータを使用した研究によると、仕事によるストレスを感じている人は、ストレスを感じていない人に比べて心房細動を発症する確率が五〇パーセントも高いという。同年に『American Journal of Cardiology［アメリカン・ジャーナル・オブ・カーディオロジー：アメリカの心血管疾患関連の医学雑誌］』に発表された別の研究では、四五歳以上の女性に大きなトラウマを残すような人生のできごとがあった場合、心房細動を起こすおそれがあるという例が報告されている。また二〇一五年に『Annals of Internal Medicine［アナルズ・オブ・インターナル・メディシン：アメリカ内科学会によって発行される医学学術雑誌」』に発表された「脳卒中の地理的・人種的発症差に関する調査（Reasons for Geographic and Racial Differences in Stroke＝REGARDS）」によると、低収入にともなう大きなストレスが心房細動のリスク因子になっているという。

もちろん心房細動は脳卒中につながるおそれがあるという心配も大きいが、現実に心拍が制御できなくなること自体もかなりの不安をまねく症状だ。この不安が精神衛生や生活の質にもたらす長期的な影響も大きな問題だとする声があがっている。

・食べ物に対する過敏反応

大部分は証拠にとぼしいが、食べ物に対する過敏反応も心房細動に関係があると言われてきた。熟成食品や発酵食品に自然に発生する化合物であるチラミンに過敏に反応する人たちが多くいる（片頭痛にも関係があるとされる物質だ）。チラミンを含む食品として有名なものには熟成したチェダーチーズ、ブルーチーズのようなカビの層のあるチーズ、またザワークラウトや醤油《しょうゆ》などの発酵食品がある。

多くの加工食品の風味づけに使われるグルタミン酸ナトリウム（MSG）や人工甘味料のアスパルテームも、心房細動の患者に悪影響を及ぼす可能性がある。正式な審査を受けた論文があるわけではないが、心房細動の患者の中にはグルタミン酸ナトリウムやアスパルテームが心房細動を引き起こすと訴える人たちがたくさんいる。消化の途中でグルタミン酸ナトリウムは遊離グルタミン酸をつくり出し、アスパルテームはアスパラギン酸を放出する。どちらの物質も神経伝達物質であり、興奮毒として知られる。つまり、脳に過剰な刺激を与え、迷走神経への影響を通して心臓にも刺激を与えるのだ。この二つの物質は特定の味に対する「依存性」を高めるため、加工食品に広く使われている。

メイヨー・クリニックの後援のもとに行われた最近の研究は、心房細動と自己免疫疾患との関係に目を向けている。またほかにも、腸内細菌叢のバランスを崩す細菌との関係を調べた研究もある。細菌叢のバランスが崩れると、自律神経系のスイッチが入ることにより心房細動が起きる可能性がある。自律神経系は、迷走神経を通して腸と密接につながっているからだ。もうひとつ、心房細動の要因として腸がからんでくる説がある。ヒスタミン過敏症に関するものを含むいくつかの研究で、免疫系を通して腸と心房細動に関係があると考えられているのだ。ヒスタミン過敏症はじつにさまざまな症状を引き起こす。一般的にこの過敏症は、DAO［D-アミノ酸酸化酵素］遺伝子またはHNMT［ヒスタミン-N-メチルトランスフェラーゼ］遺伝子の働きの不具合によって起こる。この不具合は体がヒスタミンを処理する能力をさまたげるのだ。ヒスタミン過敏症は心房細動だけでなく、ほかにもグルテン過敏症や炎症性腸疾患といったさまざまな自己免疫疾患を引き起こすと考えられている。ヒスタミンはトマト、ジャガイモ、トウガラシ、ナスなどのナス科植物に多く含まれる。処方薬の中にもヒスタミン反応を引き起こすものがたくさんあるし、からい食べ物や腹部の膨満感をもたらす食べ物もひきがねになるおそれがある。

・電解質の不均衡

電解質は人の体内に電気を伝える化学物質だ。電解質には帯電したナトリウム、カルシウム、カリウム、マグネシウムが含まれる。心筋はこれらのミネラルを使って電気信号を送るが、そのバランスが崩れると心拍が不規則になる。よく見られるのが、ナトリウムが過多になりカリウムが過少になる場合だ。

これらの要素は複雑にからみあっており、残念ながら標準的なアメリカ食をとっているとバランスが崩れやすい。そのおもな原因は、塩分が多い加工食品のとりすぎだ。『Harvard Heart Letter〔ハーバード・ハート・レター：ハーバード大学による心臓関連のニュースレター〕』によると、平均的なアメリカ人は毎日二五〇〇～七五〇〇ミリグラムのナトリウムをとっている。カリウムの一日あたりの理想的な摂取量は四七〇〇ミリグラムだが、典型的な北アメリカ人は二五〇〇ミリグラムしかとっていない。またカリウムは副腎皮質ホルモンや利尿剤といった薬によって消滅してしまうため、とくに高齢の人の心房細動発生率が急激に上昇している原因にもなっている可能性がある。

カリウムの働き自体も重要だが、カリウムをたくさんとることにより余分なナトリウムが排出される効果もある。この二つのミネラルのバランスを改善すれば、心臓と血管の健康を保つことができる（284ページ「高血圧は塩分のせいではない」参照）。カリウムの摂取量を増やし、ナトリウムの摂取量を減らすのにいちばんいい方法は、生の果物や野菜、豆類といった自然食品をたくさんとることだ。

マグネシウムは心臓の電気系統の効率的な働きを助けて、心拍を正常なペースに保つのにもっとも重要な役割を果たす電解質だ。残念ながら標準的なアメリカ食にはあまり含まれていないだけでなく、ストレスや処方薬といった生活スタイルを背景とする要因によっても体内に貯蔵されているマグネシウムが破壊されてしまう。マグネシウムを食事からとる方法については、286ページ「高血圧を食事で治す」を参照してほしい。

・有毒物質の摂取

不整脈は殺虫剤、排気ガスによる大気汚染、プロパンガスや塩素ガス、シンナー、重金属の摂取といったさまざまな環境有毒物質との関係も指摘されている。研究によっていくつかの原因物質との関係は確認されているが、それが実際どのように心房細動の発作につながるかというメカニズムについてはまだあまりよくわかっていない。しかし近年心房細動の発生率は急激に上昇しており、その原因も多岐にわたるため、環境による影響も考慮に入れておく必要がある。

心血管疾患を起こす放射線治療

近年、放射線治療が心血管疾患を引き起こす可能性が高いことが問題になりつつある。放射線治療はさまざまなタイプのがんの治療に欠かせないものだが、がんの生存率が上がるにつれて、放射線治療のマイナス面があきらかになってきたのだ。とくに心臓専門医をはじめとする多くの医療専門家が、治療で得られる利益よりリスクのほうが高い場合にまで放射線が使われている現状を認めている。その現状が引き起こしているのが、放射線誘発性心臓病の増加だ。この病気の発生のリスクはとくに左胸（心臓の上）に放射線照射を受けた女性に高い。治療を受ける場合は、心臓専門医に意見を聞くべきだろう。

二〇一三年に『ニューイングランド・ジャーナル・オブ・メディシン』に発表された研究によると、放射線治療の影響は治療開始後五年ほどしてあらわれ始める。放射線の量が多ければ多いほど、心臓発作の危険も高くなる。また放射線治療は不整脈を引き起こす可能性も指摘されている。放射線治療により**活性酸素種**がつくり出されるが、これは非常に毒性が高い物質だ。心臓の電気パターンを変える可能性があり、さらに多くの遺伝子発現に大きな影響を与えることがわかっている。

研究によると、放射線治療と不整脈、さらに遺伝子発現の間にはつながりがあることが確認されている。

遺伝子発現にはヒストン修飾やRNA関連のメカニズムやDNAメチル化といったエピジェネティックな変異が含まれるが、このような変異はほかにも炎症や血管疾患を含む多くの因子から影響を受けている可能性がある。いずれにせよ、遺伝子発現のこのような変化は、放射線治療が終わったあとも長くとどまるということで専門家の意見は一致している。

運動で慢性疾患は治る？

世間から引きこもって暮らす仙人でもなければ、程度の多少にかかわらず運動が人間にとって非常に大切だということはもうよくおわかりだろう。健康な体重を保ち、筋肉を鍛え、身軽に動けるようにするだけでなく、2型糖尿病から心血管疾患、がんにいたるまでさまざまな病気のリスクを減らす役割も果たしてくれる。それから、気分を上げて精神衛生向上に一役買ってくれることも忘れてはならない。

近年、そういった運動の効能のメカニズムを解きあかそうと、研究者たちは地道な努力を続けてきた。運動がなぜ慢性疾患のリスクを減らすのか、その理由を説明できるようなことが細胞レベルで起こっているのだろうか？

そう、その答えのいくつかはエピゲノムに関わっている。二〇一七年に『アクタ・フィジオロジカ』に発表された論文の中で運動生理学者ジョシュア・デナムは、運動がエピジェネティックな変化を引き起こし、それによってさまざまな病気のリスクが減る可能性があるという内容の研究が増えつつあることに注目している。中には変化が非常に早く進む遺伝子もある。あるマウスを使った研究によると、肥満とメタボリック・シンドロームの傾向を受け継いだ子どもが、食事と運動を組み合わせた治療介入により、たった八週間でその残念な遺伝を解消することができたという。興味深いことに、人間の目に見える身体改善の様子を追跡した研究によると、結果が出るのに最適な時間枠はやはり八週間だったとのことだ。

二〇一四年スウェーデンのカロリンスカ研究所で、二三人の男女を三ヶ月間にわたって追跡調査する実験が行われた。被験者は週に三回、片足だけを使って四五分間自転車をこぎ、運動の前後に足の筋肉の生体検査を行う。予想どおり、運動したほうの足には肉体的な改善が見られた。さらに生体検査からは、七〇〇〇あまりの遺伝子に新しいメチル化パターンが見つかったが、この遺伝子はインスリン反応や炎症、体のエネルギー処理に関わるものだった。

また運動がＤＮＡメチル化にプラスの変化を起こすと考える研究も多数発表されている。たとえば運動によってＤＮＡメチル化が変化することにより、腫瘍の発生を抑える遺伝子の発現が増え、がん細胞の成長を促進する遺伝子の活動が減ることがわかっている。

さらにメイヨー・クリニックの研究者が行った別の研究では、高強度インターバルトレーニングに一二週間にわたって取り組んだ結果を若い人と年配の人両方で調査したところ、その結果は驚くべきものだった。年をとっている人ほど、トレーニングに対する遺伝子の反応が大きかったのだ。六四歳以上の人では、筋細胞の四〇〇以上の遺伝子発現に変化が見られたが、若い人たちの遺伝子では二七五しか変化が見られなかった。ただし五〇歳以上の人は、適度な運動以上のきついチャレンジは避けたほうが無難だ。年配の人たちは、自分でも気づいていない心血管疾患を抱えているおそれがあり、それが激しい運動によって表面化する可能性があるからだ。また体を鍛えている人でも、マラソンのような耐久スポーツへの参加は慎重に考えたほうがいい。心臓専門医の多くが、運動も一定の限度を超えると関節や靭帯に負担をかけるばかりか、心臓をいためることになりかねないと考えている。

しかし適度な運動はテロメアを長いままに保ち（テロメアについては325ページ参照）、生物学的な若さを保つために欠かせないことは、多くの証拠が物語っている。あるドイツの研究で、さまざまな年齢のグループでいすにすわったままの人たちと活動的な人たちを比べたところ、平均年齢五一歳で積極的にランニングをする人たちのテロメアはきわめて長く、二〇代でランニングをする人たちのテロメアよりほんの少し短いだけだったという。

第七章

年をとっても元気でいる

慢性疾患は胎児のときに、あるいは中年になってから突然発生する一回限りの恐ろしい病とは違う。その発症までにはたくさんの経路があるのだ。……生涯にわたる健康の出発点は母親であり、母の胎内での始まりが健全であれば、将来かなり有利に働く。

——デヴィッド・バーカー『Nutrition in the Womb』

若さの秘訣《ひけつ》を知りたいなら、まずはロベール・マルシャンに聞いてみよう。この活気みなぎるフランス人は、さまざまな仕事をして生計を立ててきた。ざっとあげるだけでも、消防士、サトウキビ農園労働者、木こりなど。第二次世界大戦中には戦争捕虜になったこともある。三五歳のとき自転車競技の才能をみせ始め、プロアマ両者が競うフランス有数のロードレース、グランプリ・デ・ナシオンで七位に入った。しかし生活していくために思うように練習の時間がとれず、結局競技からは遠ざかる。その後七〇歳になってようやく自分の時間がつくれるようになると競技を再開し、一〇〇歳になるころには世界記録を更新し続ける存在になった。

これはまさに理想の年のとり方ではないだろうか？　年をとることはただ生きていればいい、というものではない。体も心も健康を保ってこそ意味があるのだ。加齢には回復力がカギだとよく言われる。ダメージから回復し、困難を乗りこえる力が不可欠なのだと。マルシャン氏はまさにその回復力の持ち主なのだ。二〇一四年、一〇二歳になった彼は一時間で二六・九キロを走行し、自らが一〇〇歳のときにつくった記録をぬりかえる。二〇一七年には一時間で二二・五キロ以上をトラック走行し、またもや歴史に残る記録を打ちたてた。

その秘訣は、ごくふつうの健康的な生活のためのアドバイスを守ること、これに尽きる。食事では野菜と果物をたくさんとり、（今はまったく食べなくなったが）少し前まではほんの少量の肉を食べていたという。コーヒーも少しだけ飲む。それから、コーチによれば、彼は目標を決めてトレーニングをするようにしているそうだ。

つまり、ロベール・マルシャンが一〇七歳になっても若いのは、健康的な食事としっかりした運動、そして意欲満々な姿勢のおかげだと考えていいだろう。ただ、彼がひとつだけほかの高齢者と違う点がある。筋肉がきわめて強いのだ。それこそが彼の健康を支え、慢性炎症をよせつけない秘訣だと言えると思う。

加齢とはいったい何か？

加齢とは複雑なプロセスだ。世の中にはなぜあまり年をとったように見えない人と、早くふけこんでしまう人がいるのだろう? 私たちが上手に年をかさねていけるかどうかには、じつにさまざまな要素が関わってくるが、そこには母の胎内にいたときの経験さえも含まれる。加齢とは要するに、私たちが生きてきた年月の間に起きた、数限りない小さな(そしてその多くは**エピジェネティックな**)変化の積みかさねなのだ。

生物学的に言えば、加齢は細胞から始まる。人の体のすべては細胞からなりたっている。さまざまな理由により正確な数は特定できないものの、二〇一三年の『Annals of Human Biology〔アナルズ・オブ・ヒューマン・バイオロジー:生物学の学術雑誌〕』に掲載された見つもりによると、約三七兆個の細胞が人をつくっているという。これはとんでもない数ではないだろうか。たった一個の細胞から始まった私たちは、複製に複製をかさねてこんな途方もない数の細胞をつくり出し、そのすべてにそれぞれ異なる働きを分担させて体を動かしているのだ。

体はつねに分裂というプロセスを通して、新しい細胞をつくり出し続ける。細胞は配置される場所によって、老化や複製のペースが異なる。たとえば心臓の細胞は回転が遅く、腸の細胞は入れかわりが速い。だが残念ながら三五歳くらいになると、このプロセス全体のペースが落ちてくる。細胞が徐々に「衰えて」くるのだ。**老化**(P324)として知られるある時点までくると、もう複製ができなくなる。そしてざっくり言えば人の寿命は細胞分裂の能力によって決まるわけだから、その能力がなくなった時点で加齢が始まるというわけだ。

重要語句

▼**老化**
細胞が消耗しきって、死んではいないがもう分裂できない状態のこと。

テロメア

オーストラリアのタスマニア州で育ったエリザベス・ブラックバーンは、子どものころから自然界に興味をもっていた。医師や科学者の家系に生まれた彼女にとって、それはごく当然のなりゆきだったと言えるだろう。ほかの子どもたちと同じように、彼女も瓶にオタマジャクシを集めたりして、自宅でできる科学実験に夢中になった。しかしほかの子どもたちと違っていたのは、彼女に生まれつき備わっていた好奇心だ。それは誰も見たことのない世界へと彼女を導くことになる。二〇〇九年、彼女は二人の共同研究者とともにノーベル生理学・医学賞を受賞した。

ブラックバーン教授はその学者人生のほとんどをテトラヒメナと呼ばれる生物の研究に費やしてきた。テトラヒメナとは、淡水の池に広く生息する単細胞生物で、ふつう藻類の茂った池の水面近くに生息しているため、教授は「池のカス」と呼んでいる。科学者として教授は**染色体**、とくにその先端についている**テロメア**（P326）に興味をもつようになったのだが、テトラヒメナにはテロメアがたくさんついているため、それに注目して研究を進めることにしたのだった。

さてここでもういちど細胞分裂の話に戻る。テロメアは細胞が分裂するときに働き始める。よくたとえに使われるのが、靴ひものほつれを防ぐために先端に巻いてあるプラスチックの部分だ。細胞によっては何千回も分裂を繰り返すのだが、その際には内部の**DNA**をすべて完全に複製しなければならない。テロメアは染色体の先端にくっついて、複製の最中に染色体が傷ついたりしないように守る役割を果たす。しかし細胞が分裂するごとに、テロメアは少しずつ短くなっていく。このテロメアの長さと短くなっていく速度が、加齢に関わってくる。
そしてここでまた池のテトラヒメナの出番だ。テトラヒメナにはテロメアがたくさんあるが、興味深いのはほかの大部分の生物と違って、細胞が分裂してもテロメアが短くならないことだ。それはなぜか？ブラックバーン教授率いるチームが発見した事実によると、テトラヒメナにはテロメアの先端が短くなるのを防ぐ**酵素**をつくり出す能力があったのだ。この酵素は**テロメラーゼ**（P326）と名づけられた。基本的にテロメラーゼは、ＤＮＡの新しい一部を合成してつくり出すことによって、失われた分のテロメアを補充し、染色体を加齢から守る働きをする。

重要語句

▼テロメア
染色体の先端についているＤＮＡの一部で、細胞の複製中に染色体を守る。

▼テロメラーゼ
アンチエイジング作用をもつと言われる酵素。テロメアの長さを保つ働きをする。

テロメアの長さ

テロメアにも加齢にも遺伝子が何らかの役割を果たすことはわかっている。非常に珍しいテロメア症候群という遺伝病があるのだが、これは異常に老化が早い病気だ。さらに一〇〇年以上生きた人たちとその子どもを研究することにより、長生きには特定の遺伝子変異が大きく関わっていることもわかってきた。
ゲノム全体にわたる関連研究のおかげで、テロメアの長さに関係する一塩基多型（ＳＮＰ）を特定することもできた。しかし遺伝子と加齢とテロメアの長さの関係について言うと、テロメアの長さに遺伝子が関わっていることはわかっても、テロメアの長さの違いやその長生きと関連する遺伝的変異の中のほんのわずかな一部が解明されているにすぎない。

では、テロメアの長さとそれが短くなって老化する速度との間に関係があるとすれは、それはどんな関係なのだろうか？　テロメアが短くなるのは加齢と関係があることは確かだが、じつは科学的に言えば年齢は時間的なものではない。加齢とは細胞のプロセスであり、テロメアが短くなること、つまりテロメラーゼをつくり出す力が衰えることなのだ。したがってテロメアの長さに異常が起きると、実際の年齢には関係なく、何らかの病気と死の危険が迫っているおそれがあるとわかる。このため、最近の研究の多くは、テロメアの長さが人生のさまざまな時点で健康と病気にどんな影響を与えるのか、ということを解明する方向へと進んでいる。テロメアが短くなると代謝異常や炎症に関わる病気（認知症や心血管疾患を含む）が起きやすくなると言われているが、テロメアが短くなる速度が上がることが原因なのか、それとも老化と病気がテロメアが短くなる速度を上げるのか、どちらが先かはまだ解明されていない。

・胎児の発達とテロメアの長さ

まだまだ科学は発達の途上にあるが、子どものころのテロメアの長さが成人してから病気にかかりやすくなるかどうかに関係していると考える研究者は多い。この関係は**胎内で**すでに始まっているという立場をとる研究者もいる。たとえば二〇〇七年に『American Journal of Clinical Nutrition［アメリカン・ジャーナル・オブ・クリニカル・ニュートリション：アメリカ臨床栄養学会誌］』に発表されたある研究によると、出生体重が少なかった子のテロメアは短い傾向にあり、免疫不全も多いことがわかったという。また二〇一三年に

『Psychoneuroendocrinology［サイコニューロエンドクリノロジー：精神神経内分泌学の学術雑誌］』に発表された研究では、生涯にわたってテロメアの長さに影響を与える因子がいくつも確認されている。妊娠中の母親のストレス、幼児期の不幸な経験、うつ状態、不健康な生活スタイルなどだ。

もしテロメアの長さが経験によって左右されるなら、理論的には生まれたときのテロメアの長さが長ければ長いほど、長く健康な生涯を楽しめるはずだ。この考えを人間で証明した研究は今のところまだないが、二〇一二年に発表されたキンカチョウを使った研究によると、子どものときのテロメアの長さによって寿命をかなりはっきり予想できることがわかったという。研究者たちは、遺伝子と子宮内で発生する環境との間に起きる相互作用に、「テロメアの生態」が関わっているという説をとなえた。それによると、テロメアの長さとテロメラーゼは胎内ではまだ固定されておらず、子宮内で起きることに影響を受ける可能性があるのだという。確かに妊娠中のストレスが長期にわたるエピジェネティックな影響を生みだす可能性があることは、私たちもすでに知っているとおりだが、研究者たちはこのストレスによるエピジェネティックな変化が「テロメアの生態システム」にも影響を及ぼすと考えているのだ。

ほかにもこの考え方を支持する研究がいくつか発表されている。二〇一一年にエリザベス・ブラックバーン教授が参加した研究によると、母親が妊娠中に強いストレスを受けていた若者は、そうでない母親から生まれた若者に比べてテロメアが短い確率が高かったという。テロメアが短く、テロメラーゼの働きが悪いと、病気にかかりやすい傾向が必ずあらわれると研究者たちは指摘している。またカウンセリングやストレス管理によってストレスを減らす努力をすると、テロメラーゼの働きがよくなることもわかったという。

・生活スタイルが時計を遅らせる

テロメアの長さを決める要因は二つ。生まれたときのテロメアの長さと、人生で経験する苦難の度合いだ。予備研究では時計をもとに戻すことはできないという結果が出ているが、進むペースを遅くすることはできるかもしれない。たとえば二〇〇八年に『Lancet Oncology〔ランセット・オンコロジー：腫瘍学に関する医学雑誌〕』に発表された予備研究では、低リスクの前立腺がんにかかっている男性三〇人に三ヶ月間集中的に生活スタイルを変えてもらったところ、特定の免疫細胞内でテロメラーゼの働きがよくなり、テロメアが長くもつようになったという。ただし、テロメアの長さには変化が見られなかった。

その追跡調査として、最初の研究に参加した男性のうち一〇人に、新たなプログラムに参加してもらった。これは五年間にわたって食事、運動、ストレス管理、社会的支援を含む包括的な生活スタイルの変化を続けてもらうプログラムだ。別のグループには生活スタイルにそれほど大きな変化のないまま暮らしてもらい、同じように五年間観察を続けた。

その結果、生活スタイルを大幅に変えたグループではテロメアがかなり長くなったのに対し、変化のないグループではテロメアが短くなった。さらに言うと、厳しい生活スタイルの変化を忠実に守った人ほどテロメアは長くなったのだ。もちろん参加者の数は少なく、対象となったグループが限られていたことは事実だ。参加者全員が年配の男性で、低リスクの前立腺がんの患者だった。この研究がもっと大きなグループで、おおぜいの対象者に行われることを期待したい。

・テロメアのリスク

生活スタイルの変化がテロメアの長さに及ぼす影響を調べた研究はいくつもあるが、結果には一貫性がない。運動が実際に心血管疾患やある種のがんといった病気にプラスの影響を与えるという事実を考えれば、運動に細胞レベルで何らかのよい変化をもたらす力があると仮定するのはまちがってはいないはずだ。しかし、極端に激しい運動（耐久スポーツにせよ筋トレにせよ）はテロメアを短くするという研究結果もある。結論を出すにはさらなる研究が必要だろうが、今のところ適度な運動をほどほどにするのが、テロメアの長さを保つのにもっとも安全な方法だろう。

では、長いテロメアには健康リスクは何もないのだろうか？　じつはないとは断言できないのだ。研究はまだ始まったばかりだが、テロメアは短くても長すぎてもある種のがんのリスクを高めるおそれがあると言われている。がん細胞は、やがては分裂を終えるほかの細胞と違って、果てしなく増殖し続ける能力をもつ。ということは、がん細胞は自らのテロメアが短くなるのを防ぐために、テロメラーゼをたくさんつくり出すのだ。

つまり、テロメラーゼは加齢を遅らせる力をもつと同時に、がん細胞を増やす力ももっていることになる。この説もまだ検証されたわけではなく、マウスを使った予備実験ではリスクはないという結果が出ているのだが、現在活発な議論が行われる話題となっている。いずれにしても、テロメアとテロメラーゼ、がん、加齢の関係は、さまざまな研究の最前線に新たな世界へと通じる扉を開いたことはまちがいないだろう。

テロメアと栄養

テロメアの長さを伸ばす栄養素もあれば、縮めるものもある。ただ、こういう食品の研究はまだまだ確実なものとはいえない。たとえば地中海ダイエットは全般的に体によいとして高い評価を得ているが、テロメアの長さについては効果があるともないとも言えない。二〇一六年に『Clinical Nutrition［クリニカル・ニュートリション：臨床栄養学の学術雑誌］』に発表された研究では、心血管疾患のリスクが高い対象者五〇〇人に対する調査を行ったが、五年間地中海ダイエットを実践したグループでは、女性だけにテロメアが長くなる現象が見られたが、男性には見られなかった。

ほかにもテロメアの長さに影響を与える栄養素の証拠を示す研究がある。たとえば二〇一六年に『ジャーナル・オブ・ニュートリション』に発表された研究によると、さまざまな栄養素がテロメラーゼの働きに関わるTERT遺伝子の発現にプラスの影響を与えるという。この栄養素には、ゲニステイン（大豆、ヒマワリの種、ブロッコリなどに含まれる）、がんを抑えることで知られるポリフェノールの没食子酸エピガロカテキン（EGCG：緑茶や紅茶、ピーカンナッツ、生のクランベリーに含まれる）、スルフォラファン（カリフラワー、ケール、コラードグリーンといったアブラナ科の野菜に含まれる）などがある。テロメアの長さに関わる栄養素のリストはさらに続く。葉酸、ビタミンB12、ナイアシンアミド（ビタミンB3の一種）、ビタミンA、C、D、E、そしてマグネシウムや亜鉛や鉄といったミネラルなどだ。ナース・ヘルス研究［女性の生活習慣と健康に関する疫学研究］のデータからは、とくにシリアルからとれる食物繊維が中高年の女性のテロメアを長くする効果があることが読みとれる。しかし、研究者たちが述べているように、栄養素はたがいに作用しあって働くこと、またくわしい研究が現時点ではあまり行われていないことを考えると、どの栄養素がテロメアを長くするのかを特定してすすめるのはまだ時期尚早と言えるだろう。

増え続けている「がん」

世界中でがんの発症率が上がっていることには疑いの余地がない。その理由のひとつは、世界中の人口が老化に向かっていること。がんは加齢の病なのだ。また肥満もがんの大きなリスク因子のひとつであり、地球規模の大流行と言われるような状態だ。世界中でがんが死因の上位を占め、地球の全人口のほぼ四〇パーセントが生きているうちにがんと診断されるといっても、たぶん誰も驚かないだろう。

がんの中で多いのは、乳がん（女性のみ）、肺がん（男女とも）、前立腺がん（男性のみ）、大腸がん（男女とも）。幸いなことに、アメリカなど、がんによる死亡率が徐々に低下してきている国もある。アメリカがん協会によれば、ここ二〇年でアメリカのがんによる死亡率は二五パーセント以上低下した。これは喫煙者が減ったことやがんの早期発見、治療の進歩によるものと考えられる。

しかし世界的に見ると地域によってがんの発生率や死亡リスク、かかりやすいがんの種類はさまざまだし、アメリカ国内でも人種や民族によって違いがある。たとえば発展途上国では男性にいちばん多いのは肺がんだが、先進国では前立腺がんがもっともよく見られる。アメリカでは前立腺がんの発症に人種による違いがあり、アフリカ系アメリカ人は白人やラテン系アメリカ人に比べて約七〇パーセントも発症率が高い。二〇一五年にはがんによる死亡率も、白人にくらべてアフリカ系アメリカ人のほうが一四パーセント高かった。

加齢による病

がんのことがいろいろとわかってくるにつれて、がんはまず第一に加齢の病だということがしだいにあきらかになりつつある。年齢とともにがんの発症は増えていき、加齢による分子の変化が、がん発症のしくみとかさなってくるのだ。加齢と同じように、がんはふつうさまざまなストレスが長い間にわたって積みかさなった結果発症する。ほかにも多くの因子があるが、中でもがんも加齢も**活性酸素種**（P333）が増えることによって刺激され、特定のエピジェネティックな変化（とくにDNAメチル化に関わる変化）を引き起こす可能性がある。

重要語句

▼活性酸素種（ROS）

酸素を含む不安定な分子の一種で、「フリーラジカル」と呼ばれるものもある。一般的に活性酸素種が蓄積すると分子にダメージが及ぶと考えられており、車につくサビのようなものとたとえられることも多い。ただし最近の研究によって、場合により人体の役にたつ活性酸素種があることもわかってきた。

がんとは何か？

がんとは基本的に、体細胞が異常に増殖し分裂し続ける病気だ。がんの発生前には二種類の遺伝子の働きが見られる。ひとつは**がん遺伝子**（P334）の発現の増加で、これは細胞の増殖を促進する。もうひとつは**腫瘍抑制遺伝子**（P334）の発現の減少で、これは逆に細胞の増殖を抑える働きをする。がんはこの両方の遺伝子がおたがいを助けあって発達するのだ。

本来、がんは細胞の分裂と増殖をコントロールするシステムのバランスが崩れたときに発症する。原因を特定するのはむずかしい。バランスが崩れる原因はじつにさまざまだからだ。中には原因どうしが相乗効果をもつものもある。DNAの損傷、酸化ストレス、生活スタイル、エピジェネティックな変化などが時とともに積みかさなって、がんの発症につながっていく。カナダがん協会の説明によれば、「原因がただひとつだけ、というようながんはほとんどない。ほとんどのがんが、さまざまなリスク因子の複雑な組み合わせによって起きると考えられる」。まったくリスク因子をもたない人に発生する場合もある。

一般に信じられているイメージとは違って、多くの場合がんは死に直結する病気ではない。どちらかというと最近では、特殊なタイプの慢性疾患と考えられるようになってきている。ここ二〇年から三〇年のがん治療の進歩はめざましく、多くの生存者がより長く生きられるようになってきた。しかし治療による副作用をやわらげるケアが必要になる場合もよくある。慢性的な痛み、慢性的な疲れ、体の特定の機能をそこなう治療の影響（放射線治療や化学療法による心臓病など）といった症状が副作用としてあげられる。生存者はがんの再発を防ぐため、治療後には食事と生活スタイルに関する決まりをきちんと守って生活していくことが必要だ。

重要語句

▼がん遺伝子
ふつうの状態から突然変異や発現の増加によって変化した遺伝子。がん細胞の始まりになる可能性がある。

▼腫瘍抑制遺伝子
さまざまな働きによりがん細胞の発達と増殖を抑制する遺伝子。

がんは遺伝子が原因なのか？

最近、特定の遺伝子をもっているせいでがんになりやすい人がいる、という考え方がかなり勢いを増してきているようだ。マスコミではとくにＢＲＣＡ遺伝子の二種類の変異が大きくとりあげられている。これらのいわゆるがん遺伝子は家族間で受け継がれ、乳がんや卵巣がんのリスクの強力な予測因子だと言われている。しかしアメリカ国立がん研究所によれば、両親から伝えられた遺伝子が原因になる場合は約五〜一〇パーセントのみ。がんの原因になる遺伝子変異のほとんどは、受胎したあとの「細胞分裂時の異常か、化学物質やタバコの煙などのＤＮＡを傷つける発がん性物質を摂取することによるもの」だという。

カギを握っているのはエピゲノム

一九八〇年代、通常より**ＤＮＡメチル化**が低い状態が大腸がんにつながることが発見され、エピジェネティックな変化とがんの結びつきが初めてあきらかになった。現在ではどの科学者も、エピゲノムの変化がすべてのタイプのがんに見られる特徴だということを認めている。しかも**遺伝子発現**の変化は、がんの発生と進行の両方に影響を与えるメカニズムなのだ。

二〇一〇年に『Carcinogenesis［カルシノジェネシス：がん生物学関連の医学雑誌］』に発表された『Epigenetics in Cancer［がんにおけるエピジェネティクス］』という論文は、「**エピジェネティックな変異**は、ある種のがん発生の重大なカギとなる可能性がある」と述べられている。「これらの変異は遺伝性のものであるが、その多くは胎児が遺伝子発現を変えることによって特殊な目的にあうように遺伝細胞をつくりかえる段階で確定される」と研究者たちは考えたのだ。この変異は生きている間ずっと起こる可能性があるが、さまざまながんのシグナル伝達経路を遮断するといったプラスの方向に変わる場合もあれば、がん発生の準備をととのえるといったマイナスの方向に働く場合もある。

がんの原因

がんにつながる細胞の変化のほとんどは、次の環境要因のうちのひとつまたは複数から受ける影響に反応して発生する。その要因とは喫煙、飲酒、肥満、慢性炎症、発がん性物質（がんを引き起こす化学物質）、運動不足、ウイルス、放射線だ。たとえば喫煙は肺がんを引き起こすと考えられているし、ヒトパピローマウイルスは子宮頸《しきゅうけい》がんの原因となる。ガソリンの成分でありプラスチックや殺虫剤などに広く使われている環境有毒物質のベンゼンは白血病とのつながりが指摘されており、放射線に被曝《ひばく》すれば甲状腺がんを発症するおそれがある。

がんが環境要因によって引き起こされることは否定の余地がない。たとえば二〇一八年に『Environmental Health［エンバイロンメンタル・ヘルス：環境衛生学に関する医学雑誌］』に掲載されたある研究では、飛行機の客室乗務員五〇〇〇人（うち八〇パーセントが女性）の健康データを調査。以前から客室乗務員はメラノーマ［悪性黒色腫］と乳がんの発症リスクが高いことが知られていたが、この調査によるとそのほかにも子宮がん、子宮頸がん、甲状腺がん、消化管がんなどの発症率が高いことがわかった。また非メラノーマ皮膚がんの発症率は通常の四倍以上、乳がんは二倍だった。これはおそらく殺虫剤や難燃剤などの発がん性が疑われる物質に触れる機会が多いこと、また宇宙線被曝の量が多いことが関係しているのではないか、というのが研究者たちの考えだ。

さらにがん発症のリスクとして認められている睡眠パターンの乱れも影響している可能性がある。こういった環境要因が、がん遺伝子とがん抑制遺伝子両方の発現に影響を与えているのだ。

胎児期とがんの発生源

今ではある種のがんの発生源が、胎児期の経験にまでさかのぼれることがわかっている。たとえば平均よりかなり大きく生まれた子どもは、乳がん、卵巣がん、前立腺がん、睾丸腫瘍《こうがん》、結腸がんにかかるリスクが高いことが証明されている。さらにデヴィッド・バーカー博士たちが行った多くの疫学研究により、ある種のがん（乳がん、卵巣がん、肺がん、大腸がん、前立腺がんなど）が、出生時の体重や身長、骨盤の成長、胎盤の形といったさまざまな身体的な特徴と関係していることがわかってきた。こういった特徴はおそらく、胎内で**ホルモン**の量や有毒物質の摂取、栄養といったさまざまな環境要因の影響を受けた結果生じるものだ（骨盤の大きい女性はエストロゲンの量が多く、そのため乳房や卵巣や膵臓《すいぞう》の**前駆細胞**が影響を受けることが証明されている）。この環境要因による「プログラミング」がエピゲノムを変える可能性があること、しかしその効果はすぐ目に見えてはあらわれないことがすでに私たちにはわかっている。スーザン・プレスコット博士が『Origins』に書いているように、「環境によるがんへの影響は、生命の非常に早い段階で受け継がれ、その後長い間姿をあらわさない場合がある」のだ。

・乳腺の発達

たとえば乳がん。さきほども言ったように世界で非常に多いがんのひとつであり、その発生には遺伝子が関わっているものの、七〇パーセントは遺伝によるものではない。

乳腺は母親の妊娠四週ごろ、胎内で発達し始める。胎児の発達において非常に周囲の影響を受けやすい時期だ。乳がんは出生体重が通常より多い場合と少ない場合に発生率が高くなる。さらにここ五〇年ほど、エストロゲンとよく似た働きをする内分泌攪乱物質《ないぶんぴつかくらんぶっしつ》の摂取が乳がんの発生を増やしていることを、多くの研究者が指摘してきた。影響の度合いについては、どれくらいの量を発達のどの時点で摂取したかによる。さらに実験により、胎児が除草剤や大気汚染物質に含まれる**内分泌攪乱物質**（110ページ「内分泌攪乱物質」参照）を摂取すると、乳腺にさまざまな発達上の問題が起きることが確認された。これが乳がんにつながるのではないかと研究者たちは考えている。

肥満と炎症とがんのつながり

慢性炎症（303ページ「炎症がすべての共通の要素」参照）は肥満と深いつながりがあるが、がんのリスクを高める可能性もある。おなか回りについた脂肪からつくり出されるホルモンはインスリンやエストロゲン、レプチンの量を増やすが、これらの物質はすべてがんの発生に関係があるとされているものばかりだ。

・その他の発生源

ほかにも胎内の経験にまで発生源をたどれるがんがいくつかある。その発生源とはタバコの煙やアルコールといった有毒物質や、重金属や大気汚染物質や放射線といった環境汚染物質の摂取だ。妊婦がニトロソアミン（加工肉に含まれる）のような発がん性のある加工食品をとると、生まれる子どもに脳腫瘍ができるリスクが高くなる。少し前にはエストロゲン剤DESの使用が、胎児の発達にきわめて大規模な恐ろしい被害を生みだしたことも記憶に新しい（次の「DESの歴史」参照）。残念ながらこのような生物学上の時限爆弾がこの先私たちの子孫にどんな影響を与えるか、おそらく完全にはわからないのだ。

DESの歴史

一九三八年、チャールズ・ドッド博士は画期的な発見を成しとげた。研究チームとともに、天然ホルモンの人工的な合成に初めて成功したのだ。天然エストロゲンとよく似た働きをもつジエチルスチルベストロール（DES）は、最初は更年期の症状をやわらげる薬として処方された。やがてこの薬が天然エストロゲンより強力なため、流産防止に役立つという評判が医師の間で広まったが、この用法は一九四八年の『アメリカン・ジャーナル・オブ・オブステトリクス・アンド・ジネコロジー』に発表されたある論文により非難を浴びる（ただしこの研究の調査はあまり正確に行われたものとは言えなかった）。一九五三年、妊娠中のDES使用について初めてきちんと管理された無作為化二重盲検試験が行われ、同誌に結果が発表されたが、結局DESには流産を予防する効果はまったく認められなかった。しかしそのころにはDESはすっかり薬として定着しており、依然として多くの医師が処方し続けた。これはおそらく製薬会社が研究の結果に異議をとなえ続けたせいもあった。

人気の薬

製薬会社からの熱心な支持を得てDESの使用は勢いを増し、人気の薬として、妊娠中のつわりを抑えるなどさまざまな症状の治療に使われるようになる。オーストラリアのメルボルンの王立子ども病院では、思春期前の女の子の背が高すぎる場合、成長を止める目的で処方されるようなことまであった。アメリカの農産業界では、安くてさまざまなよい効果が得られるというその効能を信じて牛、豚やニワトリの飼料にDESを添加して与えるようになった。しかしこの薬の「本来の目的外の」使用はすぐに問題視され始める。摂取した男性の胸に女性化が見られるといった望ましくない副作用があきらかになってきたのだ。一九五九年までに、アメリカ食品医薬品局（FDA）はニワトリの飼料にDESを添加することを禁止したが、実際にこの禁止が効力を発揮するまでにはもう七年かかった。また最終的に家畜全体の飼料への添加禁止が実施されたのは、一九八〇年になってからだった。

珍しいがんの原因

残念ながら妊婦に対して何らかの対策がとられるまでにも、かなりの時間がかかった。一九七一年、『ニューイングランド・ジャーナル・オブ・メディシン』に大きな問題を呼ぶ研究が発表される。出生前に胎内でDESを摂取した女の子に、非常に珍しい膣《ちつ》がんが発生する可能性が確認されたのだ。ふつうなら明細胞腺がん（CCA）は更年期をすぎた女性だけに起こる、めったに見られない病気なのだが、一九六〇年代の終わりごろ、若い女性にこの病気があらわれ始めた。

ＤＥＳと明細胞腺がんとの間につながりが認められると、ＦＤＡは医師にＤＥＳの処方をやめるように求めた。しかしただちに禁止したわけではなかったので、アメリカではそのままＤＥＳは処方され続け、結局およそ四〇〇万人の胎児がＤＥＳによる危険にさらされることになった。また世界のほかの国々でもＤＥＳは広く処方され、やはり同じような副作用が報告されている。この問題は世論に何度もとりあげられ、また実際の法廷でも訴訟を起こされたあげく、二〇〇〇年になってついにＦＤＡはＤＥＳの人間に対する使用を認めないという決定をくだした。

さまざまな影響

今ではＤＥＳの使用がさまざまな健康問題のリスクを高めることがわかっている。とくに大きな被害を受けたのが、「ＤＥＳの娘たち」と呼ばれる女性たちだ。妊娠中にＤＥＳをとった女性の女の子どもは、**生殖能力**に問題を抱える場合がかなり多いのだ。彼女たちが妊娠した場合、子宮外妊娠や妊娠高血圧腎症（妊娠中毒症とも言われた）を起こす確率が高く、流産や早産、死産のリスクも高い。さらに四〇歳になるころには、ふつうの人たちに比べて乳がんになる確率が二倍になり、しかもその確率は年齢とともに上昇していく。また母親のほうも、ＤＥＳをとっていない女性に比べて乳がんになる確率が三〇パーセントも高い。

さらにＤＥＳの息子たちも健康にマイナスの影響を受けている。そのいくつかはまだ検証中で結論が出ていないが、睾丸に良性腫瘍ができたり、睾丸腫瘍のリスク因子である停留睾丸といった生殖器の異常が起きたりする可能性があるという。動物実験では、オスがＤＥＳを摂取すると前立腺がんを発症するリスクが高まることがわかっている。DESの息子たちは今五〇歳になり始めているところだが、前立腺がんの発症はそれくらいの年齢から増えると言われているので、この関連性を疫学的に検証できるようになるのはもう少し先の話だろう。

さらに残念なことに、年がたつにつれてDESのマイナスの影響は第三世代にも伝えられるらしいことがわかってきている。研究によると、DESの孫娘たちには遅発初潮、生理不順といった月経障害が見られるという。これらの症状は悪性腫瘍につながる可能性が高いと考えられるが、この理論は今のところマウスの実験によって確認されているだけだ。「DESの血筋」につながる孫世代のマウスは、生殖器官に悪性腫瘍が発生する確率が高い。また、がんの性質上、マウスが年をとるとともにがんの発生が多く見られた。DESのもたらす影響の全貌が明らかになるのは、まだこれからだと考えるべきだろう。

食べるものでがんを防ぐ

今では食事が遺伝子発現に影響を与えるという考えは、ごくふつうに受け入れられるようになった。それが新しい学問**ニュートリエピゲノミクス**の扱う研究領域だ。当然その因果関係はきわめて複雑だが、一般的に食べ物に含まれる栄養素や生理活性成分が、さまざまな代謝経路に影響を与えることはよく知られている。これらの栄養の源には発がん性物質の代謝方法を変える力があり、それががんの予防に役立つ可能性がある。とくに果物や野菜に含まれる植物性化学物質は、遺伝子発現の変化に影響を与えてがんを予防する効果を生みだすことができるかもしれないのだ。

がんの予防に役立つ食べ物や化合物としては、アブラナ科の野菜、カロテノイド、ポリフェノール、イソフラボンなどがある。

がん予防に役立つ食べ物——アブラナ科の野菜

ブロッコリ、芽キャベツ、キャベツ、カリフラワーなどのアブラナ科の野菜には、スルフォラファンとインドール3カルビノールが含まれるが、どちらもがんから体を守るようなエピジェネティックな効果を引き起こすことがわかっている。これらの野菜をひんぱんにとるようにすれば、がん発症のリスクを減らしたり、すでにがんが発生している場合はその進行を遅らせたり、化学療法のききめを向上させたりすることができる。できれば生で食べるのがもっとも効果的だ。生の野菜を切ったりかんだりすることでがんを予防する保護化合物が活性化するが、逆に加熱すると働かなくなってしまう。

二〇一二年、五〇〇〇人の乳がん生存者を対象に上海乳がん生存者調査が行われた。がんと診断された直後の三年間にアブラナ科の野菜をもっとも多く食べた人たちは、食べなかった人たちに比べて乳がんによる死亡率が六二パーセント低下し、がんの再発率も三五パーセント低くなった。さらにアブラナ科の野菜をたくさんとればとるほど、胃がん、肺がん、大腸がんの予防率は上がった。

がん予防に役立つ化合物——カロテノイド

カロテノイドは赤、オレンジ、黄色の果物や野菜に豊富に含まれる色素だ。研究によると、この化合物をたくさんとればとるほど、がんにかかりにくくなるという。もっとも有名なのはベータカロテンだが、ほかにもルテイン、リコピン、ゼアキサンチン、ベータクリプトキサンチンなどがある。カロテノイドの中には、遺伝子発現に影響を与えることにより腫瘍の成長を抑えるものもある。リコピンが前立腺がんに与える影響についてはかなり研究が進んでいるが、結果は一定していない。しかし二〇一五年に発表された論文では、リコピン（トマトに多く含まれる）をたくさんとると前立腺がんになるリスクが下がるという結論に達している。

がん予防に役立つ化合物――ポリフェノール

ポリフェノールは緑茶、ウコン、赤ワイン、大豆といったさまざまな食べ物に含まれるすぐれた植物性化学物質だ。ＤＮＡメチル化を阻止することにより、がん細胞のエピゲノムを変える力をもつと言われている。カテキン、クルクミン、レスベラトロールなどがよく知られたポリフェノール系化合物だ。

カテキンは多くの食べ物に含まれるが、いちばん有名なのは緑茶だろう。がん予防という点でももっとも効果があるのは没食子酸エピガロカテキン（ＥＧＣＧ）。この化学物質はおそらくＤＮＡメチルトランスフェラーゼ（ＤＮＭＴ）遺伝子の活動を阻止することにより、さまざまながんを予防すると考えられている。ＤＮＭＴはＤＮＡメチル化を制御するタンパク質をプログラムする遺伝子で、がんをはじめ多くの病気に関係すると言われているものだ。

ウコンの主成分であるクルクミンもＤＮＭＴの活動を阻害すると考えられている。また特定のがん遺伝子の発現を減らす働きをもつほか、がんを予防する効能をいくつか備えている。

レスベラトロールは赤ブドウ、ブルーベリー、ラズベリーなどの果物や赤ワインに含まれ、抗酸化物質としてよく知られている。抗がん・抗炎症作用をもつため、がんの予防に役立つとも言われる（ただし研究によっては、胎児の膵臓と筋肉の発達に悪影響を与えるという報告もある）。実験からは肝臓がん、皮膵がん、乳がん、肺がん、大腸がんなどさまざまな種類のがん細胞の増殖を抑えることがわかっている。

がん予防に役立つ化合物——イソフラボン

数種のイソフラボン（おもに大豆やソラマメに含まれる）に抗がん性があるとして研究が進められている。これらの**生物活性化合物**（P345）の中でもっとも研究が進んでいるのはゲニステインだ。この**植物性エストロゲン**（P345）には多くの種類のがんを防ぐ効果があり、とくに乳がんを予防することで知られているが、子宮頸がん、前立腺がん、結腸がん、食道がんを防ぐ力ももつと考えられている。ゲニステインは特定の状況下でマイクロRNA（RNA分子の一種）の発現や**ヒストンのアセチル化**、DNAメチル化を向上させることがわかっている。腫瘍抑制遺伝子を再活性化する力もある。大豆は避けたほうがいいと誤解されることがよくあるが、人間を対象にした研究により、大豆を食べても乳がん発症のリスクは増えず、逆にリスクを下げる可能性があることがわかっている。

重要語句

▼**生物活性化合物**
代謝機能に働きかけて健康を増進する、食べ物に含まれる化学物質。

▼**植物性エストロゲン**
植物中に自然に存在するエストロゲン。大豆製品に多く含まれる。

食物生産に関わる発がん性物質

食物生産に使われる殺虫剤の多くが発がん性物質を含んでいる。有機塩素剤、クレオソート、スルファレートといった化学製品が使われるが、ところによっては使用が禁止されているものもある。ほかにもDDT（ほぼ世界中で使用禁止になっているが、いまだに少量ながら使われている地域もある）やリンデンが腫瘍の発生をまねくとして知られている。職業柄こういった化学物質に触れることによって、さまざまながん（とくにリンパ腫や白血病）が発生することが確認されている。

しかしがんの予防という点から見ると、オーガニック食品（殺虫剤や除草剤を使わずに生産された食品）をとったほうがいいのか、それともいわゆるふつうの食事をとったほうがいいのか、判断がむずかしい。イギリスで九年間にわたって六〇万人以上の女性を追跡調査した大規模な前向き研究によると、オーガニック食品をとっている人たちのがん発症率は、非ホジキンリンパ腫を除いてほとんどあるいはまったく低下していなかった。しかし二〇一八年に『JAMA Internal Medicine［JAMAインターナル・メディシン：アメリカ医師会の内科学の医学雑誌］』に発表された研究では、フランスで五年間にわたって七万人を調査した結果、オーガニックに製造された食品をひんぱんにとった場合、がん発症のリスクが二五パーセントも減少したという。

・植物性食品はがんのリスクを下げる

自然な植物性食品をたくさんとることががんのリスクを下げるのは多くの事例によって検証されている。オーガニック食品を買うのがむずかしいなら、昔ながらの製造方法でつくられたものを買うようにするといい。エンバイロンメンタル・ワーキング・グループのクリーン15／ダーティ12リスト（www.ewg.

org）を参考にして、食品から殺虫剤や除草剤を摂取する危険性をできる限り少なくしよう。

ＢＰＡの摂取

ビスフェノールＡ（ＢＰＡ）はミネラルウォーターのボトルなどの食品用容器に広く使われている化学物質。実験ではがん細胞の成長を促進する効果が認められており、代表的な内分泌攪乱物質としてカナダとＥＵでは現在使用が禁止されている。ＢＰＡの摂取を減らすことが卵巣がん、乳がん、前立腺がんの予防につながると考えられる。

がんと食事と生活習慣

食事と生活習慣は、どうやらエピゲノムとの相互作用を通じてがんと深く関わりあっているようだ。世界がん研究基金によると、アメリカでがんと診断されるケースの約二〇パーセントが肥満、運動不足、過度の飲酒、栄養不良と関係しているという。早期発見には定期的ながん検診が欠かせないということで、ほとんどの専門家の意見が一致している。子宮頸がん、大腸がん、乳がん、肺がん、前立腺がんについては検診が広く行われている。大腸がん検診では初期がん細胞（ポリープ）の切除もできるので、がんの予防にも役立つ。

がんの予防

以下に世界がん研究基金、世界保健機関（WHO）、アメリカがん研究協会、アメリカがん協会が教えるがんの予防法をまとめてみた。

●がんを予防する食事

・植物性食品を中心に、高栄養価な自然食品をとる。

植物性の自然食品を中心にした食事をとり、赤身の肉や高度に加工された食品を避けることががんの発症リスクを抑えることにつながる、というのが世界のあらゆる主要医療機関の考えだ。大腸がんのほぼ四五パーセントは、食事と生活習慣を変えるだけで防ぐことができるという。植物性食品には植物性化学物質が豊富に含まれているが、これは前がん性の病変を防ぎ、炎症を減らす効果をもつ。

・高エネルギー食品を避ける。

要するに加工食品を避けるということだ。高カロリーだが低栄養の加工食品は、体重を増やし、**インスリン抵抗性**を上げ、最終的には糖尿病につながるリスクを高める。２型糖尿病の患者は、肝臓がん、膵臓がん、子宮内膜がん、大腸がん、乳がん、膀胱《ぼうこう》がんになるリスクが高い。

・赤身の肉を避ける。

牛肉、豚肉、羊肉などの赤身の肉は大腸がんの発症につながるという、かなり確実な証拠がある。国際がん研究機関（ＩＡＲＣ）では、赤身の肉を「発がんのおそれあり」のカテゴリーに分類している。といってもまったく食べるなということではない。週に五一〇グラムまでなら、食べてもがんのリスクは上がらない。ただ肉はあまり焦がさないようにしよう。肉の焦げた部分には複素環アミン（ＨＣＡ）という発がん性物質が含まれ、これをとりすぎると膵臓がんと結腸がんのリスクが高くなる。さらに肉を焼いたときに出る脂肪分からは多環式芳香族炭化水素（ＰＡＨ）ができるが、これも胃がんにつながるおそれのある物質だ。肉を焼くときは漬けこんでから焼くと、ＨＣＡやＰＡＨを減らすことができる。

・加工肉を避ける。

国際がん研究機関もＷＨＯも、ランチョンミートやベーコン、ホットドッグといった加工肉製品を発がん性物質とみなしている。たとえ少しずつでも毎日食べていると（たとえばベーコン四切れ、ホットドッグ一個など）、結腸がんのリスクを高める可能性がある。肉を塩漬けにしたり（亜硝酸塩や硝酸塩を加える）スモークしたりするとＮニトロソ化合物（ＮＯＣ）とＰＡＨが生成されるが、そのどちらも発がん性物質と考えられている。またベーコンやホットドッグをあたためると、ＰＡＨがさらに増える。では「無塩せき（硝酸塩不使用）」の加工肉なら安全かというと、そうとも言えない。無塩せきの場合かわりにセロリ汁に漬けこむ場合が多いが、これにも硝酸塩が多く含まれているのだ。たとえ肉の保存に「自然の」素材から出た硝酸塩を使ったとしても、健康に与えるマイナスの影響を減らすことにはならない。

・人工甘味料や砂糖を添加した食べ物を避ける。

人工甘味料が肥満のリスクを高め、ひいては数種のがんの発症につながるという新たな検証が発表されている。一九七〇年代には、実験により人工甘味料のサッカリンが膀胱がんと関係していると報告されたことがあるが、これは大きな批判を浴び、のちにアメリカ食品医薬品局（ＦＤＡ）は、少量をとる分にはがんのリスクを高めることはないという結論を出した。ただ問題は、最近の若い人たちが大量にダイエット・ソーダを飲むことだ。ハーバード・メディカル・スクールが警告しているように、大量の人工甘味料を長期間にわたってとり続けた場合、健康にどんな影響があるのか誰にもわかっていない。砂糖については、科学者によってはがんは**代謝**の病気だとみる人たちもおり、がん細胞が砂糖の影響を受けて増殖するという研究も多く発表されるようになってきている。

・塩からい食べ物や塩で加工した食べ物を避ける。
塩分の多い食品は胃壁にダメージを与え、胃がんのリスクを高めるおそれがある。

・揚げ物を避ける。
食材を揚げたときにできる化学物質アクリルアミドは数種類のがんのリスクを高めることが、実験によりあきらかになっている。人間においても、揚げ物を日常的に食べることにより前立腺がんのリスクがかなり高まることがわかっている。

●生活習慣の改善

・できるだけやせよう。ただしやせすぎには注意。
肥満は閉経期乳がん、大腸がん、子宮内膜がん、食道がん、腎臓がん、膵臓がん発症のリスクと強いつながりをもつ。また非ホジキンリンパ腫、多発性骨髄腫、胆嚢《たんのう》がん、肝臓がん、子宮頸がん、卵巣がん、悪性度の高い前立腺がんの発症リスクを高めるとも言われている。

・毎日少なくとも三〇分は運動し、すわりっぱなしの生活は避ける。

三〇分すわったら五分立つか歩くかする、というのが専門家のアドバイスだ。運動量を増やすだけで、乳がん、子宮内膜がん、前立腺がん、結腸がんなどのリスクを下げることができる。

・喫煙や噛《か》みタバコはやめる。

肺がんの九〇パーセントは喫煙が原因だ。

・飲酒は少なめに。

専門家のすすめる適量は男性は最大で一日二杯、女性は一日一杯だが、できれば一切飲まないのがいちばんいいとのこと。アルコールはたとえ少量でも、乳がん、口腔《こうくう》がん、咽頭がん、食道がん、肝臓がん、大腸がんのリスクを高めるからだ。飲めば飲むほど、危険は増す。

・酒とタバコは同時にやらない。

酒とタバコを同時に摂取するのは危険だ。二〇〇六年に『Alcohol Research & Health［アルコール・リサーチ・アンド・ヘルス：アルコール依存症関連の学術雑誌］』に掲載された研究によると、酒とタバコを同時に摂取することにより、口腔がん、咽頭がん、喉頭がんのリスクが相乗的に高まることがわかったという。ほかにも酒とタバコがリスクを高めることを確認した研究がある。二〇〇四年に発表された研究によると、大酒飲みのヘビースモーカーは酒もタバコもやらない人に比べて、さきほどあげたがんにかかるリスクが三〇〇倍も高くなるという。

骨折を起こす骨粗鬆症

私は歩くのが大好きだ。けっこうな都会に住んでいるが、どこへでも歩いていく。歩くのが好きというのもあるが、何よりも健康にいい。それとともに毎週のピラティス・レッスンとジムでのワークアウトも欠かさない。ジムでは毎回、四〇分ほどのウェイト・トレーニングをするようにしている。こういった運動をするのは、ひとつには五〇代も後半にさしかかった今、骨を丈夫にしておく必要があるからだ。というのも、私は自分が骨粗鬆症《こつそしょうしょう》になりやすい傾向があることを知っているためだ。骨粗鬆症になるといろんな問題が起きるが、中でもこわいのは骨折。これが心配でしかたがない。骨折は恐ろしい結末のひきがねとなる。そういう研究結果の知識があるだけでなく、実際の経験として知っているのだ。

骨折の連鎖

一度でも骨を折ったことがある人なら、いちばんつらいのは動けなくなることだとわかるだろう。とくに高齢者が腰の骨を折った場合、そこから次々と連鎖反応が起き、行きつく先は死の床だ。骨折によって動けなくなると、骨密度がさらに下がる。腰骨を折って完全に回復できる人はごくわずかで、約半数が六ヶ月以内に亡くなってしまう。

亡くなった義理の母もそうだった。八〇歳を迎えるころには健康上の問題をいくつか抱えてはいたが、それでも気ままにひとり暮らしを楽しんでいた。ところが九〇歳の誕生日を迎えてしばらくしてから、転んで腰の骨を折ってしまう。その後やはり完全に回復することはなく、健康は急速に衰え始めた。統計によると、腰の骨を折った高齢者でひとり暮らしをしていた人の約一五パーセントは、長期療養施設に移らねばならなくなるという。義母はまさにそのケースだった。ひとり暮らしをしていたマンションからすぐにケアつき住宅に移ったあと、最終的には老人ホームで一生を終えた。

精神的な病気にもつながる

骨量と骨密度の低下は加齢と密接に結びついている。だからこそ骨粗鬆症はきわめて恐ろしい病気なのだ。年とともに骨は急激にもろくなっていき、女性ならリスクはさらに高まる。六〇歳で骨粗鬆症になる女性は約一〇パーセントだが、九〇歳になるころには六六パーセントになる。男性の場合はそこまでではないが、やはり六〇歳をすぎるころからリスクはしだいに増し、年をとるごとに一〇〜一六パーセントずつ上がっていく。五〇歳をすぎると、女性は二人に一人、男性は五人に一人が骨粗鬆症による骨折を経験することになる。

骨粗鬆症は変形性関節症とならんで、高齢者に非常によく見られる筋骨格系の病気だ。この病気の問題は、そのもたらす悪影響が単に個人にとどまらず、しかもこの病気だけにおさまらないことだ。とくに重症の骨折の場合、動けなくなることにより日常の楽しみが奪われ、うつ病などの感情障害を引き起こす可能性もある。そして高齢者人口が増えつつある今、世界中でこの病気のもたらす損失が問題になっている。国際骨粗鬆症財団が実施した統計によると、骨粗鬆症による障害は、肺がん以外のがんによってもたらされるより大きな影響を世界経済に及ぼしているという。

胎児期とのつながり

骨粗鬆症の発症を防ぐ、あるいは少なくとも遅らせることのできる食習慣や生活習慣の改善方法はいろいろあるが（356ページ「骨量の減少を防ぐ方法」参照）、最近の科学の発達によりデヴィッド・バーカー博士の説の正しさはますます裏づけられているようだ。つまり、出生体重が少なかった子どもは骨量が低く、成人後に骨粗鬆症を発症するリスクが高いのだ。胎児は骨格を強化する必要がまだないので、発達の際に骨量は後回しになる可能性が高いのだ。

二〇〇八年に著書『Nutrition in the Womb』の中でバーカー博士は次のように指摘している。「骨の強度はその大きさと、中に含まれるカルシウム塩の濃度によって決まる。（中略）低出生体重児は骨量が低く、その影響は一生ついてまわる。出生時に小さかった子や、幼児期にあまり大きく育たなかった子も、二種類のホルモンに生涯にわたって変化が見られる。骨量に影響を与える成長ホルモンとコルチゾールだ。こういった変化は最大骨量の低下につながり、さらに年齢とともに骨量の減少も早まる」

二〇〇九年に『プロス・メディシン』に発表された論文では、ヘルシンキのデータから「超低体重児として生まれた子ども」（出生体重が平均値の三五〇〇グラムに対して一五〇〇グラム未満だった子ども）を選んで研究を行った。その結果、早産により超低体重で生まれた子どもは、青年期にさしかかるころには正期産で生まれた子たちに比べて骨量も骨密度もきわめて低くなることがわかった。研究者の指摘によれば、早産で生まれると、骨石灰化にとって非常に重要な時期である妊娠後期を胎内で過ごすことができない。このため骨石灰化が不十分なままになり、幼児期になっても骨量を増やすことができなくなるというのだ。

スーザン・プレスコット博士も『Origins』の中で、出生体重と幼児期の体重によって、のちの成長ホルモンとコルチゾールの量が決まると書いている。一歳までの時期に体重が平均より少なく、幼児期の成長速度も遅い子どもは、のちに腰の骨を折るリスクがかなり高いという。では、こういう結果をまねく要因に母親はどの程度関係があるのだろうか？

母親の栄養の重要性

胎児の骨格は妊娠五週ごろにつくられ始める。プレスコット博士も述べているように、骨格の発達には特定のホルモンと、ビタミンDやカルシウム、リンといったさまざまな栄養素が大きく影響してくる。この過程で何らかのじゃまが入ると、その子が成人後に骨粗鬆症になるリスクが高くなる。じゃまをする要因としては、母親の糖尿病や妊娠高血圧腎症、高血圧といった病気や、喫煙、体脂肪量の多さ、とくに妊娠後期の運動量の少なさなどがある。

当然のことながら、母親がきちんと栄養をとっていれば、子どもの骨は健康で丈夫になる。二〇〇九年に『Journal of Bone and Mineral Research［ジャーナル・オブ・ボーン・アンド・ミネラル・リサーチ：骨代謝学会の学術雑誌］』に発表された長期にわたる研究では、母親の妊娠中の食事と、九歳の子どもの骨の大きさや骨密度を結びつける調査を行った。その結果、母親が妊娠中に「きちんとした」食事（自然食品が多く加工食品が少ない食事）をとっていた場合、子どもの骨は健康に育つことがわかったという。

もちろんバランスのとれた自然食品中心の食事をとることがつねに最善の策だが、骨量を増やし維持していくためには、カルシウムやビタミンDといったいくつかの栄養素をとることがとくに重要だ。骨を健康に保ち、骨折を防ぐために役立つ食事と生活習慣改善のヒントは、いろいろなところで発表されている（次の「骨量の減少を防ぐ方法」参照）。

レプチンと骨量とのかかわりをとりあげている科学者もいる。レプチンは以前から、食欲や体重管理に関係があると考えられてきたホルモンだ（240ページ「レプチンとその重要性」参照）。レプチンは骨をつくり出す細胞である骨芽細胞の成長と発達に影響を与えるが、研究によると胎児が受けとるレプチンの量は母親の食事の質と脂肪の蓄積量に左右されるという。臍帯血《さいたいけつ》のレプチン濃度を調べたところ、その濃度が高いほど子どもの骨密度も高いことがわかったのだ。

骨量の減少を防ぐ方法

骨は骨格をつくる素材だ。臓器を支えて守るだけでなく、血液細胞をつくり出し、体を感染症から守る。またミネラル（とくにカルシウムとリン）を貯蔵し、体が必要とするときにいつでも引きだせるようにしておく。

体は破骨細胞と骨芽細胞と呼ばれる細胞を使って、絶えず古い骨を破壊し新しい骨をつくり続ける。胎内に始まって幼児期、青年期の間、古い骨が破壊されるよりも早く新しい骨がつくられていく。そして三〇歳になるころ、骨量はピークを迎える。しばらくはその状態で安定するが、やがて骨は衰え始める。その最後にくるのが骨粗鬆症だ。

骨量減少の原因とは?

大人になったら、骨量の減少を遅らせる努力が必要だ。成人してからは、栄養不足の食事や喫煙、酒の飲みすぎ、薬や病気などのせいで、古い骨が分解され新しい骨がつくられるペースが早まる。ほかにも炎症、ホルモンの変化、いすにすわりっぱなしの生活スタイル、過度のストレスなどの影響もある。

●炎症

骨密度が低い成人は、血液の炎症の指標であるC反応性タンパクの量が多いことがわかっている。関節リウマチや全身性エリテマトーデス（SLE）、セリアック病といった炎症性自己免疫疾患のある人は、その種の病気につきものの慢性的な炎症があらわれるだけでなく、さまざまな理由から骨粗鬆症も発症しやすくなる。たとえば関節リウマチでは、自分自身の組織を攻撃する抗体が破骨（骨を破壊する）活動を促進させてしまう。さらにこの症状の治療によく使われるステロイド剤は骨の再生を遅らせ、骨折のリスクを高めると言われている。

●ホルモンの変化

五〇歳以上の女性がもっとも骨粗鬆症になりやすい。更年期や閉経後、エストロゲンの量が急激に減るが、エストロゲンは新しい骨をつくる骨芽細胞の働きを助ける役目も果たしているのだ。オランダ骨粗鬆症予防研究では一五〇〇人以上の閉経期の女性を調査し、骨粗鬆症のリスク因子を特定しようとこころみた結果、遺伝子が大きな役割を果たしている可能性があることがあきらかになった。MTHFR遺伝子（C677TT）の変異が大腿骨頸部《だいたいこつけいぶ》、腰骨、脊椎の骨密度の大幅な低下につながっており、この一塩基多型（SNP）をもつ女性はもたない女性と比べて骨折の発生率が二倍以上高かったのだ。MTHFR遺伝子系研究のメタ分析により、これらの発見は事実と確認されている。

●いすにすわりっぱなしの生活スタイル

長時間いすにすわりっぱなしの生活を続けていると、骨粗鬆症のリスクが高くなる。成人後の運動不足は骨吸収を増やし、骨量の減少につながるのだ。逆に運動している人は骨密度が高くなる。立つ時間を増やし、ウォーキングやジョギングといった体重負荷運動をすれば、骨量の減少リスクを下げることができるはずだ。運動量の多い体重負荷運動を含むレジスタンス運動全般が骨形成をうながし、加齢による骨量減少を防いでくれる。

●過度のストレス

慢性的な生理的ストレスはコルチゾール値を上げ、骨吸収と骨形成の速度に影響を与えて骨量を減少させる可能性がある。

●酒とタバコ

因果関係ははっきりしていないが、タバコも酒の飲みすぎも骨密度の減少に関わると言われている。

健康な骨をつくる食事

健康的な骨をつくるのに効果的な食事も、ほかの慢性疾患を予防するのに役立つ食事とだいたい同じで、自然食品をたくさんとることが重要だ。中でも全粒の穀物には、カルシウムやマグネシウムのような骨によいミネラルが豊富に含まれている。またオメガ3脂肪酸も骨の健康を高めることがわかっている。そして加工食品は避けること。とくに加工食品に多く含まれる塩分はカルシウムを失わせるのだ。また炭酸飲料もリンを大量に含み、カルシウムの吸収をさまたげるため避けたほうがいい。以下に骨の健康を保つヒントをまとめてみた。

・抗炎症効果のある食品を多くとる。

閉経後の女性は、炎症作用のある食べ物を避けることにより骨量の減少速度をゆるめることができる。女性の健康イニシアチブ［アメリカ国立衛生研究所による閉経後の女性の健康に関する研究プログラム］のデータによると、六三歳未満の白人女性が炎症作用のある食品を多くとると、腰骨の骨折のリスクが増えることがわかったという。加工食品は炎症を引き起こしやすいことで知られている。

・ミネラルの多い食品を選ぶ。

ミネラルは骨の健康に大きな意味をもつ。骨の成分の約三五パーセントは1型コラーゲンだが、残りの六五パーセントはミネラルなのだ。骨に多く含まれるのはカルシウムとリンで、マグネシウムも少量だが含まれている。リンは食べ物からとりやすいが、カルシウムとマグネシウムは不足する場合が多い。研究によると、健康な骨量を保つには、生涯のどの時点においてもこれらのミネラルを適切にとることが不可欠だ。

・ビタミンDを多くとる。

ビタミンDは血中のカルシウムとリンの濃度をコントロールし、骨の中にたくわえられて使われるこれらのミネラルの量を調節する。ビタミンDの適量を確実にとるためには、サプリメントを必要とする人が多いだろう。

・プレバイオティクスを多くとる。

プレバイオティクス（善玉菌を増やす食品）は、腸内細菌の活動源となる難消化性の食物繊維を含む食品が多い（413ページ「プレバイオティクス」参照）。動物実験でも人間を対象とした実験でも、プレバイオティクスを多くとることにより、食事によるカルシウムとマグネシウムの吸収が増加することがわかっている。**腸内フローラ**（細菌叢《さいきんそう》）が骨粗鬆症のリスクにどんな影響を与えるかについてはさらに研究が必要だが、とにかく食物繊維を多くとったほうが体にいいことはまちがいない。

・善玉菌をとる。

二〇一八年に『Journal of Internal Medicine〔ジャーナル・オブ・インターナル・メディシン：内科学に関する医学雑誌〕』に発表されたスウェーデンの論文によると、七五歳から八〇歳の女性にラクトバチルス・ロイテリという乳酸菌を含むサプリメントをとってもらったところ、偽薬をとったグループに比べて骨量の減少が五〇パーセント近く抑えられたという。ラクトバチルス・ロイテリは抗炎症効果をもつことが知られており、それがこの結果につながったと考えられる。

サルコペニア――加齢による筋肉の衰え

二〇代より若い人でなければ、今日の筋肉はきのうよりも衰えている。年をとるとはそういうことだ。加齢によって体はさまざまな衰えを示すが、とくに筋肉の受ける影響はいちじるしい。筋肉量が頂点に達するのは二五歳ごろで、その後は下降線をたどるのみ。八〇歳の誕生日を祝うころには、残念ながら若いころの筋肉のほぼ半分が失われている。

加齢による筋肉量の減少と筋力の衰えは、サルコペニアと呼ばれる。その原因は神経の減少、ホルモンの変化、炎症、運動不足、栄養不良、関節リウマチなどの慢性炎症疾患だ。しかしサルコペニア発症の種は、胎内や乳幼児期にすでにまかれている。デヴィッド・バーカー博士は次のように書いている。「胎児期や生後二、三ヶ月間の成長が遅いと、その時期につく筋肉の量が少なくなる。出生体重が少ない場合、生涯にわたって筋肉量が少なくなる傾向がある」

長年にわたって、バーカー博士の同僚を含む多くの研究者たちが、博士の発見結果を確認する研究を行ってきた。つまり「出生時に筋肉量が多いと、大人になってもブドウ糖のコントロールがうまくできるため、衰えることなく長生きできる」という説だ。こういった研究は**疫学**だけでなく、生物学にも目を向けたものが多い。たとえば動物実験により、胎児に適量のタンパク質やカロリーが与えられないと、タンパク質合成に関わる生物学的経路が影響を受ける。この結果、骨格筋の線維が少ない状態で赤ちゃんが生まれ、その後につくられる骨格筋線維も質が悪くなるという。

筋肉量と健康の関係

筋肉量は体重の約六〇パーセントを占める。生涯を通して筋肉量と筋力を維持することは、健康で幸せな生活には不可欠だ。筋肉はさまざまな体の機能とつながっているからだ。比較的短い期間だけでも寝たきりの生活を送ったことがある人なら、筋肉がいかにあっという間に衰えるかわかるだろう。「使わないとダメになる」ルールを教えてくれるじつにわかりやすい例だ。

筋肉は活発に代謝が行われる組織であり、筋肉が失われるとさらに深刻な結果が生じる。関節炎や骨粗鬆症などの病気のため動けなくなると、悪影響の連鎖反応が起こり、糖尿病や心臓病といったほかの病気のリスクが高まるおそれがある。

肥満との関わり

サルコペニアを引き起こす大きな要因は生物学的な老化と代謝の変化だが、肥満もうひとつの要因として大きく関わってくる。カロリーのとりすぎ、すわりっぱなしの生活、慢性炎症といった肥満に関わる要因は、サルコペニア肥満につながる。これはサルコペニアと肥満がかさなって起きた状態のことを言い、両方が相乗的にリスクを高めあうため問題が大きくなりやすい。

肥満していない人は筋肉量と体重のバランスがとれている。一方肥満している人は体重に比べて筋肉量が少なすぎる場合が多く、そのため日々の暮らしにおける身体的な活動がより困難になる。筋肉量の低下と肥満と運動不足は、筋肉内脂肪組織（ＩＭＡＴ）の増加につながる。ＩＭＡＴとは、骨格筋組織の中に入りこんだ脂肪のことだ。これが増えると筋肉の組成が影響を受け、除脂肪筋肉の比率が下がり、筋肉が弱くなり動きも悪くなる。このように肥満した人の筋肉が衰えると、両方の症状が相乗的に働いて健康に対する悪影響を加速させるというのが、専門家の意見だ。

サルコペニアを防ぐ栄養と生活習慣

サルコペニアを予防したり進行を遅らせたりするためには、よりよい栄養をとり運動量を増やすのが効果的なようだ。

タンパク質をとろう

五〇歳以上の人は若い人たち以上に食事からタンパク質をとる必要がある。年をとるとタンパク質を代謝する機能が衰えるため、同じ量の筋肉をつくるのにもっと多くのタンパク質をとらなければならなくなるのだ。ただし、とくに高齢になると、タンパク質のとりすぎは腎臓に負担をかけるので気をつけよう。

現在、健康な若者のタンパク質推奨摂取量は、体重一キロあたり〇・八グラム。体重六八キロの成人なら、一日あたり約五四グラムになる。しかしもっと年配の人がサルコペニアを防ぐためには、それでは足りない。研究によると、五〇歳以上の人は体重一キロあたり少なくとも一グラムから一・五グラムのタンパク質をとる必要があるという。体重六八キロなら一日あたり六八～一〇二グラムだ。残念ながらこの基準を満たしていない中高年の人たちは三五～四〇パーセントにのぼるという。

タンパク質の摂取量を増やすいちばん簡単な方法は、卵、魚、肉などの動物性食品をとることだ。こういった食品は「完全な」タンパク質を豊富に含むからだ。完全タンパク質には、人間の体が必要とするが自分の体の中ではつくれない九種類の必須アミノ酸すべてが含まれている。アマランサス、キヌア、ソバといった全粒の穀物も完全タンパク質を含むが、動物性食品に比べると量はごくわずかだ。ほかの植物性食品には「不完全な」タンパク質しか含まれておらず、すべての必須アミノ酸をとることはできない。しかしさまざまな植物性食品を三食つねにとるようにすれば、必要な量をとることはできるだろう。豆類（大豆など）、ナッツ、シード類、全粒の穀物がもっとも質のよい植物性タンパク源だ。

植物性食品は動物性食品ほどタンパク質が豊富ではないので、ベジタリアンやヴィーガンの人にとっては食事だけで十分なタンパク質をとるのはむずかしいかもしれない。その結果、プロテインパウダーを食事にとりいれる人たちがかなり増えてきている。プロテインパウダーは豆やヘンプ（麻）、米、ホエイ（乳製品）などからつくられる加工タンパク源で、中には砂糖やほかの食品添加物を加えたものもあるが、タンパク質の摂取量を手軽に増やしたい人にはおすすめだ。

中高年の人たちにとっては、体がタンパク質を求めるタイミングをうまく利用するのが効果的だ。二〇一七年に『アメリカン・ジャーナル・オブ・クリニカル・ニュートリション』に発表された研究では、ケベック州に住む六七歳から八四歳の人たちを対象に調査を行い、タンパク質は朝食にとるのがよいという結果が出た。この調査ではタンパク質をふだん食べるように昼食のときか夕食のときにまとめてとるのではなく、三食均等に分けてとるようにしたところ、朝まったくタンパク質をとらなかったときに比べて大幅に、筋肉量が増え筋力がアップしたという。

ビタミンDも忘れずに

高齢者はビタミンDが不足すると、筋力の低下につながる。ビタミンDを補うことにより、筋力が上がるだけでなく、転倒の可能性も少なくなることがわかっている。

定期的に運動しよう

筋肉を維持するには、運動は少なくとも良質な栄養をとるのと同じくらい効果が高い。レジスタンス運動（骨格筋を収縮させる運動）は高齢者の筋力を向上させ、衰えを防ぐことがわかっている。有酸素運動（脈拍と呼吸を上げる運動）も筋力を向上させ、歩行能力や生活の質全般を高めると言われている。このどちらかの運動を週三回、最低でも二〇～三〇分ずつするのが理想だが、一日一〇分だけでも体の衰えを防ぎ、健康寿命を延ばすには効果があることがわかっている。

メイヨー・クリニックが行った最近の研究によると、運動は実際に細胞レベルで加齢の進行を遅らせることができるという。有酸素運動と筋トレのどちらも効果的だが、高齢者の筋肉量を増やすという点では筋トレのほうが全般的に効果が高かった。研究者たちがいちばん驚いたのは、運動が遺伝子の活動に与える影響だ。六四歳以上の参加者については、四〇〇近くの遺伝子が影響を受けていた。これらの遺伝子は筋細胞に栄養を与えるエネルギーをつくり出すことにより、ミトコンドリアに影響を及ぼすと考えられる。運動はあきらかに細胞レベルで働きかけ、体の求めに応じてもっとタンパク質をつくらせようとするのだ。さらに重要なのは、運動がミトコンドリアの機能を上げ、筋肉の代謝を向上させることだ。

運動で結果を出すためには、がんばりすぎる必要はない。二〇一七年に『Experimental Gerontology［エクスペリメンタル・ジェロントロジー：老年学に関する学術雑誌］』に発表された研究によると、五〇歳以上の人では、それほど強度の高くない運動でも、かなり強度の高い運動をするのと変わらない効果が得られるということがわかった。また運動の回数を週二回から週三回に増やしても、効果は変わらなかった。研究者の一人が述べているように、中高年の人たちは運動によって生じる炎症の回復に若い人より時間がかかるため、運動と運動の間により間隔をあけたほうがいいということかもしれない。

認知症とアルツハイマー病

認知症は単独の病気ではなく、加齢により記憶などの認知機能が失われることによって起きるさまざまな症状の総称だ。年をとったからといって必ずしもそうなるわけではないが、六五歳以上の人にとって認知症はかなり大きな問題であることは確かだ。そのころから認知症発症のリスクが増え始めるからだ。たとえばイギリスでは、六五歳から六九歳の人たちのうち認知症にかかっている人の割合は約二パーセントだが、二〇年後その割合は劇的に上昇する。八五歳から八九歳の人たちでは約二〇パーセントが認知症になっているのだ。年をとるにつれて物忘れが激しくなり、さらには混乱が進んでさまざまな能力が低下し、しだいにいろいろなことができなくなっていく。もっとも重篤な段階になると、日常生活のほとんどを他人の手に頼らざるをえなくなる。

アルツハイマー病は認知症の原因となる病気の中でもっとも多いものであり、その六〇〜八〇パーセントを占める。進行性の脳の病気であるアルツハイマー病では、記憶と認知能力が徐々に失われていく。患者数は世界中で五〇〇〇万人以上と言われ、その数は二〇年ごとに倍増すると考えられている。これは糖尿病の患者数の予測に匹敵する数だ。

もつれた糸

アルツハイマー病はドイツの神経病理学者アロイス・アルツハイマー博士にちなんで名づけられた。一九〇〇年代初頭アルツハイマー博士は、ある亡くなった五一歳の女性の脳を調べることにした。その女性は現在アルツハイマー病として知られている症状を発症していたのだが、博士の興味を引いたのは、その女性が非常に若いのにそのような症状をみせていたことだ。

当時の最新の技術を駆使して、博士は女性の脳組織のとくに言語と記憶に関わる部位に大きな病変が見られることを確認した。解剖の結果、女性の脳にはかたまり（今はアミロイド斑と呼ばれるもの）とねじれた線維の束（今はタウタンパク質の変化として知られるもの）が見つかった。どちらも健康な脳にも存在しているタンパク質粒子からできているのだが、アルツハイマー病の人の脳ではそれが変質してしまうのだ。

科学界には、認知症につながる危険な連鎖反応の始まりは何なのか、という件について大きな論争が続いている。この論争はタンパク質の戦い、あるいは「プラーク対タウタンパク質」の戦いと言われる。最近の研究では、認知機能の低下についてはタウタンパク質（線維の束）のほうがプラーク（かたまり）より大きく関わっていることがわかった。

この論争については現在もさまざまな議論が戦わされており、本書で扱える範囲をはるかに超えている。しかしある意味、こういった脳の異常ばかりに注目が集まるせいで、研究者の視野が狭まっているように思える。

ひょっとしたら認知症にはもっと簡単に対処できるほかの原因があるかもしれないのに、それに目を向ける研究者はあまりいないのだ。たとえば血管性認知症と呼ばれる病気（脳の血管の異常によって起こる認知症）があるが、この病気は糖尿病と強く結びついているという証拠が示されている。

遺伝子とアルツハイマー病

現在得られる証拠を見る限り、ほとんどの人にとってとくに遅発性のアルツハイマー病は、遺伝子と生活習慣と環境要因の組み合わせにより発症するものだと言える。発症が遅いか早いかの違いはあるにせよ、この病気には「家族性の」つながりがあり、発症する人は親や祖父母もアルツハイマー病だった人が多い。若年性アルツハイマー病は三〇歳から六五歳の間に発症し、遅発性に比べて非常に珍しい。若年性アルツハイマー病患者の約六〇パーセントが、この病気の発症をまねく三つの遺伝子変異のうちのひとつをもっている。しかし残りの四〇パーセントの人たちがなぜその遺伝子変異をもっているのに発症しないのか、その理由ははっきりわかっていない。

一方、アルツハイマー病の大部分を占める遅発性の場合、遺伝子とのつながりはそれほどはっきりしていない。しかしリスクを高める遺伝子のひとつが、アポリポタンパクＥ４の変種であることは確認されている。この変種のコピーを二つもつ人は遅発性アルツハイマー病になるリスクが一五パーセント高く、平均発症年齢も一〇歳若い。アポリポタンパクＥ遺伝子は免疫系と強い結びつきがあり、最近の研究によると遅発性アルツハイマー病の発症に関わっている可能性があるという。興味深いことに、アポリポタンパクＥ遺伝子の別の変異型であるアポリポタンパクＥ２は、発症のリスクを減らす力をもつと言われている。この免疫系に関わる遺伝子が、リスクを上げるにせよ下げるにせよ、アルツハイマー病の発症に何らかの影響を与えていることはまちがいないようだ。

胎内環境とアルツハイマー病

アルツハイマー病はふつう人生の終わりごろになって発症する病気だが、その種ははるか昔、母の胎内ですでにまかれているのではないかと考える研究者があらわれ始めた。

たとえばインディアナ大学医学部のブライアン・マロニー博士とデボモイ・ラヒリ博士は、アルツハイマー病やほかのいくつかの認知症は、（おそらく刷り込まれた親の遺伝情報を通して）母の胎内で起きたエピジェネティックな変化に関係しているのではないか、という説を述べている。デヴィッド・バーカー博士の研究からインスピレーションを受けた彼らは、ＬＥＡＲｎ〔潜在的若年期関連制御〕という分析モデルを開発し、のちにアルツハイマー病につながるような胎児期のエピジェネティックな変化を確認する手法を確立したのだ。こういった変化のひきがねになるのは、重金属や殺虫剤などの有毒物質の胎内における摂取や、葉酸の量をはじめとする食べ物による要素、高コレステロールや炎症といった母親の病気などが考えられるという。

たとえば、胎児が有毒物質を摂取したとしても、出生時にはその発達状況に何の影響もあらわれないことが多い。アルツハイマー病の場合、その潜在的な影響があらわれるのは六〇年もたってからなのだ。マロニー博士とラヒリ博士は、一例として有鉛ガソリンのケースをあげている。アメリカでは一九九六年に禁止されたが、彼らの開発したＬＥＡＲｎモデルの分析によれば、その影響があらわれてアルツハイマー病の発症数が低下し始めるには約五〇年かかるという。つまり、一九九六年以降に生まれた子どもたちが遅発性アルツハイマー病を発症し始めるころにならないと、有鉛ガソリン禁止の効果はあらわれないというのだ。

やっかいな細菌

認知症を引き起こす可能性があるとして現在研究者たちが注目しているもうひとつの要因は、腸内フローラだ。腸内細菌の構成は時がたつにつれて変わっていくことはよく知られており、一般的にその種類は年とともに減っていく。アイルランドのユニヴァーシティ・カレッジ・コークに所属する微生物学者ポール・オトゥールは、とくに年配の人たちの食事にありがちな品数の少なさが問題だと考えている。いわゆる「お茶とトースト」だけ、というような食品数のとぼしい食事しかとっていないと、腸内細菌の構成もその影響を受けて種類が限られてしまう。

オトゥール博士によれば、年をとって**細菌叢**《さいきんそう》が劣化すると、心臓の代謝機能の衰えや炎症の発生から認知能力の減退にいたるまで、さまざまな面に影響があらわれるという。中でも善玉菌の中心となるグループの種類がとぼしくなると、細菌によってつくられる健康によい化合物（短鎖脂肪酸など）がつくられなくなってしまう。これが認知機能の低下につながり、アルツハイマー病を引き起こす可能性があるのだ（細菌叢については第八章参照）。

認知症発生率低下の明るいきざし

近年アメリカではアルツハイマー病を含む認知症を発症する高齢者の割合が、二〇〇〇年には一一・六パーセントだったのが二〇一二年には六・八パーセントと、かなり少なくなっている。フラミンガム心臓研究（230ページ参照）のデータをくわしく分析した結果、これは認知症に関する教育水準が上がってきたことと関係しているのではないかと研究者は考えている。このことは血管のリスク因子の大部分（肥満と糖尿病を除く）が減少していることともつながっている。フラミンガム心臓研究の参加者はどちらかというと教育レベルが高く、かなり裕福な人たちが多いが、この認知症発症率の低下を見ると、認知症発症のリスクは要因をコントロールすることにより変えることができると考えていいかもしれない。

認知症とアルツハイマー病のリスク因子

最近の検証結果によれば、何らかの徴候があらわれる前に健康な食事や生活習慣を心がけ、環境有毒物質の摂取を避けるようにすれば、アルツハイマー病を含む認知症の発症を防ぐ、あるいは少なくとも遅らせることができるはずだ。それにはリスク因子をしっかり認識し、なるべく早く手を打つのがもっとも効果的なやり方だ。

肥満

肥満と認知症を結びつける証拠には相反する結果が見られることがある（これはおそらく肥満の判断にBMI値を使っていることが原因だと思われる）が、いくつかの研究においては、とくに中年期におなか回りの脂肪が多すぎると認知症のリスクが高まるという結果が出ている。二〇一〇年に『Annals of Neurology［アナルズ・オブ・ニューロロジー：神経学関連の医学雑誌］』に発表された研究によると、おなか回りの脂肪が多ければ多いほど、のちに脳が縮む度合いが重くなるという。この二つの症状に共通経路がいくつもあることが、関連性の原因となっているようだ。たとえば肥満した人は慢性炎症を発症しやすいが、慢性炎症は認知症のリスク因子でもある。また太っているといすにすわりっぱなしの生活スタイルのせいで糖尿病や高コレステロールにもなりやすいが、これも認知症のリスクを高める因子となる。

糖尿病

アルツハイマー病と2型糖尿病の関わりは深く、時には「3型糖尿病」と呼ばれることもあるほどだ。二〇〇八年に『Journal of Diabetes Science and Technology〔ジャーナル・オブ・ダイアビティス・サイエンス・アンド・テクノロジー：糖尿病に関する医学雑誌〕』に掲載された論文によれば、脳がブドウ糖を利用したりエネルギー代謝をしたりする機能に起きる障害を、認知症発症の生物学的指標として使えるという。この論文の結論では、アルツハイマー病はとくに脳だけに影響を与える糖尿病の一種だとしている。インスリン経路に影響を与えるアミロイド前駆体タンパク（ＡＰＰ）遺伝子が、両方に共通する因子なのではないかと疑う研究者もいる。この経路が代謝に影響を与えることにより、神経システムの働きも影響を受け、それが脳の損傷につながる可能性があるという。

コレステロール値

さきほども述べたように、アポリポタンパクE遺伝子が遅発性アルツハイマー病の発症につながるケースが、わずかだがある。この遺伝子はコレステロールやその他の脂肪の処理にも関わっているため、研究者たちはコレステロールが脳内で処理される方法や、それが血中コレステロール濃度と関係しているのかどうかに注目している。最近『Neurology〔ニューロロジー：神経学に関する学術雑誌〕』に発表された研究によれば、血中コレステロール濃度が高いと、アルツハイマー病の要因とされる脳のプラークに大きな影響が及ぶと考えられる。慢性的に脳の血流が阻害されることにより血管がダメージを受け、体が自力でプラークを取り除くことができなくなるのだ。

またアルツハイマー病などの認知症のリスク因子の多くが、心臓病のリスク因子とかさなる部分が多いことも事実だ。高血圧、高コレステロール、運動不足、肥満、喫煙、野菜や果物不足の食事などだ。高コレステロールの人は、高血圧で糖尿病患者である場合が多いのだ。

炎症

二〇一五年に『Lancet Neurology［ランセット・ニューロロジー：神経学に関する医学雑誌］』に発表された論文の著者たちは、炎症がアルツハイマー病の発症に大きく関わっていると考えている。彼らの意見によると、炎症はプラークとタウタンパク質の束によって引き起こされる症状の「単なる傍観者」なのではなく、それどころかそこに積極的に参加してプラークとタウタンパク質以上に発症に貢献する影響力の持ち主なのだという。

彼らに言わせれば、アルツハイマー病（および認知症全般）はいろんな意味で進行性の炎症性疾患の一種であり、その原因となるのは長期にわたる栄養不良や、アルコール摂取、運動不足といった生活習慣の乱れだという。また慢性的なストレスが関係している可能性も指摘されている。確かに全身性の炎症や肥満は免疫系と脳の相互作用をさまたげ、認知症の進行をさらに早めるおそれのあることが判明している。

高ホモシステイン濃度

高齢者は、体が自然につくり出すアミノ酸であるホモシステインの濃度が高い場合が多い。これは腎臓の機能が落ちてきたり、ビタミンB12の吸収がうまくできなくなってきたせいだと考えられる。ホモシステインの濃度が高いと、認知症だけでなく心臓病や脳卒中などの病気にもつながると言われている。二〇〇二年に『ニューイングランド・ジャーナル・オブ・メディシン』に発表された研究では、「高濃度の血《けつ》漿《しょう》ホモシステインは、認知症とアルツハイマー病の強力なリスク因子だ」という結論にいたっている。

ホモシステイン濃度を低く保っておけば、認知症の進行を遅らせることができるかもしれない。血中ホモシステイン濃度を上げるおそれがあるのは食事、喫煙、肥満、すわりっぱなしの生活、ストレスといった生活習慣による要因ばかりでなく、さまざまな処方薬や市販薬も原因となる。H2拮抗薬《きっこうやく》やプロトンポンプ阻害薬（おもに胃酸の出すぎの治療に使われる）といった広く使われている処方薬を服用することにより、ホモシステインをコントロールする働きをもつビタミンB12が体にうまく吸収されなくなるのだ。

ビタミンB2、B6、B12、葉酸などを補うことが、血中ホモシステイン濃度を下げるのに役立つのはすでに検証済みだ。二〇一二年に行われたVITACOG調査［二年にわたりビタミンB群が脳の萎縮に及ぼす効果を調べた研究］では、ビタミンB12やビタミンB6、葉酸を補うことにより、軽い認知症状が出始めた七〇歳以上の人のホモシステイン濃度が下がることがわかった。

非アルコール性脂肪性肝疾患

非アルコール性脂肪性肝疾患に関わるリスク因子（2型糖尿病、肥満、高血圧など）は認知機能の低下にも関係しているが、さらに二〇一六年に『ニューロロジー』に発表された研究によれば、非アルコール性脂肪性肝疾患それ自体が加齢による認知機能の衰えをまねくリスク因子であることが確認された。また Framingham Offspring Cohort［フラミンガム第二世代コホート調査：アメリカ・フラミンガムの心臓研究参加者の第二世代の子孫を対象とした調査」のデータを使った別の研究によると、非アルコール性脂肪性肝疾患がある以外は健康な人たちが、中年に達するころにはすでに記憶障害を起こすような脳の萎縮をみせ始めていたという。

酒の飲みすぎ

フランスの研究によると、酒を飲みすぎる人はほどほどに飲む人に比べて、三倍も認知症になりやすいことがわかった。

頭部外傷

原因はまだはっきり解明されていないが、重度の頭部外傷はアルツハイマー病を含む認知症の発生リスクを増やす。これには炎症が関わっているのではないかと考えられている。頭部に外傷を受けると、脳に炎症が生じるからだ。

いすにすわりっぱなしの生活スタイル

カリフォルニア大学ロサンゼルス校（ＵＣＬＡ）の研究者によると、すわっている時間が長ければ長いほど脳は縮んでいくという。一日三時間以上すわっていると、一時間増すごとに内側側頭葉（記憶に関わる部分）の厚みが二パーセントずつ減っていく。逆に、定期的な運動をすれば認知機能が向上し、認知症のリスクを減らすことができるという研究結果もある。

有毒物質の摂取

殺虫剤やアルミニウムといった環境有毒物質を摂取するのも、認知症の発症リスクを増やすと言われている。

脳によい食べ物

地中海ダイエット（274ページ「高栄養価な食事」参照）を行えば認知症発症のリスクを減らすことができる。中でも抗炎症効果があると言われる食べ物を積極的にとることで、炎症の発生を抑えられる効果が大きい。また魚を多めにとるため、オメガ3脂肪酸のエイコサペンタエン酸（ＥＰＡ）とドコサヘキサエン酸（ＤＨＡ）もたくさんとれる。こういった栄養素は中高年の脳機能を維持するのに役立つが、それが不足すると加齢による認知機能の衰えのサインである脳の萎縮につながる。すでにアルツハイマー病を発症している人に地中海ダイエットの効果があるのかどうか調べた研究はないが、オメガ3脂肪酸は加齢によって認知機能が衰え始めた人の脳機能を向上させることを示している研究もいくつかある。

抗酸化作用のある食べ物をとろう

フリーラジカルの生成に関係していると言われる酸化ストレスは（切ったリンゴが空気にさらされると茶色くなるのを思い浮かべてほしい）、認知症発症の潜在的な要因として知られている。人の体は規則的に活性酸素種をつくり出すが、これは特定の細胞のプロセスに必要なものだ。しかしこの活性酸素種がたくさんつくられすぎてしまうと、さまざまな抗酸化作用によって中和しなければならなくなる。この酸化ストレスの影響は、一般的には抗酸化物質（とくに植物性の自然食品やコーヒー、チョコレートに含まれる）をたくさんとることで減らすことができると言われている。

とくにアルツハイマー病などの認知症に影響を与えるとして研究が進んでいる抗酸化物質がいくつかある。たとえば研究によると、認知症患者はビタミンCとベータカロテンの血中濃度が低いと言われる。この二つは柑橘類《かんきつるい》、キウイ、マンゴー、ベリー類、ニンジン、サツマイモ、緑色の葉もの野菜に含まれる強力な抗酸化物質だ。二〇一八年に『American Journal of Geriatric Psychiatry〔アメリカン・ジャーナル・オブ・ジェリアトリック・サイカイアトリー：アメリカの老年精神医学に関する医学雑誌〕』に発表された論文では、ウコンに含まれている化合物クルクミンが記憶や気分を改善することがわかったという。

これは五〇歳から九〇歳までの成人のグループに、一八ヶ月にわたって一日二回クルクミンのサプリメントをとってもらって調査した結果だ。研究者たちが脳のスキャン画像を調べてみると、サプリメントをとっていた人たちは偽薬をとっていた比較グループの人たちに比べて、プラークとタウタンパク質があきらかに少なかった。

ほかにもシナモンに含まれる化合物が、タウタンパク質のねじれを防ぐという研究結果もある。興味深いことに、シナモンは糖尿病患者の血糖値を下げることもわかっていて、ここからも糖尿病とアルツハイマー病につながりがあることが推測できる。ハーブとスパイス（料理でおなじみのパセリもそのひとつだ）にはとくに抗酸化物質がたくさん含まれており、理論上はアルツハイマー病につながる酸化ストレスを減らすのに役立つはずだということを知っておいて損はないだろう。

脳の健康と生活習慣

脳を健康に保つのに必要なのは食事だけではない。二〇一五年に『JAMA Neurology［JAMAニューロロジー：アメリカ医師会の神経学関連の医学雑誌］』に発表された研究によると、認知的予備力が高い人たち（この研究では一六年以上教育を受けた人たちと定義されている）は認知症になるリスクが低い。だからといって、じゃあみんな学校へもう一回入り直しましょう、ということではないが、成人（とくに高齢者）にとって社会的・知的活動に一生関わり続けることがとても大切だという事実の説明にはなるはずだ。

また認知能力の衰えを防ぐためには、体を動かし続けることも重要だという証拠がたくさんあきらかにされている。とくに有酸素運動は認知症予防に大きな効果が期待できる。心血管機能にプラスの影響を与えるだけでなく、脳への血流を増やす効果があるからだ。

残念ながら、今のところ認知症を治療する方法も、その進行を遅らせたり止めたりする方法も見つかっていない。最良の対処法は、健康的な食事をとり、心と体の両方を活発に活動させていくこと。そういう生活習慣を身につければ、心臓病と糖尿病のリスクを下げ、炎症や血圧やコレステロール値をコントロールして、加齢していく脳によい影響を与えることができるはずだ。

睡眠は健康の要

すこやかな眠りが多くの利益をもたらしてくれることは昔からわかっていたが、眠りが体や心の健康と直接どのように関わっているかをきちんと説明できる科学者はあまりいない。わかっているのは、適切な時間ぐっすり眠れば記憶や気分や免疫機能が向上すること、また眠りが体の修復と回復を支える働きももっているということだ。一日八時間ぐっすり眠れる人は、つねに気分がいいし病気にもなりにくい。逆に眠りが浅く六時間も寝られない人は、心臓病、糖尿病、高血圧、肥満といったさまざまな病気になりやすいし、へたをすれば寿命も縮むおそれがある。いくつかの大規模な調査を見ると、一日の睡眠時間が五時間以下の人は、死因にかかわらず全般的な死亡率が、五時間以上の人に比べて約一五パーセント高いという結果が出ている。

体内時計を狂わせない

人類は昼行性の生き物として進化してきた。つまり昼に活動し、夜には休む。この性質は人類が人類として進化して以来、ずっと変わっていない。それにさからおうとすると、病気や炎症が起こる。たとえばいくつかの研究により、夜勤で働く人（とくに女性）にはさまざまな種類のがんが多いことがわかっている。長期にわたって夜勤で働く女性は、そうでない女性と比べて乳がんになる確率が三二パーセント高く、さらに夜勤で働く女性看護師だとリスクは五八パーセントも高くなる。夜勤労働者は肺がん、消化器がん、糖尿病、肥満になる確率も高い。実際、国際がん研究機関では夜勤を「発がんのおそれあり」のカテゴリーに分類しているほどだ。

ホルモンの役割

何時になったら疲れて何時になったら目がさめるのか、決めているのは体内時計だ。それを体に伝えるために、メラトニンなどのホルモンが放出される。メラトニンは人の体のすみずみにまで影響を及ぼすホルモンだ。感染症やある種のがんと戦う力にも影響を与え、体内の炎症レベルとも関わりをもつ。年をとるにつれてメラトニンの生成量はだんだん少なくなるため、高齢者には不眠が多くなったり、眠りの質が落ちたりする。

短期にしても長期にしても、睡眠不足は免疫機能低下から高血圧リスクの増加にいたるまで、さまざまな害を健康に及ぼす。睡眠が足りないとホルモンバランスが崩れてブドウ糖の制御ができなくなり、やがて糖尿病にいたる結果になる。また不眠症や短期の睡眠不足は、体内の炎症性化学物質の量を増やすとも言われており、この化学物質のひとつに心臓病と肥満のリスク因子として有名なC反応性タンパク（CRP）がある。子どもも睡眠のリズムが乱れると健康によくない影響を受け、CRP値が高くなったり、その他の炎症の指標値が高くなったりする。

遺伝子発現と体内時計

体内時計は遺伝子発現の影響を受けていることがわかっているが、エピジェネティックな変化が睡眠障害にも影響を及ぼしている可能性がある。たとえば動物実験によると、睡眠不足は脂肪肝とインスリン抵抗性のリスクを高める遺伝子発現の変化と関係しているが、この遺伝子の変化は脳のミエリン修復率を遅らせてしまうこともわかった。ミエリンは脳を守る物質であり、それが破壊されることにより加齢が進むと多くの専門家が考えている。

また睡眠障害はDNAメチル化に影響を与えることもわかっている。広範囲にわたるDNAメチル化は遺伝子に損傷があることを正確に示すものではないが（どの遺伝子がメチル化されたかによる）、全身性の病変が起きていることを暗示している可能性はある。睡眠障害の一種である閉塞性睡眠時無呼吸症候群を発症している子どもはＤＮＡメチル化の量が多いが、このＤＮＡメチル化は炎症と免疫機能低下に関わっている。不眠症に悩む人や長期にわたる夜勤の労働者も、このＤＮＡメチル化に変化が起きている。

遺伝子発現と睡眠の間にあるのは双方向的な関係だ。慢性的なストレスがホルモンによる体のストレス反応システムに影響を及ぼすと、脳にエピジェネティックな変化が起き、それが結果的に眠りの質を低下させる。とにかく睡眠には質と量のどちらも大事。慢性疾患にかからずずっと健康でいたいなら、食事と運動とストレス管理に気を配るのと同時に、睡眠習慣にも十分な注意を向けるようにしよう。

マグネシウム

ストレスや不安だけでなく、マグネシウム不足も不眠を引き起こすと考えられており、ぐっすり眠るためには適切な量が必要だと言われている。マグネシウムには睡眠をうながす**神経伝達物質**に影響を与える働きもあるのだ。

少人数の高齢者を調べたある研究では、八週間にわたって一日五〇〇ミリグラムのマグネシウムをとった人たちは、とらなかった人たちに比べて寝つきがよく、眠りも深かったという。マグネシウムを含む食品には全粒の穀物、緑色の葉もの野菜、ナッツ、シード類がある。

第八章

人の体の五七パーセントは細菌である

腸の中には生きたジャングルがある。腸の持ち主が生きている間、活動を続ける生態系だ。ひとりひとり異なるこの腸内フローラのジャングルは、それぞれが親から受け継いだ大切な遺産だ。この遺産の重要性を、おそらく私たちは過小評価している。どうやらそこには、まだ知られていない大きな力が隠されているらしいのだ。

――デヴィッド・バーカー『Nutrition in the Womb』

「人は孤立した島ではない」と言ったのは一七世紀の詩人ジョン・ダン。これまでに書かれた文学作品の中でもっとも引用されてきた一節だ。その意味は、人は一人だけで完結する存在ではなく、「大きな大陸の一部、全体の一部」だということ。その「大陸」が生物学的に何でできているのか、ダンがほんの少しでも知っていたとしたら、どんな一節を書いただろうか？　彼の人間に対する見方には、心理的な面も肉体的な面も含まれていたと言っていい。最近になって、人という存在は遺伝子の土台によって支えられていることがわかってきた。親から受け継いだ二万六〇〇〇のDNAと二三組の**染色体**、それが私たち人間だ。しかし真実はそれだけではない。私たちの体の中には、にぎやかな細菌の宇宙が繁栄を誇っているのだ。

腸内にすむ細菌の数は数兆個もの遺伝子を含み、あなた自身よりも遺伝子的にはるかに安定した世界をつくりあげている。そして（ちょっと信じられないかもしれないが）科学者たちによると、あなたの体の半分以上はあなたのものではない。からだ中の隠れ家にひそむこの目に見えない住民たちこそが、あなたという人間の大部分を占めているのだ。実際、この細菌たちは「第二の**ゲノム**」と呼ばれるくらいだ。この事実を知れば、「人とは何か」という古くからある疑問に新たな答えを見いだせたと言ってもいいだろう。つまり、人は細菌なのだ。

第二のゲノム

体内の細菌の細胞とその遺伝子をまとめて**細菌叢**《さいきんそう》（P385）という。この「第二のゲノム」はあなた本来のゲノムとつねに密に連絡をとりあい、複合生態系やソーシャル・ネットワークとも呼ばれるような関係を築きあげている。あなた自身の遺伝子と同じように、腸内細菌の遺伝子も発現を変える能力をもっており、環境によるきっかけにこたえて増殖したり減少したりする。そこにこそ細菌の強みがあると言ってもいい。その働き方についてわかっていることはまだほんの一部だが、人の**代謝**や、時には脳の働きといった重要な身体機能を変える力をもっていることはまちがいない。

腸内細菌のかしこさは想像以上だ。たとえば遠くにある臓器（その影響は腸内にとどまらない）と連絡をとりあって、からだ中に変化を起こすことができる。このすぐれた能力は**細菌シグナル伝達**（P385）と呼ばれる。簡単に言うと、細菌たちは自分たちの（つまりあなたの）すこやかな生活をおびやかすような脅威に対抗するため、軍団を結集するのだ。細菌シグナル伝達は、非アルコール性脂肪性肝疾患、肥満、2型糖尿病といったさまざまな病気に関連して発生することがわかっている。

ではこの第二のゲノムは、私たちの胎児期の発達にどのように関わっているのだろうか？　人の腸内（およびほかの場所にいる）細菌の基礎が胎児期にできることはほぼまちがいないようだ。これに関しては現在も科学界で熱い議論が戦わされているが、二〇一一年以来、世界中の研究者が出産直後の胎盤内の細菌を確認してきた結果、その事実が証明されつつある。確かなのは、人体内の細菌叢の構成は基本的に三歳までに決まるということ。それが多くの科学者の関心を、人体内の細菌の生態系と発達との関係解明へと向かわせている。人とその体内の細菌は一生を通してともに進化し、その関係が人の健康にはかりしれない影響を与えているのだ。

重要語句

▼**細菌叢**
人体内あるいは体表面に生息している細菌の集まり。

▼**細菌シグナル伝達**
腸内にすむ細菌が化学的シグナルをつくり出して、脳などの遠くにある臓器と連絡をとりあう能力。

健康は腸から始まる

専門家によれば、腸内細菌が健康かどうかが多くの病気を引き起こすもとになっているという。腸内には善玉菌と悪玉菌がいて、そのほとんどは人の健康を保ってくれる仲間であり**共生細菌**と呼ばれる。一方ウイルス、ある種の酵母や菌類など、人に害をなすため排除しなければならないものもある。人が体を元気に保っていくためには、よいほうの仲間をきちんとケアしていく必要がある。

さまざまなタイプの善玉菌と悪玉菌を比べて、健康な人たちすべてに共通のパターンがあるかどうか調べる研究が行われているが、今のところ特定できるパターンは見つかっていない。しかし腸の健康に関して言えば、カギは細菌の種類の多さにあるようだ。腸内細菌の種類が多ければ多いほど、人は健康でいられるのだ。

体内の生態系

口、鼻、肺、生殖器、肌……からだ中のいたるところに無数の細菌が生息している。しかもそれらの細菌はつねに増え続けている。ものや人やペットの表面、つまり基本的に生きていくうちに接触するすべてのものから細菌は移ってくるからだ。人の体に生息する細菌の数は数兆と言われるが、健康という点から見れば、胃腸内の細菌の果たす役割がもっとも大きい。医学用語で胃腸とは食道、胃、小腸、大腸のことを言い、およそ一〇〇〇種の細菌が生息するが、常時そこにすみついているのは一五〇種ほど。それぞれの種が異なる株をもち、株どうしの遺伝子にはかなりの違いが見られる。まったく同じ細菌叢をもつ人は存在せず、一卵性双生児でも違う。二〇一五年にハーバード大学公衆衛生学部が行った調査によると、人間の細菌叢はＤＮＡや指紋のように個人を特定できるほどだという。

この世に生まれおちたばかりの赤ちゃんには細菌はほとんど生息していないが、それでも完全にゼロというわけではない。

ごく最近まで子宮内は無菌の環境であり、赤ちゃんが最初に出会う細菌は出産の最中に付着するものだと思われていた。しかしどうやらそうではないらしい。赤ちゃんは子宮内で母親から数種類の細菌をすでに受けとっているようなのだ。


あなたのお母さんがいわゆる「高微生物環境」で育った人なら、あなたはラッキー。自然豊かな農場で、動物がいっぱい。そういう場所で育った人は「よい」細菌をたくさんもっている。さらにあなたも妊娠中にそういうぜいたくな環境にいたのだとしたら、超ラッキー！　そこで得られたよい細菌たちが、あなたのために豊かな細菌叢の下地をととのえておいてくれたはずなのだ。できれば妊娠中に抗生物質を飲む必要などなかったことを祈る。飲んでいた場合、母から受け継ぐはずだった細菌がかなり失われてしまう。逆にヨーグルトなどの発酵食品や食物繊維に富んだ果物、野菜、全粒の穀物をとっていたとしたら、あなたの受け継ぐ細菌はさらに豊かなものになっていたはずだ。

また、そういう生物学的に豊かな環境ではぐくまれた赤ちゃんは、生まれたあとアレルギーを発症する機会も少なくなる。研究によると、妊娠中の母親が食べたもの（どんな栄養素をどれだけとったか）とその生活環境（たとえば吸っていた空気がきれいだったかどうか）がおなかの子どもの細菌叢に影響を与え、さらには免疫系の発達にも関わってくることがわかっている。

細菌叢の歴史

近ごろは細菌と健康との関係について、話題を聞かない日はないくらいだ。だからほとんどの人が（専門家さえも）**細菌叢**という言葉が使われるようになったのは二〇〇一年になってからだ、と聞くと信じられないという顔をする。一般的にこの言葉を創りだしたのは、ノーベル賞を受賞した微生物学者ジョシュア・レーダーバーグだと言われている。しかし二〇一七年に『Human Microbiome Journal［ヒューマン・マイクロバイオーム・ジャーナル：微生物学関連の学術雑誌］』に発表された論文の中で免疫学者スーザン・プレスコット博士は、二〇〇〇年以前にすでにその言葉がいくつかの論文に使われていたことを指摘している。私がざっと調べただけでも、少なくとも二冊の本にその例が見つかった。この細菌叢という言葉は、じつは微生物学の世界で五〇年ほども前から使われていたのだ。しかし遺伝学をはじめとする医学のほかの分野の華々しい発展の陰に隠れて、ずっと人目につかないままだった。

ではなぜ突然最近になってこの善玉菌や悪玉菌の集合体にこれほど注目が集まるようになったのだろうか？　科学者たちはかなり前から体内や体表面に生息している細菌が人の健康に影響を与えていることに気づいていたが、しばらくの間は感染症を引きおこす**病原体**を確認して根絶することのほうにばかり関心が向けられていた。それが二〇世紀のはじめごろになってようやく、パリのパスツール研究所所属の発生学者でノーベル賞受賞者でもあるイリヤ・メチニコフのような革新的な科学者があらわれ、微生物学に新たな分野が切りひらかれていった。メチニコフ博士はもともと免疫学の分野ですぐれた仕事をしてきた人だが、引退するころになって**腸内フローラ**（細菌叢）に強く興味を引かれるようになる。博士が最初に注目したのは長寿で知られるブルガリアの人たちだった。その長寿はラクトバチルスが豊富に含まれたヨーグルトのおかげなのではないか、と博士は考えた。

研究を進めた結果メチニコフ博士は、結腸内に特定の細菌が生息していると健康が増進され**老化**の進行が遅くなるという結論に達した。この考え方は二〇世紀のはじめにいったん注目を集めたが、しだいに人気を失っていく。二〇一二年に『ランセット』に掲載された記事にスコット・H・ピーボディが書いているように、「ラクトバチルス療法の人気は、サルファ剤と抗生物質の登場により突然終わりを迎えた」のだ。しかしサルファ剤や抗生物質を大量に乱用し、抗生物質耐性菌の出現をまねいた今こそ、メチニコフ博士の腸内フローラにもういちど光を当てるべきときなのではないだろうか。これまで感染症との戦いに負け続けてきた最前線の科学者たちも、この細菌叢の研究がもたらすかもしれない勝利に大きな期待を寄せている。

菌の定着

科学者が**細菌の定着**と呼ぶできごとを人が初めて経験するのは、この世に生まれてくるときだ。どうやって生まれてきたか、つまり自然分娩《しぜんぶんべん》か帝王切開かによって、細菌叢のなりたちはまったく違ってくる。ここで大切なのは、腸内細菌はとにかく種類が多ければ多いほどいい、ということだ（408ページ「腸内毒素症」参照）。自然分娩で生まれた赤ちゃんは母親の膣内《ちつない》にいるのと同じ豊富な細菌群を得られるが、帝王切開で生まれた赤ちゃんは肌の表面にいるようなずっと種類の少ない細菌しか獲得できない。また母親が慢性的なストレスを受けていると、膣内細菌が減少し、その結果赤ちゃんが病気にかかるリスクにも影響が出てしまう。

さらに赤ちゃんへの授乳方法の違いも大きなポイントだ。母乳で育った赤ちゃんとミルクで育った赤ちゃんでは、細菌叢の構成が大きく異なるのだ。母乳育児のメリットはたくさんあるが、中でも善玉菌が多く含まれているのは最大のメリットだ（ある研究によると六〇〇種もの善玉菌が母乳に含まれるという）。二〇一七年に『JAMA Pediatrics［ＪＡＭＡピディアトリックス：アメリカ医師会の小児科学関連の医学雑誌］』に掲載された研究によると、赤ちゃんは生まれて一ヶ月の間に腸内細菌の三〇パーセント近くを母乳から、一〇パーセント近くを乳房との接触から獲得するという。また母乳で育った赤ちゃんの腸内細菌は、病原体から守ってくれる善玉菌の比率が高いこともわかった。

成長しさまざまな世界を体験していくにつれ、人はより幅広い種類の細菌と出会い、新しく入ってきた細菌は根を下ろして増殖していく。そうしてひとりひとりの生活スタイルや環境に合わせて、その人特有の細菌の指紋ができあがっていくのだ。細菌叢は三歳くらいまで急速に成長を続け、そこで安定した状態になって、その後はゆっくりとしたペースでさらに成長を続けていく。

腸が健康を左右する

人の体の半分以上が人のものではないとすると（ドイツのマックス・プランク研究所によれば人体の細胞のうち人間のものは四三パーセントしかなく、残りは細菌の細胞だという）、人の生命をコントロールしているのはじつは人ではなく細菌なのでは？　という疑問がわいてくるのも当然だろう。いや実際、そうなのかもしれない。細菌叢は代謝系や免疫系といったさまざまな体組織だけでなく脳とも密接に結びついているため、アレルギーや肥満をはじめうつ病や自閉症にまで影響を及ぼしていると考えられる。日常生活で経験するさまざまなできごとも、ひょっとしたら細菌叢のせいなのかもしれない。たとえばある薬が効くかどうか、肝臓でその薬を解毒することができるのかどうかに細菌叢が影響を与える場合がある。また私みたいに蚊に刺されやすい人なら、どうやらそれも細菌叢のせいらしい。細菌叢の専門家である生物学者ロブ・ナイトによると、肌の表面にいる細菌は蚊にしか検知できない化学物質をつくり出しているのだが、人によってその化学物質には違いがあるらしく、蚊は自分たちにとって魅力的な物質をもっている人のところに集まってくるというのだ。

胃腸の健康状態が悪化して起きるとされる病気があるが、細菌叢の状態が悪いから病気になるのか、あるいは病気になったから細菌叢の状態が悪くなるのか、判断するのはむずかしい。おそらく両方が同時に起きていると思われる。ゲノム、食事、ストレス、生活習慣など、さまざまな要素が細菌叢に影響を与える。周囲の環境との数かぎりないやりとりを通して、一生を生きるうちに細菌叢の構成は日々刻々と変わっていく。したがって病気によって細菌叢のバランスが崩れ、体がさらなる危険にさらされる結果になってもまったく不思議ではないだろう。

しかし腸内細菌が実際どのように健康に影響を与えているのか、まだよくわかっていない。ただ細菌のバランスの崩れが病気のひきがねになることは確かであり、実験によって（また人体への治療介入によって）善玉菌の投与が治療につながることも確認されている。たとえば二〇〇八年に『Nature〔ネイチャー：自然科学の総合学術雑誌〕』に発表されたマウスを使った実験によると、ある病原菌（ヘリコバクター・ヘパティカス）は炎症性腸疾患を引き起こすことが確認されているが、善玉菌（バクテロイデス・フラジリス）

を投与したところ、病気は治ったという。

細菌叢が健康に及ぼす影響を示す一例として、中国からこんな話が報告されている。二〇〇六年、微生物学者のリーピン・ツァオは自分自身の体を使って実験を行った。肥満を「治療する」ため、自分の細菌叢を観察しながら発酵プレバイオティクス食品（おもにヤマイモとニガウリと全粒の穀物）をとる食事療法を実行したのだ。その結果、二年間で二〇キロの減量に成功。血圧、心拍数、コレステロール値は健康と言える範囲内になった。これは食物繊維が豊富に含まれる食事により、腸内の善玉菌が増殖したためだとツァオ博士は考えている。博士は現在アメリカのラトガーズ大学で、食事と腸内細菌を用いて2型糖尿病を治療する研究を行っている。

胃潰瘍の原因ピロリ菌の発見

二〇〇五年にノーベル生理学・医学賞を受賞して以来、バリー・マーシャル博士とロビン・ウォレン博士は専門分野で高い評価を受けている。

しかし彼らが一九八四年にらせん状の細菌が慢性疾患の原因だという斬新なアイディアをもちだしたとき、それを真に受ける人は誰もいなかった。それまで胃は無菌の環境であり、細菌はそこにすむことができないと考えられていた。そして胃潰瘍になるのは胃酸過多のせいで、その原因はストレスだと考える医師がほとんどだった（この考え方に科学的な根拠はまったくない）。そのため患者はさまざまなタイプの制酸剤を長期にわたって処方され続け、時には抗うつ剤のような向精神薬を処方されることまであった。最悪の場合、外科手術が行われることもあったが、結果はとても満足のいくものではなかった。

病理学者ウォレン博士の研究にもとづき、胃潰瘍には細菌が関わっているのではないかと二人は考え始める。ウォレン博士が胃潰瘍患者の胃壁の生体検査をしてみたところ、見たことのない細菌がいることに気づいたのだ。しばらく時間をかけてその細菌を培養した二人は、今ではヘリコバクター・ピロリとして知られる細菌を発見する。その後いくつかの理由からマーシャル博士はこの細菌を自ら摂取して、それが潰瘍を発生させるという理論を証明しなければならない羽目におちいった。そして細菌を摂取した直後、博士の胃には胃炎が発生。胃炎は抗生物質によってすぐに治療され、この歴史的な発見は世界中の注目を集めるようになっていった。

しかし話はここで終わりではない。ピロリ菌はかなり広範囲にわたって蔓延《まんえん》している細菌だ。とくに発展途上国に住む人たちには多く、八〇パーセント近くの人がピロリ菌をもっている。しかし不思議なのは、ピロリ菌をもっている人が全員胃潰瘍になるわけではないことだ。つまり潰瘍を引き起こす要因は、ピロリ菌だけではないということになる。ではほかにどんな要因がからんでいるのだろうか？

体内には守りの弱い部分があって、ピロリ菌はそこを突破して乱入し潰瘍をつくって暴れまわるということなのか？　おそらく答えはイエスだ。二〇一七年に『British Journal of Surgery［ブリティッシュ・ジャーナル・オブ・サージェリー：イギリスの外科学の学術雑誌］』に掲載された論文によれば、「潰瘍性疾患の病因における未確認の防御因子」は種類豊富な細菌叢だという。

免疫系は腸が決める

免疫系の七〇パーセントは腸内にあるということはご存じだろうか？　細菌叢はあなたが生まれた瞬間から、いやおそらく生まれる前から、免疫系の調整を行っている。さらに、あなたの免疫系は一生を通してずっと、体内や体表面にすむ細菌の集団の形をととのえ続ける。実際の免疫系と細菌叢は、人生の進み具合にしたがって刺激を与えあい、調節しあい、時にはおたがいの能力を攻撃しあいながら、つねに手に手をとって複雑なダンスを踊り続けているのだ。

たとえば免疫系を制御する特定の細菌がある。その数が乱れると、システムの流れがスムーズにいかなくなる。トール様受容体（ＴＬＲ）のような免疫システムが現実あるいは仮想の脅威に反応する度合いを、細菌が制御している。これらは状況に応じて炎症物質を出したり、抗炎症物質を出したりするのだが、どちらをどれだけ出すかは細菌叢がある程度決めているのだ。また腸内細菌は免疫細胞集団の構成にも決定権をもっている。免疫系を効率的に動かすためには、エフェクターＴ細胞（侵入者を攻撃する）と制御性Ｔ細胞（侵入者に対するターミネーター的反応をやわらげる）のバランスをうまくとることが必要だが、ここでも細菌叢がバランスを保つ役割を果たしている。

アレルギー

免疫系ともっとも関わりが深い病気はアレルギーだ。アレルギー疾患は局所的な反応だとよく誤解されるが（発疹、鼻水、涙目など）、免疫学者スーザン・プレスコット博士によれば、アレルギーは「まさに全身性の病気」だという。たとえば二〇〇五年に『Archives of Internal Medicine〔アーカイブズ・オブ・インターナル・メディシン：内科学に関する学術雑誌」』に発表された論文にあげられているケースがそのよい例だ。アレルギー性鼻炎やぜんそくにかかっている男性は、アテローム性動脈硬化症を発症する確率がふつうの人の四倍にもなることに研究者たちは気づいたのだ。この病気は動脈にプラークがたまって心臓発作が起きやすくなるものだ。また二〇一七年に発表されたメタ分析においても、ぜんそくはとくに女性の冠状動脈性心疾患のリスクを高めるという結果が確認されている。

ではぜんそくやアレルギーと心臓病と腸にはどのようなつながりがあるのだろうか？　まず、ぜんそくやアレルギーのある人は腸内細菌の構成がアレルギーのない人とかなり違うことが、さまざまな研究によりわかっている。これはおそらく、腸内細菌と細菌によってつくり出される物質が、炎症を制御していることに関係していると思われる。細菌の中には炎症を防ぐ働きをもつものもあれば、炎症を起こすものもあるのだ。最近、先進国で1型糖尿病やその他の自己免疫疾患のような炎症性疾患が劇的に増加しているのは、細菌叢が変わってきたせいではないかと考える専門家は多い。また炎症は心臓病を引き起こす原因でもあるのだ。

自己免疫疾患

最近の自己免疫疾患の多さには、まさに大流行という表現がふさわしい。人の免疫系が自分自身を攻撃するこの病気は、増加の一途をたどっている。自己免疫疾患はそもそも非常に複雑な病気だが、近年この病気の増加が病原性の腸内細菌の増加に関係していると考える研究があらわれ始めた。また特定の細菌と、関節リウマチや過敏性腸症候群といった自己免疫疾患との間にもつながりがあることがわかってきた。

たとえばセリアック病のケースがよい例だ。健康な人に比べて、セリアック病の患者の腸内には炎症を起こすとされる細菌が異常に多い。さらにセリアック病患者は自己免疫性の甲状腺疾患を発症する率がふつうの人の一〇倍にもなるのだ。

・加工食品とのつながり

最近、この自己免疫疾患の爆発的増加と西洋世界のジャンクフード依存の食生活には、何らかのつながりがあるのではないかと研究者たちはさまざまな理由により疑い始めている。どうやらそれは事実のようだ。その二つをつなぐのは、**エンドトキシン**という毒素。エンドトキシンはある種の細菌の細胞の中に存在するが、その細胞の寿命が終わるときなどに血中に「漏れだす」ことがある。細菌がふだんすんでいる細胞壁の中にある分にはまったく問題がないのだが、血中に漏れだすと、炎症を引き起こしてしまうのだ。

ではなぜこのエンドトキシンは血中に漏れだしてしまうのか？　ここで悪さをするのが、いわゆる典型的なファストフードだ。高脂肪・高炭水化物のマクドナルドの朝食が体に及ぼす影響を調べた研究者のパレシュ・ダンドナは、血糖値とC反応性タンパク値（炎症の存在を示す基準）が急激に上昇したのを見てショックを受けた。また被験者のエンドトキシン値も上昇しており、これは腸内細菌から発生したものだとダンドナ博士は考えた。幸い、このあとの研究により、エンドトキシンを簡単に減らす方法も見つかった。オレンジジュースを飲めばいいのだ。食事にこの抗炎症効果のあるジュースを一杯プラスするだけで、被験者の血糖値と炎症は落ちつくことがわかった。

・胃バイパス手術と細菌叢

ここ数十年にわたって、科学者たちはエンドトキシンが慢性疾患に及ぼす影響を研究してきた。特定するのはむずかしいが、エンドトキシンはクローン病、潰瘍性大腸炎、関節リウマチといった自己免疫疾患に関係があると言われている（またアテローム性動脈硬化症の発症にも大きな役割を果たすと考えられるが、これは免疫反応と心臓病につながりがあることを示している）。こういったエンドトキシンと病気との関係自体は、細菌叢が自己免疫システムの中で果たす役割を説明するものではないが、胃バイパス手術をくわしく調べてみると面白いヒントが見つかる。この手術を受けるのはたいてい極度に肥満した人だが、手術のあと、その人たちの血中エンドトキシン値が急激に低下したのだ。

ボストンのマサチューセッツ総合病院で行われた調査の結果から、手術がなぜそれほど劇的な効果をもたらしたかがわかる。マウスを使った実験によると、胃バイパス手術を受けたマウスの細菌叢は完全に再構築され、善玉菌が増えることにより炎症が減っただけでなく、体重の減少にもつながった。ここは重要なポイントだ。手術のあとマウスはブドウ糖を適切に代謝できるようになった。つまり、細菌叢が代謝のプロセスに大きな役割を果たしているということだ。

近年、研究者たちは肥満を自己免疫疾患のひきがねになるものと考え、活発に調査を行っている。食事（たとえば高脂肪食）が細菌叢を変えるように、肥満も細菌叢を変えることがわかってきた（またその逆パターンもある）。まだすべてのメカニズムがわかっているわけではないが、二〇一四年に『Current Allergy and Asthma Reports［カレント・アラジー・アンド・アズマ・リポーツ：アレルギーとぜんそくに関する医学雑誌］』に掲載された論文に述べられているように、「西洋社会の食習慣（量も脂肪も塩分も多すぎる）とＢＭＩ値の高さが（中略）自己免疫疾患のリスク因子となっていることがますますはっきりしてきている」のだ。

衛生仮説——きれいすぎるのが問題？

祖母の家にはすてきな庭があって、子どものころそこで豆などの野菜を収穫したり、ラズベリーをつんだりして、幸せな時間をたくさん過ごした。庭仕事が大好きになった私は、母に頼んで自宅の裏庭に小さな畑をつくらせてもらい、ラディッシュなどを育てていた。最近そんな昔の体験をよく思い出す。当時は気づいていなかったのだが、そうやって土にまみれる経験をしたことで、私は土の中にいる健康な微生物に触れる機会をもつことができ、それが私の細菌叢を豊かにしてくれていたのだ。

産業革命前には、ほとんどすべての人が「よい土」に日常的に触れる機会があった。私が子どものころに経験したような土に触れる暮らしだ。しかし人びとが都会に流れこむようになると、バランスが崩れ始める。ごみごみした不衛生な生活環境のせいで、病原菌が善玉菌を抑えてはびこっていく。冷蔵庫もない時代、病原菌は食べ物にとりついて増殖をかさね、公衆衛生など確立されていない都会で垂れ流しの下水や汚れた飲み水に囲まれて暮らす人びとの間には、感染症が蔓延し死亡率も跳ねあがった。

当時の科学者たちは当然、こういった大きな問題の原因をつきとめ、根絶することに力をそそいだ。パスツールの発見により細菌が病気を広めるという事実がわかると、時代は大きく変わり始める。医学に衛生という考え方をとりいれたジョゼフ・リスターなどのほかの科学者の存在もあった。安全な飲み水や大規模な廃棄物処理システムといった公衆衛生システムの導入とともに、二〇世紀は細菌との戦いに勝利をおさめる時代となった。

問題は私たちが病原菌から自らを守ろうとするあまり、善玉菌まで撲滅するようなマクロ環境をつくり出してしまったことだ。私たちは不要なものと一緒に大事なものまで捨ててしまったのかもしれない。

「衛生仮説」の大前提は、私たちの多くが住んでいるこの世界はあまりに清潔すぎる、ということなのだ（じつはデヴィッド・バーカー博士がこの「衛生仮説」という言葉を生みだした人ではないにしても、かなり初期から使っていたことを本書の執筆中に知って驚いた）。この考え方によれば、子どもが病原体や寄生虫、有益な微生物に触れることなく過度に守られて育つと、免疫系の正常な発達がさまたげられてしまうという。

たとえば、先進国では赤ちゃんはほとんどの時間を室内で過ごす。比較的清潔な床の上をはい、殺菌済みの哺乳瓶からミルクを飲み、さらにかなり早い時期から抗生物質を与えられる。研究によると、こうった生活は細菌叢の発達を遅らせ、ある種の細菌の増殖を抑えて細菌叢を構成する種類を限定してしまう。その結果がアレルギー疾患の急増だというのだ。

小さいときに細菌が豊富な環境で育つことのメリットは、二〇一六年に『ニューイングランド・ジャーナル・オブ・メディシン』に発表された研究を見ればあきらかだ。この研究では二つのグループの子どもたちを比較した。一方はさまざまな農業をしながら小さな農場で暮らしているアーミッシュ〔小規模な農業を営み近代化を拒んで暮らすキリスト教の一派〕の子どもたち。もう一方は産業化された大きな農場で暮らすフッター派〔高度な農業生産を営む厳格なキリスト教徒の一派〕の子どもたちだ。アーミッシュの子どもたちの腸内細菌はフッター派の子どもたちに比べてはるかに豊かで種類が多く、ぜんそくの発症率も大幅に低かった。

腸内細菌と代謝性疾患

腸内細菌が2型糖尿病や非アルコール性脂肪性肝疾患といった代謝性疾患との間につながりをもっていることはすでに広く認められている。腸内細菌のバランスの乱れが、LDLコレステロール値やトリグリセリド値の上昇といった心臓病のリスク因子を増幅することもわかっている。だから研究者たちが「腸内フローラの再構築」によって代謝性疾患の治療をめざすのは、ごく自然ななりゆきと言えるのではないだろうか。

科学的には複雑な内容を含んでいるが、この治療の手続きはいたってシンプルだ。研究によると、2型糖尿病患者の腸内には血糖（ブドウ糖）を制御する化学物質をつくり出す細菌が少ないため、血糖値がつねに許容範囲外となり、結果的に**インスリン抵抗性**が生じてしまう。だが血糖値を制御できる善玉菌がたくさんいれば、インスリンの生成を刺激する物質をたくさんつくり出してブドウ糖を効果的に処理できるようになるはずだ。二〇一二年に『Gastroenterology［ガストロエンテロロジー：消化器病学に関する医学雑誌］』に掲載されたマウスを使った実験によると、メタボリック・シンドロームになったマウスの腸にやせたマウスの腸からとった細菌を移植したところ、移植を受けたマウスの腸内では新しい細菌がインスリン感受性を高める物質をつくり始めたという。

食事を変えることによっても同じような効果が得られる。たとえば食事によってエンドトキシンを抑える効果が期待できるのだ。ベルギー国立学術研究財団のパトリス・カーニ博士が行った実験では、マウスに少量のエンドトキシンを与えるとインスリン抵抗性が生じた。これはやがて肥満をまねき、最終的には

2型糖尿病の発症にいたる恐ろしい連鎖反応の第一段階だ。しかしそのマウスにオリゴ糖を豊富に含む水溶性食物繊維（タマネギ、ニンニク、豆類、雑穀に含まれる）を与えたところ、エンドトキシンは血流中に溶け出さなくなった。つまり病気が発生するしくみをもとから絶つことができたのだ。炎症がなければインスリン抵抗性も発生せず、糖尿病も発症しないというわけだ。このような腸内の善玉菌を助ける食品はプレバイオティクスと呼ばれている（413ページ参照）。

細菌と減量

肥満した人とやせた人では腸内にすむ細菌の構成が違うことはわかったが、ではその違いはどういう結果をもたらすのだろうか。二〇一二年に雑誌『ネイチャー』に掲載された記事によると、人の体が食べ物を消化してエネルギーに変えるプロセスは、細菌叢の構成と、細菌どうしが代謝の際におたがいに与えあう相互作用に左右される。また二〇一八年に行われた小規模な研究によれば、そういった細菌叢の状態が減量に成功するかどうかの決め手になるらしいことがわかった。研究者たちがメイヨー・クリニックの肥満治療調査プログラムの参加者を調べたところ、減量に成功した人たちの腸内細菌は失敗した人たちとは違いがあり、また細菌の**遺伝子発現**も違っていた。したがって『ネイチャー』の記事とこの結果を合わせて考えてみた結果、体が食べ物からエネルギーをとりだす方法に細菌が影響を与えており、それが減量の成功を左右するという結論にいたったのだった。

さらにもうひとつ重要なポイントがある。肥満していた人の体重が減ると、体内の細菌叢が変化して善玉菌が増えるのだ。おそらくこれは、さきほど述べた胃バイパス手術を受けた人に起こることと同じだと思われる。この手術が最近広く行われるようになってきたのは、長期にわたって減量を維持できるだけでなく糖尿病や心血管疾患のリスクを減らすこともできるからだ。

腸内細菌と遺伝子発現

腸内細菌は複合糖質の中の特定の物質から栄養を得ている。細菌はこれらの物質を発酵させ、自分たちの求める最終物を手に入れる（413ページ「プレバイオティクス」参照）が、この物質は遺伝子発現に影響を与えることがわかっている。また細菌は胆汁酸代謝の制御にも関わっている。胆汁酸にはさまざまな役割があるが、中でも体が栄養素を吸収し、コレステロール、食物性脂肪、脂溶性ビタミンを処理するのを助ける働きは大きい。さらに細菌には、コリンの処理を助ける働きもある。コリンは脂肪の吸収方法を決める化合物だ。細胞はある特定の**酵素**と協力して、コリンと相互に影響を与えあう。このとき細菌の生態系がととのっていないと、このプロセスで有毒物質がつくり出されてしまう。マウスによる実験では、この有毒物質が心血管疾患や非アルコール性脂肪性肝疾患を引き起こすことが確認されている。

第二の脳

細菌叢の健康状態は人の体のあらゆる組織に影響を与える。もちろん脳と脊髄からなる中枢神経系もその例外ではない。腸内の細菌は胎児のころからつねに中枢神経系と連絡をとりあっており、腸内の健康が精神面にも大きな影響を与えていることはほぼまちがいない。

腸は「第二の脳」と呼ばれる。腸脳軸という言葉があるが、腸と脳とを結びつけるネットワークを定義するために専門家がつくり出したものだ。この二つの器官は脳から腹部に走る迷走神経を通して直接連絡をとりあうことが多いが、**ホルモン**や**神経伝達物質**のような化学伝達物質を通してもつながっている。この腸と脳の間の連絡には細菌叢が非常に大きく関わってくるため、最近の研究ではこのネットワークを脳、腸、細菌叢軸と呼ぶべきだと考える研究者もいる。

脳と腸とストレス

二〇一二年に『サイコニューロエンドクリノロジー』に発表された論文によると、ストレスを制御する脳の領域はとくに腸内細菌の影響を受けやすく、また逆に腸内細菌も脳の影響を受けやすいということがわかったという。ストレスを制御する人体内の重要なシステムのひとつである**視床下部‐脳下垂体‐副腎軸（HPA軸）**は、細菌の構成に影響を与える。たとえば幼い子どもが母親から引き離されると、そのストレスはＨＰＡ軸に長期にわたる変化をもたらし、引き離されて三日目になるころには腸内の善玉菌の少なくとも一種類が相当数失われているのだ。

愛情による結びつきは乳幼児期の発達に大きな役割を果たしている。人間でも動物でも、幼い子どもの分離不安は細菌叢に長期にわたる影響を及ぼすことが研究によりわかっている。また乳幼児期のトラウマやストレスが過敏性腸症候群を引き起こすことも確認されている。この過敏性腸症候群は、最近になって腸内細菌叢と関係していることがわかってきた胃腸の病気だ。

心の健康

細菌叢の研究が進むにつれて、それが心の健康に果たす役割についてもおもしろいことがわかってきた。細菌叢のバランスが崩れると、不安やうつ状態といった症状を含むさまざまな障害があらわれるのだ。腸内細菌はセロトニン、ドーパミン、ノルエピネフリン、ガンマアミノ酪酸（GABA）、アセチルコリンといった気分を制御する神経伝達物質をつくり出す。セロトニンとドーパミンは「幸福ホルモン」として知られ、まさにその名のとおり人を幸せな気分にする。ノルエピネフリンは闘争・逃走反応を発動させ、頭をすっきりさせたり心臓の鼓動を早めたりしてストレスに対処する準備をととのえる。GABAは「天然精神安定剤」と呼ばれるほどの不安をなだめる抜群の効果をもっており、アセチルコリンは記憶や認知能力を支える働きをもつ。こういった知識をもとに、腸内細菌をととのえることによって心の病を防いだり治療したりする方法を探しだそうと研究者たちは考えている。

ある特定の腸内細菌が特定の食べ物を消化すると、**短鎖脂肪酸**という物質ができる。この短鎖脂肪酸にはいろいろな効能があるが、中でも脳の働きを助ける効果に注目してみよう。ある研究では、二二人の健康な男性に一ヶ月にわたって短鎖脂肪酸をつくり出す細菌であるビフィドバクテリウム・ロンガム［ビフィズス菌の一種］を摂取してもらった。するとこの細菌を摂取した被験者は、偽薬をとった対照群に比べてストレスをあまり感じなかったことがわかった。血液検査の結果、ビフィドバクテリウムをとった人たちはストレスホルモンのコルチゾールの数値が低くなっていた。また脳波を計測してみたところ、視覚的記憶が少しではあるが向上していることがわかった（415ページ「短鎖脂肪酸」参照）。

自閉症とのつながり

自閉スペクトラム症にはさまざまな複雑な症状が含まれるが、そのいくつかは免疫系や細菌叢に関連性があると考えられる。自閉症は神経発達障害なのだから、細菌叢にその原因があるなんてありえない、と考えるうたぐり深い人もいるかもしれない。しかし腸内細菌と脳を結びつける証拠が日に日に増えてきている今、腸内細菌の乱れが自閉症を引き起こす場合もあるという考え方が注目を集めていることは事実だ。自閉症の子どものうち七〇パーセント以上が消化器系の症状も抱えている。自閉症の子どもの検便の結果を見ると短鎖脂肪酸の生成量が低いが、自閉症の症状が重いほど消化器系の問題を抱える確率も高くなる。自閉症の子どもたちの腸内細菌は、そうでない子どもたちの腸内細菌とはタイプが違うと考える研究者もいる。また、その乱れた細菌叢のバランスを取り戻すことにより、症状を改善しようと考える研究者もいる。

犬とプロバイオティクス

犬が家の中に泥をつけたまま入ってきても怒らないで。むしろ感謝しよう。それはあなたの細菌環境を豊かにしてくれたのだから。家に子どもがいるなら、その健康にも役立っている。家に犬がいる子どもはアレルギーやぜんそくなどの免疫系の病気になりにくいという研究結果もある。とくに免疫系が急激に発達する生後三ヶ月の間に犬とふれあうことが大切だ。犬は生活環境の中に有益な細菌（ある研究によれば五六種もあるという）をもたらし、子どもの免疫系を刺激して、あとあとアレルゲンになりうる物質に対する抵抗力をつける。犬が持ち込む細菌の中には有益でないものもあるだろうが、犬がいなければ出会う機会のないような細菌も多く、犬を飼うことにはメリットのほうが大きいというのが、ほとんどの専門家の意見だ。

メリットは細菌だけではない。犬との間に結ばれる感情のきずなにも生物学的なメリットがある。犬とのふれあいの中から生まれる幸せな感情が腸内細菌に影響を与えるという研究結果があるのだ。体内の細菌はあなたの新しい友だちの存在を喜び、幸福感を増す神経伝達物質をつくり出してその喜びを表現するのだという。

腸内の住民に影響を与えるもの

腸内にすむ細菌の種類を決めているのは何なのか？　それは遺伝子と環境要因の組み合わせだ。あなたの住んでいる場所はかなり大きな意味をもっている。腸内にすんでいる細菌を調べれば、人がどこに住んでいるか（あるいは長い間どこに住んでいたか）がわかるほどだという。また腸内の細菌叢をかたちづくる細菌の種類を見れば、その人がどんな食事をとっているかも想像できてしまう。ほかにも細菌叢の構成を決める要素はたくさんある。たとえば――

・**衛生状態**。清潔ならいい、というわけではない（398ページ参照）。

・**抗生物質の使用**。病原菌とともに善玉菌も殺し、細菌の種類を減らしてしまう。

・**慢性的ストレス**。ストレスは細菌のバランスを乱す混乱状態をつくり出し、細菌の種類を減らす。

・**有毒物質の摂取**。大気汚染物質、重金属、ポリ塩化ビフェニル（ＰＣＢ）などの環境有毒物質は細菌叢にダメージを与え、細菌の種類を減らす。研究によると、遺伝子組み換え作物とともに使われる除草剤グリホサートも腸内細菌のバランスを乱し、さまざまな現代病につながるおそれのある影響を長期にわたってもたらすという。

・**ペット**。動物とのふれあいは細菌の種類を豊かにする。

・**空気**。空気中に含まれるホコリには膨大な量の細菌が生息している。人は毎日約八〇万個の細菌を吸い込んでいるという。ホコリに含まれる細菌の種類はさまざまだが、家庭内の細菌とその家に住む人の健康の関係が、近年大きな注目を浴びるようになってきている。

・**運動**。いすにすわったままの生活スタイルは、腸内細菌の構成に影響を与えると考えられている。

食事が細菌叢を決める

どうすれば理想の細菌叢を手に入れられるのかはまだわかっていないが、腸内にすむ細菌の種類や遺伝子発現の状態を決めているのは、ほぼ食事だと言っていい。たとえばあなたの食事が肉や乳製品にかたよっているとしたら、食物繊維が豊富な植物性食品中心の食事に変えていけば細菌叢の質をたちまち向上させることができる。二〇一四年に『ネイチャー』に発表された研究によると、植物性食品中心の食事に変えてほんの一日たっただけで被験者の腸内では善玉菌が増加し、腸内にすむ細菌の遺伝子発現も向上したという。
逆に細菌叢が急激に劣化することもありうる。二〇一九年に『Microbiome［マイクロバイオーム：細菌叢に関する学術雑誌］』に発表されたマウスを使った実験によると、いわゆる「西洋化された」食事（動物性脂肪が多く食物繊維が少ない）を短期間（二週間）とっただけで、腸内細菌の構成はふつう軽度の炎症や耐糖能異常の患者に見られるような内容に変わったという。また特定の遺伝子発現に、炎症に関わるような変化が見られることもわかった。食事による影響は全身に及び、肥満につながるような生理的な変化をもたらしていたのだ。さらにマウスの免疫系にもマイナスの影響があり、感染症と戦う能力が下がっていることが確認された。

腸内毒素症

二〇一四年に『Cell Metabolism［セル・メタボリズム：生理学関連の学術雑誌］』に発表された論文で、微生物学者ジャスティン・ソネンバーグとエリカ・ソネンバーグ（同じ分野を研究する夫婦）が述べている意見によると、西洋世界に住む人たちの細菌叢はたいてい（健康と言われる人でさえも）バランスが崩れており、善玉菌が足りないという。腸内細菌のバランスが乱れると、その影響は全身に及ぶ。この腸内細菌叢のバランスの乱れ（腸内毒素症）は、肥満や2型糖尿病からアテローム性動脈硬化症、がんにいたるまで、さまざまな病気につながると言われている。

この西洋人のほとんどを悩ませる問題の原因は、**細菌叢が好む炭水化物**の不足だとソネンバーグ博士たちは考える。このカテゴリーの中でもっとも広く知られているのは食物繊維だが、オリゴ糖もその一種だ

（リーキ、キクイモなどの食物繊維が豊富な植物性食品や母乳に含まれる）。プレバイオティクス（413ページ参照）と認められる栄養素のリストは日々拡大され続けており、さまざまな健康によい脂肪（多価不飽和脂肪酸や共役リノール酸）や植物性食品に含まれる植物性化学物質などがリストに加えられつつある。研究によれば、こういった栄養豊かな物質をたくさんとることにより、細菌叢をととのえなおすことができるという。ただし、それを成功させるためには、次の二つのことに気をつける必要がある。とる食品の量と、すでに腸内にすんでいる細菌の種類だ。

善玉菌はジャンクフードぎらい

イギリスの遺伝学者ティム・スペクターは、科学的研究のため息子に一〇日間加工食品だけをとらせることにした。おそらく息子の腸内細菌にはマイナスの影響が出るだろうと予想はしていたが、その影響が出る速度と激しさは予想のはるか上をいくものだった。ファストフードを食べ始めて四日目、息子は体調が悪くなる。二〇一七年にCBCで放映された『The Nature of Things』という番組の中で彼が語ったところによると、食事のあとつねに二日酔いのような気分になったという。その間、父親は毎日息子の便のサンプルをとって研究室へ分析に回した。結果はまさに驚くべきものだった。一〇日後、息子の腸内にいた細菌の種類の半分近くが完全にいなくなっていたのだ。

加工食品がなぜ腸内細菌叢にこれほどすぐにマイナスの影響を与えるのか、まだ完全には解明できていない。だいたいの見当としてはその高カロリー、高脂肪、栄養不足の成分に問題があると考えられるが、研究によるとほかにも原因となる要素があるようだ。マウスを使った研究では、乳化剤などの食品添加物が悪影響を与えていることがわかった。こういった物質は加工食品にひんぱんに使われており、腸内細菌の構成に影響を与えて代謝を悪化させてしまう。また人工甘味料にも同じような効果がある。

食物繊維が腸を健康にする

二〇〇〇年を迎えるころには、肥満や心血管疾患、2型糖尿病といった慢性疾患と、いわゆる西洋型の生活スタイルとの間につながりがあることに、ほとんどの人が気づいていた。その生活スタイルにつきものなのが、栄養にとぼしい加工食品の大量摂取だ。加工食品には足りないものがいろいろあるが、中でももっとも不足しているのが食物繊維。これは本来、植物性食品に多く含まれる難消化性の炭水化物だ。食物繊維は水溶性食物繊維と不溶性食物繊維という二つのグループに分かれる。近年、食物繊維不足の食事が多くの現代病の発症に関わっている可能性が検証され始めている。

水溶性食物繊維

水溶性食物繊維は水と結びついて、ゲル状の物質をつくり出す。この物質は人が食べ物を消化するスピードを調節し、栄養の吸収を助けるといった人の健康に役立つ働きをもつ。また水溶性食物繊維は人の体に簡単には吸収されないため、余分なコレステロールと結びついてそれを体内から排出する手助けをする。摂取量にもよるが、総コレステロール値とLDL（悪玉）コレステロール値を一〇パーセントも下げると言われている。

また体が食事性糖質を吸収するスピードを遅くする働きももつ。糖尿病予備群や糖尿病になるリスクが高い人なら、この食物繊維をとることで血糖値を抑えることができる。二〇一八年に『サイエンス』に掲載された小規模な研究によれば、2型糖尿病の患者が食物繊維が多く含まれる食事をとったところ、短鎖脂肪酸をつくり出す腸内細菌の株が増えたという。この短鎖脂肪酸が、インスリンの生成をうながし食欲を抑えるホルモンを刺激。被験者はヘモグロビンA1cの値（血糖の制御レベルを測る値）が改善し、体重を減らすことができた。

水溶性食物繊維が含まれる食品としては、全粒の穀物（とくにオーツ麦、大麦、アマランサス）、豆類（エンドウ、大豆、レンズ豆など）、シード類（フラックスシードやチアシード）、果物、野菜がある。

不溶性食物繊維

水溶性食物繊維とは違って不溶性食物繊維は水に溶けないため、消化されずに残って胃腸の活動を助ける。便の量を増やすことにより、規則正しい便通をうながし便秘を防ぐのだ。この食物繊維を含む食品には、全粒の穀物、豆類、シード類、ほとんどの野菜（とくに緑色の葉もの野菜、アブラナ科の野菜、アスパラガス、セロリ）、果物（とくにラズベリー、梨、リンゴ）がある。

どちらも大切

毎日の食事には、両タイプの食物繊維をできるだけたくさんとりいれよう。食物繊維は満腹感を増してくれるだけでなく、血糖値やコレステロール値を改善し、さらに消化全般も助けてくれる。しかし加工食品中心の食生活では、十分な量の食物繊維をとることは不可能だ。精製された穀物、加工肉、加工脂肪には食物繊維はほとんど含まれていないし、動物性食品にいたってはゼロ。そういう食物繊維が含まれていない食品をとるなら、バランスを保つために食物繊維をたくさん含む植物性食品をたっぷりとるようにしよう。

食物繊維と腸

科学者たちが食物繊維と健康の関係に興味をもつようになったのは一九六〇年代のこと。たとえばアフリカ人は西洋人に比べて大腸がんや糖尿病、心臓病にかかる率がかなり低く、同時に食物繊維の多い食事をとっていることもわかった。狩猟採集社会で暮らす人びとがとる食物繊維の量は一日あたり一五〇グラム以上になる。当時はまだ、食物繊維の豊富な食事がそういう病気の発症率を下げるなどと考える科学者はほとんどいなかった。しかし今ではすっかり様子が変わった。私たちの腸内にすみ、食物繊維を喜んで食べる細菌たちが大きな役割を果たしていることを、科学者たちの誰もが認めている。

この近代化された社会に住む人びとの大部分は、腸内のかしこい細菌たちを十分に養えるような食物繊維をとっていない。スタンフォード大学医学部の微生物学者ジャスティン・ソネンバーグとエリカ・ソネンバーグ（この二人は同じ分野を研究する夫婦である）によれば、ここ数十年のうちに人の腸内にすむ細菌の種類は、食物繊維不足の食事のせいで劇的に減少しているという。

余談だが、私たちの腸内細菌の種類を激減させてしまった大きな原因のひとつは、白いパンへの愛着かもしれない。二〇一三年に『ISMEジャーナル』に発表された小規模な研究によると、全粒の穀物中心の食事を四週間続けただけで、被験者の腸内の善玉菌の種類が増えた。腸内細菌の種類が増えることによって、被験者の健康状態はよくなったのだろうか？　研究者たちが代謝系や免疫系のさまざまな指標を検証した結果、答えは「イエス」だった。糖と脂質の代謝は目に見えてよくなり、免疫系にもよい効果が見られたのだ。ほかの食物繊維の多い食品と比べても、全粒の穀物はとくに腸内細菌の種類を増やす能力が高いようだ。これはおそらく穀物のもつ食物繊維だけではない「組成の複雑さ」が、さまざまな種類の細菌をひきつけるためではないかと考えられている。

プレバイオティクス

プレバイオティクスは人の役にたつ腸内の善玉菌の栄養となり、善玉菌を増やす食品成分だ。イヌリン、ペクチン、フラクトオリゴ糖やガラクトオリゴ糖といったややこしい名前の難消化性でんぷんなどの炭水化物が含まれる。食物繊維を多く含むプレバイオティクスをとることができる食品としては、タマネギ、ニンニク、リーキ、バナナ、キクイモ、チコリの根、クズイモ、タンポポの葉、全粒の穀物、豆類がある。

プレバイオティクス成分は摂取されると消化されずに結腸までたどりつき、そこで発酵して細菌の養分となる。細菌は消化されなかった化合物を分解し、その過程で宿主である人間の健康に役立つ働きをする。たとえばビタミンB12やビタミンKをつくり出したり、カルシウムの吸収を助けることにより骨密度を上げ骨粗鬆症《こつそしょうしょう》を防いだりする。また短鎖脂肪酸もつくられる。短鎖脂肪酸は腸の健康に関わっているだけでなく、人の健康全体に大きな影響を与える物質として、最近科学者の注目を集めている。

・植物性栄養素

健康な細菌叢を保つには食物繊維が欠かせないが（410ページ「食物繊維が腸を健康にする」参照）、最近の研究によると、植物性栄養素も腸内細菌の生態系に大きな役割を果たしているらしい。植物性栄養素は植物によってつくり出される化学物質で、いわゆる昔ながらの栄養素と同じように人の健康を維持する働きをする。特定の細菌との相互作用により、プレバイオティクスとして働くこともある。

スーザン・プレスコット博士とアラン・C・ローガン博士がその著書『The Secret Life of Your Microbiome』の中で述べているところによると、植物性栄養素の中には善玉菌の成長促進に「並はずれた」能力をみせるものがあるらしい。中でもとくに強力なのがポリフェノール。この物質はおもに果物と野菜（とくに赤と黄色の野菜）に含まれるが、ナッツ、シード、ハーブ、スパイス、チョコレートなどにも含まれることが知られている。

ポリフェノールは健康にさまざまな効能をもたらすことがわかっているが、人の体には吸収されにくい。プレスコット博士とローガン博士によれば、二〇一六年に行われた動物実験の結果、典型的な西洋スタイルの食事はポリフェノールの代謝をさまたげることがわかったという。ポリフェノールは西洋食による細菌叢の劣化によって破壊されるだけでなく、腸内と肝臓内の酵素によっても壊されてしまうのだ。加工食品中心の食事は腸内毒素症（408ページ参照）を引き起こし、腸内に悪玉菌が増えて、ポリフェノールから体のためになる化合物を引きだす力がそこなわれてしまう。

逆に乳酸菌やビフィズス菌などの善玉菌は、ポリフェノールの吸収を助ける。幸いなことに、善玉菌とポリフェノールはおたがいを支えあう関係にある。ポリフェノールを多く含む食品は、善玉菌の成長も助けるのだ。

ポリフェノールはもうひとつ役にたつ働きをもつ。抗炎症作用のあるオメガ3脂肪酸を増やし、炎症をもたらすオメガ6脂肪酸を減らすのだ。オメガ3脂肪酸を植物性食品からとるのは本来むずかしい。アルファリノレン酸(ALA)をエイコサペンタエン酸(EPA)とドコサヘキサエン酸(DHA)に変換するプロセスはおそろしく効率が悪いのだ(わずか八パーセントしか変換できない)。しかし善玉菌がポリフェノールを消化するときに出す生物学的に活性の高い化学物質が、その変換プロセスの効率を上げることがわかってきた。

・短鎖脂肪酸

短鎖脂肪酸は、腸内細菌が食物中の消化されない化合物を分解するときにつくり出す物質のひとつだ。科学界においてこの伝達物質に対する関心は、最近ますます加熱の度合いを増してきている。というのも、その影響は単に胃腸の中にとどまらず、人の心身両面の健康にまで及んでいることが、多くの証拠によってあきらかになってきているからだ。たとえば体が自ら必要とする栄養素を合成し、吸収するのを助けるのもその働きのひとつだ。この複雑な生態系の働きについては、まだやっとさわりの部分がわかり始めたところだ。私たちが今見ているのは、短鎖脂肪酸がもつはかりしれない力のほんの一部にすぎないという気がする。

もっともよく知られている短鎖脂肪酸は、酢酸、プロピオン酸、酪酸だ。この三つが体内の短鎖脂肪酸のほぼ九五パーセントを占める。アレルギー性気道疾患の研究によると、とくに酢酸とプロピオン酸にぜんそくを防ぐ効果が見られるという。マウスを使った研究では、妊娠中の母親の食事が腸内細菌叢と胎児の遺伝子発現に影響を与え、アレルギー性気道疾患を発生させたり、発生を抑えたりすることがわかった。

二〇一五年に『ネイチャー・コミュニケーションズ』に掲載された記事では、ぜんそくの発生源は胎内にあり、母親のつくり出す短鎖脂肪酸の量が少ないためではないかという意見が述べられている。

二〇年ほど前、短鎖脂肪酸（とくに酪酸）が抗炎症効果をもっていることに科学者たちが気づき始めた。酪酸は、免疫系をコントロールする制御性T細胞の働きを助ける。またメタボリック・シンドロームを防ぎ、インスリン感受性を高める場合もある。

さらに、がんの成長を促進する酵素であるヒストン脱アセチル化酵素の活動を抑制することにより、大腸がんを防ぐ効果もあるようだ。

酪酸は腸の内壁を強くする力ももつため、過敏性腸症候群やクローン病といった胃腸の病気を抱える人にはとくに役にたつ。なぜこういった働きをするのか、そのしくみのすべてが解明されているわけではないが、酪酸が特定の遺伝子の働きを高め、それが人の健康に役立つ効果を生みだすことは確かだ。

プロバイオティクス

健康な腸には一〇〇〇種もの細菌がすんでいる。これまでに述べてきたように、腸内の善玉菌に養分を与え、その成長を促進するには果物や野菜、全粒の穀物、豆類、ナッツ、シードを多く含む食事をとるのがいちばんだ。しかしさらに細菌叢を元気にする方法がある。プロバイオティクスと呼ばれる微生物をとることだ。

プロバイオティクスとは健康によい効果を与える微生物のこと。細菌だけでなく、よく知られる酵母サッカロミケス・ブラウディもプロバイオティクスのひとつと考えられる。この酵母は、旅行者下痢症や過敏性腸症候群といったさまざまな胃腸の病気の治療や予防に使われる。また院内での感染症として深刻な症状をもたらすクロストリジウム・ディフィシル感染症に対しても、予防や治療の治験が行われている。一般的にプロバイオティクスは、腸の病気や皮膚アレルギー、気道感染症の治療に活用されることが多い。

・**発酵食品**

冷蔵庫が登場するはるか前から、発酵は食品の保存方法として利用されてきた。だが発酵を行っているのが細菌だとわかったのは一八五七年、化学者ルイ・パスツールが酵母と細菌という生物を発見してからだ。酵母と細菌は食物中の炭水化物や糖を分解し、保存効果のある副産物をつくり出す。やがてこの副産物が食べ物を保存するだけでなく、人の体に大きな利益をもたらす力を秘めていることがあきらかになってきた。

発酵食品をとることにそれほどはっきりした効能を認めない研究もあるが、少なくとも発酵食品にいくつかの栄養素の吸収を助ける作用があることはまちがいない。基本的に発酵というプロセスは、炭水化物やタンパク質や脂肪を細菌があらかじめ消化しておくことにより、人が食べ物を消化する下地をととのえる。発酵によって分解された栄養素は、人の体に吸収されやすくなるのだ。

さらに発酵には、食品に含まれるいわゆる反栄養素を減らす働きもある。反栄養素はミネラルと結びつき、人の体への吸収をさまたげる化合物で、フィチン酸がもっとも有名だ。この物質はシードや穀物、豆類に含まれ、健康によい効果をもたらす面もあるが、消化管内で鉄や亜鉛、カルシウムと結びついて体に吸収されにくくする作用ももつ。食べ物を発酵させるとこの反栄養素は少なくなり、ミネラルを吸収しやすくなる。

まだ現時点ではそれほど研究例が多くないが、発酵食品が中枢神経系によいという説もあらわれ始めている。科学者はその原因の究明にばかり注目しがちだが、発酵のプロセス中につくり出される新しい化学物質に神経保護効果があったとしても、まったく不思議ではないだろう。

よい効能はまだある。発酵によってつくり出される副産物の中には、善玉菌の成長を助ける効果をもつものもあるのだ。発酵食品をはじめとするプロバイオティクスを定期的にとるのが、腸内にすむ善玉菌の数や細菌の種類を増やすもっとも手ごろな方法だ。発酵食品には乳製品（ヨーグルト、ケフィア、チーズ）、野菜（ザワークラウト、キムチ、ピクルス）、大豆製品（味噌《みそ》、テンペ［インドネシアの大豆発酵食品］、醤油《しょうゆ》）、全粒の穀物（サワードウ・ブレッド）、お茶（コンブチャ［Kombucha：お茶を発酵させたドリンク、いわゆる紅茶キノコ］）などがある。

私たちはなんとなく、商業ベースに乗った食べ物には体によい細菌や酵母が含まれていないと考えがちだ。そういう食品は高熱で加工されるため、生きた菌が存在できるはずがないと思ってしまうのだ。しかし最近の研究によると、もちろん生きた菌がとれればそれにこしたことはないが、善玉菌は生きていなくても体によい効果をもたらすことができることがあきらかになっている。たとえばある研究では、一一八人の被験者に低温殺菌牛乳を飲んでもらって調べたところ、腸内のビフィズス菌は増加していた。ほかにも乳酸菌で同じような結果が報告されている。

細菌の種類を増やすことが腸の健康を保つカギであることを考えれば、さまざまな種類の発酵食品をとることはまちがいなく体のためになる。ただし、発酵のさせ方をまちがえると、逆に体に危険な影響が出る場合もあるので気をつけたほうがいい。とくに自家製の発酵食品をつくるときには、安全なつくり方をきちんと確認しておこう。

・プロバイオティクスのサプリメント

もちろんサプリメントよりも発酵食品のほうが含まれている細菌の種類は多いが、特定の細菌を避けなければならない人にはサプリメントのほうが向いているだろう（たとえばヒスタミンに対する耐性のない人はとらないほうがいい細菌がある）。また下痢や炎症性腸疾患といった病気を治療している人も、特定の細菌だけをとれるサプリメントを利用したほうがいい。

最近の研究結果によると、プロバイオティクスのサプリメントはそれをとり続けている間しか効果が期待できないということだ。とった細菌が腸内に定着する能力はそれほど高くないのだ。それでも一時的にせよ善玉菌の数を増やし、よりバランスのとれた細菌叢をつくる最初の一歩を始めることにより、腸内環境に間接的にプラスの影響をもたらしているとは言えるだろう。また、抗生物質の投与などによって乱れた細菌叢を、正常な状態に戻す手助けもしてくれる。

ばい菌たちのいるところ

病気の予防に細菌叢が果たす役割を正しく理解するのは、比較的新しいが重要な研究分野だ。細菌叢は慢性疾患への対処法だけでなく、重大な病気の治療にも関わってくる。心臓発作や脳卒中といった深刻な病気にかかったり、やけどや事故によって外傷を負ったりすると、細菌叢にもすぐに大きな影響が出る。そして病院に入院することで、細菌叢がさらなるダメージを受ける場合もある。

入院するだけでもリスクがある

数年前、比較的簡単な手術のため、一晩入院したことがある。そのとき主治医に、私の病気の治療にとっては病院に入院すること自体がリスク因子なのです、と警告されたのを今でもはっきりと覚えている。医療関連感染（ＨＡＩ）の危険性があるためだ。集中治療室に入る人の約一〇パーセントが医療関連感染にかかるが、そのうち九〇パーセントが病原菌によって引き起こされる感染症だという。病院とはばい菌たちが活動する場所でもあるのだ。

病原菌は人が弱ってもっとも感染症にかかりやすくなったときに襲ってくる。病院に運び込まれるころには、慢性疾患との戦いに疲れはてているか、手術などのストレスに押しつぶされているかで、あなたの免疫系はもうボロボロの状態だ。敗血症は手術に関連して起きる可能性のある恐ろしい感染症だが、ふだんは血液の中にすんでいる細菌によって引き起こされる。手術によるストレスが病気によって起きる生理的な変化とかさなって患者の細菌叢に変化をもたらし、それが体のほかの組織に影響を与えて敗血症が発症すると考えられている。

病院に連れてこられたあなたは、つるつるすべる坂のてっぺんに不安定な状態で立っている。すでに病気になっているか、少なくともあまり調子がいいとは言えない状況だ。それから「科学的根拠にもとづいた」さまざまな処置を受けるが、それがさらにあなたの細菌叢にダメージを与える。この処置にはお決まりの抗生物質の投与も含まれており、これが細菌叢をあっという間に壊滅的な状態に追いこんでしまうのだ。ほかの薬の効果についてはあまり情報が多くないが、二〇一八年に『サイエンティフィック・リポーツ』に発表された研究によると、モルヒネによる治療をたった一日行っただけで腸内毒素症が起き、病原菌が急激に増えてストレス耐性を高める細菌が失われたという。さらには、次々に行われる検査のため、あなたは絶食を強いられる。これにより善玉菌の養分となる栄養素が供給されなくなってしまう。

ここで忘れてはならないのが、細菌たち自身が自らの利益のためにつねに機会をうかがっていること。病原菌の中には、弱い部分を見つけてそこを攻撃してくるものもいる。オレゴン健康科学大学の外科学教授ロバート・マーティンデールはインタヴューでこう語ってくれた。「細菌は私たちの体が手術やほかの何らかの深刻な状況によりストレスを受けると、それを感じとり、弱った状態につけこみます。たとえば大腸菌。ふだんは無害な細菌ですが、人がストレスを受けると病原菌に変貌します。善玉の大腸菌は腸壁内で平和に暮らしていますが、病原菌に変わると腸内層を破壊し、血中に流れこむのです」

プロバイオティクスの可能性

おそらくマーティンデール博士が栄養学の学位ももっていることは偶然ではないと思う。長年にわたって手術による感染症の予防に力をそそいできた博士は、そこから細菌叢の重要性に気づいたのだ。今では患者が手術を受ける際にはプロバイオティクスを処方する医師として、草分け的な存在となっている。

クロストリジウム・ディフィシル菌は院内感染にもっともよく見られる感染症の原因菌であり、高リスクの患者が感染すれば死にいたる可能性もある。いま世界中で大きな問題になりつつあり、高毒性の株があらわれたことにより警戒度はさらに高まっている。

二〇一八年に『American Journal of Surgery［アメリカン・ジャーナル・オブ・サージェリー：アメリカの外科医学雑誌］』に発表された論文にはマーティンデール博士も著者の一人として名をつらねているが、この論文ではクロストリジウム・ディフィシル感染症を減らすためのさまざまな方法が考察されている。外傷患者六〇〇〇人からとったデータをみてみると、このクロストリジウム・ディフィシル菌をもっとも減らすことができたのは、抗生物質とプロバイオティクスの組み合わせだった。またよい効果を得るためには、投与のタイミングが非常に大切なこともわかった。マーティンデール博士は言う。「抗生物質と一緒にプロバイオティクスを投与し始めることが重要なのです。両方同時に投与を始めた患者は、実際ほとんどクロストリジウム・ディフィシル感染症にはかかりませんでした（〇・七パーセント）。プロバイオティクスの投与が遅れれば遅れるほど、感染のリスクは高くなります。五日たったあとでは、何の効果もありませんでした」

手術に対するプロバイオティクスの効果を考察した大規模な研究によると、結果はまちまちだ。マーティンデール博士の考えでは、これは質問のしかたをまちがえているせいだという。「プロバイオティクスはそれひとつで何でも解決できる魔法の薬ではないのです。特定の問題を解決するためには、自分に合った細菌を選んで独自の配合を考える必要があります。たとえば結腸の手術を受けるなら、乳酸菌をとるのがいいでしょう。胃の手術なら、乳酸菌とビフィズス菌の組み合わせがベスト。手術前にプロバイオティクスをとっておけば、感染症のリスクを減らし、病院で過ごす時間を短くすることができるのです」

体を動かすと腸にいい

腸内フローラをととのえるためには食事がかなり大きな意味をもつことは確かだが、善玉菌を育て悪玉菌を減らすのに大切なのはそれだけではない。運動が腸内細菌の構成に影響を与えることは、かなり前から知られていた。

最近の研究によると、運動による効果のあらわれ方は、やせた人と太った人で違ってくるという。二〇一八年に『Medicine & Science in Sports & Exercise〔メディシン・アンド・サイエンス・イン・スポーツ・アンド・エクササイズ：スポーツと運動に関する医学雑誌〕』に発表された研究は、マウスの細菌叢を運動によって改善した結果、病原菌に対する耐性が上がったという研究を人間を対象として検証したものだ。まず運動をしない人を三二人選び（うち半分はやせていて半分は肥満した人）、これまでどおりの食事をとってもらうよう指示した。それから六週間にわたり徐々に強度を増しつつ運動プログラムを行ってもらったところ、やせた人たちのほうは短鎖脂肪酸をつくり出す善玉菌の種がかなり多くなり、腸内の短鎖脂肪酸量も多かった。また細菌の遺伝子発現にも違いが見られた。しかし肥満した人たちには短鎖脂肪酸の増加も遺伝子発現の変化も見られず、短鎖脂肪酸をつくり出す善玉菌が多少（かなりとは言いがたい量）増えただけだった。

プログラムが終わったあと参加者にはいったん運動をやめてもらい、また六週間後に腸内細菌の様子を確認した。すると運動プログラムによってもたらされたよい変化はほとんど見られなくなっていた。結論として研究者たちは、運動は腸内細菌の構成に影響を与えるだけでなく、細菌の働き方にもよい影響を与え、その影響の度合いは体重によって決まるという考えにいたったのだった。

複雑な人間の体

この本の執筆を始めたときには、細菌叢のことを書くつもりはまったくなかった。ただ、細菌叢という言葉に注目し始めたのは一〇年ほど前のことで、それ以来私は細菌の世界にずっとひきつけられてきた。

デヴィッド・バーカー博士はあまり細菌については書き残していないが、それはおそらくバーカー博士が亡くなった二〇一三年には細菌叢に関する研究がまだそれほど進んでいなかったためだと思われる。そもそも昔からの考えによれば子宮は無菌環境であり、健康や病気の胎内での起源に細菌が関係しているとは誰も考えていなかった。しかし今では、母親の細菌叢の一部が胎児に伝えられ、子どもの細菌叢は三歳までには十分に発達するという考え方が徐々に浸透してきている。

科学は日々進化を続けているが、細菌が人間の健康に大きな役割を果たしていることにまったく疑いの余地はない。それは人の免疫系と代謝の働きに影響を与え、さらに脳と絶えず連絡をとりあって人の気分や慢性的な痛みまで左右する場合がある。直接の因果関係を解明するのはむずかしいが、腸内細菌のバランスの乱れがさまざまな病気を引き起こすとも考えられている。

食事が腸内細菌の構成に影響を与えていることは、もう十分わかっていただけたと思う。また加工食品が細菌叢に悪影響を与える証拠もたくさん示してきた。腸内細菌を健康に育てる方法が、本書で述べてきた病気を防ぐための基本的な考え方とかさなる部分がじつに多いのは、ある意味当然の結果と言えるだろう。『フード・ルール　人と地球にやさしいシンプルな食習慣64』〔東洋経済新報社・二〇一〇年刊〕の著者マイケル・ポーランの言葉を要約すれば、野菜中心の自然食品をほどほどにとる、秘訣《ひけつ》はこれだけだ。ひいおばあちゃんが聞いても食べ物とは思わないような名前のついた、食品添加物まみれの「食品もどき」は食べないこと。今のあなたにとっても、これから生まれてくる世代にとっても、それが健康を保ち病気を防ぐいちばんシンプルでいちばんよい方法だと、私は心から信じている。

エピローグ

私はこれまでに出会ってきたすべてのものの一部である

――『ユリシーズ』アルフレッド・テニスン

・慢性疾患には胎児期の環境が関わっている

ふとした拍子に考えることがある。一九八六年にバーカー仮説を発表したあと、自らの研究があれほど大きな変革をもたらしていったことを、デヴィッド・バーカー博士はどう考えていたのだろうか。心臓病と乳幼児死亡率につながりがあるという彼の本能的直感によって、多くの科学者たちが長く曲がりくねった道をたどり、**低出生体重**が生活習慣病の先触れとなることを確認するところから始まって、ついには現在行われているような最先端のエピジェネティック研究にたどりつくまでになった。

しかし初期の統計による観察と現在のゲノムレベルの研究には手法に劇的な差があるものの、導かれる結論は変わらなかった。慢性疾患の発症には、胎児期の環境が大きく関わっている、ということだ。

最初に原因として考えられたのは栄養不良だ。この問題のつむぎだす糸は慢性疾患という織物の中を縦横無尽に走り回り、個人単位でも集団単位でも影響を及ぼしていることがわかった。子宮内での胎児の発達は、**胎内で**母から受けとる栄養分に大きく左右される。さらに栄養不良が数世代にわたって続くと、歴史的現象として病気があらわれ始める。この例としてはアメリカ南部の脳卒中多発地帯のケースや、中国やインドなどの長期にわたる栄養不良の歴史をもち、最近になって工業化された国で見られる爆発的な糖尿病増加のケースがある。

慢性疾患の継承には栄養不良が大きな役割を果たしていることは確かだが、長期にわたる貧しい社会環境での生活が影響を与えていることも否定できない。大規模な調査により、乳幼児期のつらい状況が成人後の健康悪化につながることがわかっている。子どものときにネグレクトをはじめとする虐待、ドメスティック・バイオレンスなどの被害を受けると、成人後に心と体の両方の健康に悪影響が出るのだ。近年、この現実を受けて、「病気の社会的起源」という研究分野が出てきたほどだ。

・低収入が生みだす肥満と栄養不良

収入格差は現代社会の抱える大きな問題だ。経済レベルのトップにいる人たちと、日々食べていくので精いっぱいな人たちの間に横たわるギャップは急激に広がるばかり。人の健康に最低賃金がもたらす影響を調べた研究は数多くあり、結果はさまざまだが、それでも共通してわかってきた事実がいくつかある。

まず、とぼしい収入での生活は、人をつねに消耗させるということ。生活に最低限必要なものを手にするためだけに働き続けねばならないとしたら、ほかのことにかまっている余裕などない。リラックスのための時間をとるとか、健康的な食品をとるとか、医療機関にかかるとか、そんなことをしていられない人はおおぜいいる。そういう人たちは日々のストレスのために正しい判断もくだせない。たとえば最低賃金を一時間あたりほんの一ドル〔約一〇〇円〕増やすだけで、低収入の人たちがタバコを吸う確率を減らすことができるのに。

低収入は肥満と深く結びついている。二〇一八年に『Palgrave Communications［パルグレイヴ・コミュニケーションズ：自然科学・人文科学の学術雑誌］』に掲載された研究によれば、この関係は三〇年ほど前から深刻な問題になり始めた。ヨーロッパとアメリカ両方のデータを使って研究者たちが発見したのは、「貧しい人たちの間に異常な割合で肥満が見られる」のは「安くてカロリーだけ高い食品を大量にとる食事と、日常的な運動不足」のせいだ、という事実だった。さらに、とくに裕福な人たちの近くに住む貧しい人たちは慢性的なストレスを感じており、それがさまざまな面で健康に悪影響を及ぼすこともわかった。

二〇一八年に『Lancet Public Health［ランセット・パブリック・ヘルス：公衆衛生に関する医学雑誌］』に掲載された論文によると、収入格差は平均余命にも影響を与えている。二〇一六年には、イギリスの最貧層の人たちの平均寿命は女性で七八・八歳、男性は七四歳。一方、最富裕層になると女性は八六・七歳、男性でも八三・八歳まで延びる。さらに衝撃的だったのは、最貧層の五歳以下の子どもは、裕福な家庭の子どもに比べて死亡率が二・五倍も高かったことだ。

この論文の解説で、病気に対する集団レベルのリスク因子の専門家である主著者のマジド・エザティ博士は、現状を評して次のように述べている。

「健康に影響を及ぼすさまざまな因子がからみあって、貧しい人たちが若くして死んでいく最悪の事態が起きている」。

エザティ博士がとくに大きな問題ととらえているのは、食糧不足だ。収入格差の大きい国の最貧層の人たちは、手に入りやすいなどのさまざまな理由で、栄養不足の加工食品ばかりをとる機会が多くなる。とくに先進国の中でも経済的不平等が激しいアメリカでは、この傾向が非常にはっきりとあらわれている。

慢性疾患の発症を減らすカギは、社会経済的に公正な世界を実現することだ。この考え方の正しさを示す証拠は十分にある。二〇一六年に『アメリカン・ジャーナル・オブ・パブリック・ヘルス』に発表された研究をみてみよう。それによると、アメリカで最低賃金を国の定めた基準より一ドル〔約一〇〇円〕上げるだけで、低出生体重児の数が一～二パーセント減り、新生児死亡率が四パーセント減るという。経済学者たちは最低賃金を上げることのメリットについて活発な議論を戦わせているが、不思議なことに公衆衛生面の効果のことはあまり考えていないらしい。病気になる前に防ぐことができれば、その長期的な経済効果は莫大《ばくだい》なものになるはずなのに。

・あなたの栄養状態が未来の世代の健康につながる

何より、人は誰もが健康に人生のスタートを切るべきだ。妊娠中に母親がとる食事、そしてこの世に生を享《う》けて最初の一〇〇〇日間の子どもをとりまく環境が、大人になってからのその子の健康を大きく左右する。だったら、私たちは全力をつくして妊婦とその赤ちゃんの栄養状態を守るべきなのではないだろうか。大規模な調査により、子どもの栄養に対する援助の重要性が指摘されている。しかも援助の手を差しのべるのは、早ければ早いほどいい。たとえばフィンランドでは、かつて非常に高かった乳児死亡率を世界でもっとも低いレベルにまで下げることに成功したが（現在は出生数一〇〇〇に対し約二・三人）、これはそのすぐれた妊婦健診プログラムと、評判の高い「ベビーボックス」のおかげなのだ。

アメリカの乳児死亡率は西洋諸国の中でもっとも高いが（二〇一六年には一〇〇〇人中六・五人）、国会議員たちは減税にばかり気をとられ、全国的な妊婦健診プログラムを実施するどころか、女性と子どもを守るプログラムを切り捨てようとしている。また学業成績の向上をはかるプログラムや学校給食の改善といった、多くの見返りが期待できる提案にも目を向けようとしない政治家が多い。政府のこのような姿勢は人道に反するだけでなく、あまりにも目先のことしか考えていないように思える。このままいけば、いずれ恐ろしく高いツケを払うことになる。慢性疾患の発症率がうなぎのぼりになることは目に見えており、その治療にかかる費用は膨大だからだ。

現状の数字を見て、多くの人に気づいてもらいたい。妊娠中の胎児に起こることは、これまでにあったことの積みかさねなのだ。

女性と子どもの健康を守ることが、未来の世代の健康を保証する。そのためには、まずすべての母親と子どもたちの栄養状態を改善する公衆衛生政策が必要なことを認め、それを始めていかなければならない。それが最終的には私たちすべての利益となり、より公正で健康な社会の実現につながるのだ。

【あ行】

■RNA／リボ核酸

DNAと同じように、生物学的なプロセスにおいて重要な役割を果たす核酸。遺伝子を制御したり、発現のしかたを変えたりする。

■RNAシグナル伝達

RNA（リボ核酸）は遺伝子の制御と発現に重要な役割を果たす分子。mRNA（メッセンジャーRNA）、miRNA（マイクロRNA）、lncRNA（長鎖ノンコーディングRNA）などさまざまな種類があり、DNAの情報を細胞のほかの部分へ運んだり、遺伝子の発現を制御したりする働きをもつ。

■RNA調節

「RNAシグナル伝達」参照。

■RNA発現

「RNAシグナル伝達」参照。

■アレル／対立遺伝子

一対の**ヌクレオチド**のDNA塩基配列にもとづく、同じ遺伝子の二つの種類のうちのひとつ。

■アロスタティック過負荷

ストレスなどの環境による影響に対して体を適応させるシステム（アロスタティック・システム）に、長期にわたって使い続けると起こるダメージ。ストレスなどの影響をつねに受けている状態だと、アロスタティック・システムが過負荷の状態になり、病気にかかりやすくなる。

■アロスタティック・システム

環境による影響に対して体を安定した状態に保つシステム。

■一塩基多型／SNP

人のDNAにもっともよくみられる遺伝子変異の種類。対になった**ヌクレオチド**の塩基配列が塩基対合の規則にしたがわない場合に起こる（たとえばDNA中のある部位でAとCが対になる場合など）。薬に対する反応や、病気発症のリスクといった遺伝子に関わる現象を研究したり、先祖をたどったりする際にとくに役にたつ。

■遺伝子制御

遺伝子発現の際に遺伝子をオンまたはオフにするプロセス。

■遺伝子発現

遺伝情報が変換され、体が利用できるような分子（タンパク質など）がつくられる複雑なプロセス。エピジェネティックな変化の影響を受ける。

■インスリン抵抗性

体が徐々にインスリンを処理できなくなっていく状態。

■疫学

人の集団内における病気のパターンを研究し、病気を引き起こす原因を特定する学問。

■エピゲノム

遺伝子をとりまく化合物のネットワーク。環境との相互作用により、外的な影響にこたえて遺伝子発現を変える。

■エピジェネティクス

未来の世代へ伝えられるような遺伝的な変化（分裂するときに同じ細胞に伝えられる）を引き起こす生物学的なプロセス。

■エピジェネティックな

DNAの塩基配列に加わって遺伝子の働きに影響を与える因子に関わることがらを表す。epi-はギリシャ語で「～に加えて」、geneticは「遺伝子の」という意味。

■エピジェネティックな遺伝

エピジェネティックな変異により遺伝子発現に起きた変化が、生物学的に子孫へ伝えられること。

■エピジェネティックなタグ（標識）

経験による影響をDNAに記録して遺伝子発現を変える化学的なタグ（標識）。

■エピジェネティックな変異

遺伝子発現に影響を与え、人生における経験を生物学的な記憶のように細胞やゲノムに刻みこむ動的なしくみ。

■エンドトキシン

細菌細胞の中にある分子。有害な刺激物に反応して血流の中に漏れだす場合があり、細胞が死ぬと血中に放出される。

■オビーソゲン

加工食品、殺虫剤、処方薬などの市販製品に含まれる化合物で、遺伝子発現に影響を与えて代謝の際に脂肪をためこむよう働きかける。肥満の原因となる。

【か行】

■活性酸素種／ROS

酸素を含む不安定な分子の一種で、「フリーラジカル」とも呼ばれる。従来は、活性酸素はたまると細胞にダメージを与えるとされ、車につくサビのようなものと考えられてきた。しかし最近の研究によると、活性酸素が人の体に役立つ場合もあることがわかってきている。

■がん遺伝子

正常な遺伝子が、変異あるいは異常な発現によってがん細胞になる可能性をもつ遺伝子に変わったもの。

■幹細胞

さまざまな種類の細胞に発達していく可能性をもつ細胞。

■飢餓と肥満のパラドックス

同一人物あるいは同一家庭の中で、飢餓と肥満が同時に存在するというあきらかに矛盾した状況。食糧不足と関係している場合が多い。

■共生細菌

細菌叢内《さいきんそうない》にすむ善玉菌を表す言葉。

■ケトーシス

体がエネルギーにするためのブドウ糖が十分にないため、脂肪を燃やす状態。

■ケトン

脂肪が代謝されてできる化合物。

■ゲノム

人間をかたちづくる遺伝物質。おもに遺伝子とDNAでできている。

■健康と病気の発生起源／DOHaD

母親の胎内での状態と、出生後の生涯にわたる健康との関係に焦点を絞って研究する学問。

■高栄養価

重量に対して栄養価が高いこと。

■高エネルギー

重量に対してカロリーは高いが栄養素は少ない食品のこと。

■酵素

人のからだ中に存在し、細胞内の化学反応を早める分子。消化系、代謝系、筋肉系、中枢神経系といったさまざまな体組織の正常な働きを助ける。

■行動エピジェネティクス

子育て、ストレス、社会経済的状態などの（広い意味での）行動に関する影響に、エピジェネティクスの原理を応用する研究分野。この比較的新しい分野は、「育ち」が「生まれ」をつくりなおすということをあきらかにしてくれる。

【さ行】

■細菌シグナル伝達

腸内細菌が脳などの遠くにある臓器と連絡をとりあう能力。

■細菌叢

体内や体表面にすむ細菌の集合体。

■細菌叢が好む炭水化物
善玉菌の栄養となる物質（食物繊維やオリゴ糖など）。

■細菌多様性
生命体の体内や体表面に生息する細菌の種類の多さ。多いほど健康によいと考えられる。

■細菌の定着
細菌叢を形成する細菌群が定着すること。

■子宮内胎児発育遅延／IUGR
母親の栄養不良などの要因により胎児の発育が標準より遅れている状態。

■視床下部
満腹感や代謝を制御する脳の一部分。

■視床下部 - 脳下垂体 - 副腎軸／HPA軸
脳の一部と副腎（腎臓の上にある）をつなぐ体組織。体のストレス反応に大きく関わっている。

■脂肪過多
病的に体重が多い状態。腹部脂肪過多（内臓脂肪過多ともいう）は肝臓や膵臓《すいぞう》などの重要な臓器に影響を与えるため、ふつうの肥満よりもさらに危険度が高い。

■脂肪毒性
組織内にたまった脂肪。心臓や肝臓に悪影響を及ぼす。

■腫瘍抑制遺伝子
さまざまな方法でがん細胞の発生と増殖を防ぐ遺伝子。

■植物性エストロゲン
自然の植物の中に含まれるエストロゲン（女性ホルモン）の一種。大豆製品に多く含まれる。

■神経伝達物質
セロトニン、ドーパミンなどの気分を左右する化学物質。

■浸透度
特定の遺伝子変異のせいで、ある病気になる確率。浸透度が高いほど、その病気になりやすい。単一遺伝子疾患の中には、浸透度が一〇〇パーセントのものがある。

■生殖能力
男性においては受精能力、女性においては受胎能力のこと。

■生物活性化合物
食物内にあり、人の体に健康をもたらす化学物質。

■世代間遺伝
「エピジェネティックな遺伝」参照。

■前駆細胞
幹細胞から発生し、特定の種類の細胞に分化していく能力をもった細胞。非常に新しい考え方のため、その正確な定義はまだ進化の途中である。

■全ゲノム関連解析/GWAS
人のゲノムの解析により、特定の病気と遺伝子変異とのつながりを確認しようとする研究。

■染色体
細胞核内の遺伝子を含む部分。人は両親からそれぞれ二三ずつ受け継いだ全部で四六の染色体をもつ。

■前頭前皮質
専門家が「実行機能」と呼ぶ働きに関わる脳の一部。個性や社会的行動と強く結びついており、青年期に成熟する。

【た行】

■代謝
食物中の栄養素を分解して、体を動かすのに必要なエネルギーに変える化学的プロセス。

■代謝する
栄養素を体が使えるように分解すること。

■胎内で
子宮内で、生まれる前に。

■胎盤機能不全
妊娠合併症のひとつで、胎盤が必要な栄養素や酸素を胎児に十分に送ることができない状態のこと。

■多因子遺伝病
数百の遺伝子が少しずつ関わって、エピジェネティックな影響が引き起こされることなどにより生じる病気。

■単一遺伝子疾患
特定の遺伝子の変異により発症する病気。

■短鎖脂肪酸
消化のプロセスで腸内細菌がつくり出す、体によい物質。

■腸内毒素症
腸内にすむ細菌の種のバランスが崩れ、有害な細菌のほうが優勢になった状態。

■腸内フローラ
腸の中にすむ細菌。

■DNA（デオキシリボ核酸）
染色体の主要な構成物質であり、細胞が分裂するときに正確にもとの姿を再現するための遺伝情報を伝える。

■DNAメチル化
メチル基がDNAにくっついて発現を変化させるときに細胞内で起こる化学変化。低メチル化はメチル化があまり起きていない状態を指し、高メチル化はメチル化が過剰に起きている状態を指す。

■低出生体重
新生児の体重が二五〇〇グラム未満のときにいう。デヴィッド・バーカー博士の初期の研究では低出生体重を、肥満、2型糖尿病、心臓病などのリスクを高める指標と考えていた。

■テロメア
染色体の端にくっついたDNAの一片で、細胞が複製される際に染色体を守る働きをする。

■テロメラーゼ
「アンチエイジング」効果があると言われる酵素。テロメアを長いままに保とうとする。

■転写
遺伝子発現の最初の段階。転写により遺伝子のＤＮＡ配列が複製されてＲＮＡができる。

【な行】

■内臓脂肪
「脂肪過多」参照。

■内分泌学
ホルモンに関する学問。

■内分泌攪乱物質《ないぶんぴつかくらんぶっしつ》
遺伝子発現にマイナスの影響を与え、病気発症の下地をつくるおそれのある有害な化学物質類。身近な製品にも多く含まれる。

■内分泌系
ホルモンをつくり出すすべての分泌腺のこと。

■ニュートリエピゲノミクス
栄養素が遺伝子発現に与える影響を研究する学術分野。

■ニュートリゲノミクス／栄養ゲノム学
遺伝子と栄養素の相互作用を研究する学術分野。体が栄養素を吸収し、たくわえ、使用する方法に遺伝子変異が与える影響を解明することをめざす。

■ヌクレオチド
ＤＮＡの基本構造単位である化合物。ＤＮＡの二重らせんは、アデニン（Ａ）、チミン（Ｔ）、シトシン（Ｃ）、グアニン（Ｇ）という四つのヌクレオチドからなる。細胞が分裂するとき、相補的塩基対合の規則により四つのヌクレオチドは特定の相手と結合して一対となる（ＡとＴ、ＣとＧ）。この配列のしかたにより、一塩基多型（ＳＮＰ）ができる。

【は行】

■BMI／肥満指数

体重と身長により肥満度を判定する基準。

■ヒストン修飾

ヒストン（タンパク質の一種）が特定の化学物質に修飾されることにより、遺伝子発現に影響を与えるエピジェネティックなプロセス。

■ヒストンのアセチル化

アセチルとして知られる化学物質が加わるタイプのヒストン修飾。

■肥満原因環境

肥満の原因となる因子が多い環境。

■一〇〇年効果

人のDNAの構成は受胎のはるか前に決まっているという考え方。人のもととなる卵子は、母親がまだ祖母の子宮内にいる胎児だったときに、その胎児の子宮内でつくられたものであるため。

■表現型

遺伝子型や環境からの影響の蓄積により、ある生命体の特徴・特質が目に見える形であらわれること。

■病原体

病気を引き起こす微生物。ウイルス、細菌、菌類などがある。

■プレバイオティクス

腸内の善玉菌に栄養を与える食品。

■プロバイオティクス

おもに食べ物に含まれ、健康に直接よい働きをもたらす善玉菌のこと。

■ホルモン

細胞レベルで働く化学伝達物質。内分泌腺（副腎や甲状腺など）から分泌される。

【ま行】

■メチル基

多くの化合物の中に見られる分子構造の一タイプ。「DNAメチル化」参照。

■メチル基供与体

代謝されるとDNAメチル化を助ける働きをする葉酸やビタミンB12などの栄養素。

■メンデルの遺伝の法則

グレゴール・メンデルのエンドウの実験にもとづく遺伝の法則。特質は現在「遺伝子」として知られているものによって、ある規則にしたがい世代を超えて伝えられるとする。

【や行】

■薬理ゲノミクス・テスト

ある薬の使用に対する反応を、遺伝子を使って調べるテスト。

■薬理ゲノム学

処方薬に対する人の体の反応に遺伝子が与える影響を研究する分野。

【ら行】

■老化

細胞がもう分裂しなくなったが、まだ死んではいない状態のこと。

謝辞

膨大なとりとめのないアイディアが本書という一冊の本にまとまるまでには、多くの人たちが惜しみない援助の手をさしのべてくれた。

まず最初に、最大限の感謝の言葉を捧《ささ》げたいのはボブ・ムーア氏。全粒穀物ブランド、ボブズ・レッド・ミルのパッケージについている顔でおなじみのあの人だ。良質な栄養のもつ力にかたむける彼の情熱に触れた人は、みな例外なくそのとりこになってしまう。デヴィッド・バーカー博士の業績を最初に教えてくれたのは、ムーア氏だった。また本書を執筆するにあたっての調査や執筆作業の間を通して、つねに援助と励ましを与え続けてくれた。

オレゴン健康科学大学のケント・ソーンバーグ博士は、本書の「まえがき」を書くことを快く引きうけていただいたばかりか、原稿を全部読んで科学的な正確さを検証していただいた。その朱入れのペンは軽快かつレーザー・メスのように鋭く、まさに最高の編集者を得ることができたと思う。フィンランドのヘルシンキ大学のヨハン・エリクソン博士、イギリスのサウサンプトン大学のキャロライン・フォール博士にも、本書のかなりの部分に目を通していただいた。この疫学者の方がたが専門知識を惜しげもなく提供してくださったこと、またデヴィッド・バーカー博士との楽しい思い出を話してくださったことに心から感謝の意をあらわしたい。もし何らかの誤りがあったとしたら、責任はすべて著者にあることを申し添えておく。

ポートランドのナショナル・ユニヴァーシティ・オブ・ナチュラル・メディシンのフード・ア

ズ・メディシン・インスティテュートの共同設立者である自然療法医ジュリー・ブライリー博士とコートニー・ジャクソン博士にも感謝を申し上げたい。『Food as Medicine Everyday』というすばらしい本の共著者でもあるお二人は、本書の栄養に関する情報について、こまかい指導を与えてくださった。ともに作業を進めながら、栄養と人間の体が相互に与えあう複雑な作用についてさまざまな知識を授けていただいたことに、心から感謝している。また細菌叢《さいきんそう》が健康に与える影響については、ロバート・マーティンデール博士から貴重な情報を提供していただいたことが大きな助けとなった。

またマーケティングにおいては、ロバート・ローズ社のケリー・グローバー氏とミーガン・ブラッシュ氏、およびスコット・マニング&アソシエイツのスコット・マニング氏とアビー・ウェルハウス氏にも感謝の意を表明したい。

そしてもちろん、私の家族も忘れてはいけない。娘のメレディスは、初稿を読んで貴重な意見を出し、私をつねに正しい方向へと導いてくれた。最後に、いつもそばに寄りそって、おいしい食事とすてきな花で励ましてくれた夫ボブに、いちばん大きな感謝を捧げたい。

訳者あとがき

○○健康法、△△ダイエット、□□サプリ……昔も今も、世の中には健康情報があふれる。ある程度の年になれば、血圧上昇、体重増加、高コレステロール値といった何らかの体の不調をおぼえる人がほとんどだ。「食事に気をつけて、運動してくださいね」と医師から言われ、薬をもらってジムに通い、テレビやネットで見たダイエットやサプリメントを試してみる。しかしなかなか効果はあらわれない。「生活習慣病」っていうくらいだから、これまでの私の生活習慣が悪かったのよね。それに高コレステロールって遺伝性のものだっていうじゃない？　と少しあきらめ気味になりながらも、食事には多少気をつかい、なるべく健康によい食材を選び、ファストフードは避ける。そんな日々を送っているのは、たぶん私だけではないはずだ。

ところが本書の著者によれば、いわゆる「生活習慣病」は「自分の生活習慣が引き起こす病」ではないのだという。大人になってから心臓病や糖尿病になるかどうかは、私たちが母の胎内にいたときに両親がどこでどんな生活をしていたか、さらには祖父母がどこで何を食べていたかに左右されるというのだ。「生活習慣病」「成人病」という呼び名が誤解をまねいているが、医学界では「エピジェネティックな（＝遺伝子にあとから加わった環境による）影響」が心臓病や糖尿病などの慢性疾患を引き起こすというのが常識になりつつあるらしい。そうか。コレステロール値が高いのは私の揚げ物好き運動ぎらいの生活習慣のせいだけじゃなかったんだ。ちょっとだけ気が楽になった。

とはいえ、解決方法は基本的に変わらない。できるだけ自然に近い食品をとり、適度な運動を心がけること。また腸内細菌を健全に保つことも大切だという。著者が繰り返し強調しているのは、糖分の恐ろしさと、全粒穀物や野菜・豆類の大切さだ。「標準的なアメリカ食（SAD）」に比べれば日本人の食事はずいぶんまともに思えるが、それでも若い世代にはファストフードや炭酸飲料の誘惑は多い。ジュースのがぶ飲みはやめて、全粒穀物（日本で言えば玄米や十穀米だろうか）や野菜、味噌《みそ》や納豆などの発酵食品を多めにとる食事をしようというのは、すべての世代に共通するアドバイスだろう。

著者はカナダでジャーナリスト・政治家のスピーチライターとしてキャリアをスタートさせたが、二〇年ほど前から一〇冊以上の料理本を出し、七五万部以上の売り上げを誇っている。自然食品や栄養だけでなく、社会構造や環境の問題にも切り込む本書は、著者のこれまでの興味と活動の集大成と言えるものだろう。その公式ホームページには健康によいレシピがたくさん紹介されている。

そうやって食事や運動、また周囲の環境にも気を配って健康に暮らしていこうと提案する著者がいちばん気にかけているのは、おそらく未来の世代のことだ。祖父母の食べ物によって私たちがつくられたように、私たちが今食べているもの、吸っている空気が私たちの子どもや孫たちの世代をつくるのだ。もちろん個人だけでは変えられない社会環境の問題も大きい。著者もふれているようにアメリカでは貧困が肥満をまねく現状があり、発がん性物質や大気汚染などによる環境問題も深刻だ。さらには本書の翻訳中に発生した新型コロナウイルスの蔓延《まんえん》により、社会環境のすべてが大きな変革のときを迎えている。もうすぐ平均寿命の延びが止まり、親の世代より長生きできない世代があらわれ始めるという。そんな未来をこの先の世代に与えないために、私たちには何ができるだろうか。ひとりひとりが未来を意識して、より健康な毎日を過ごしていくこと。それが唯一の解決策だと著者は教えてくれているように思う。

なお、本文中［　］のかっこで囲まれた解説は訳注であることをお断りしておきたい。また、内容の重要性と全体のバランスを考慮して、著者の承諾のもと、原書の一部を割愛して翻訳したことを申し添えておく。

最後に、本書を翻訳する機会を与えてくださったサンマーク出版の武田伊智朗さん、株式会社リベルのみなさんに心から謝意を表したい。

加藤輝美

You Are What Your Grandparents Ate by Judith Finlayson

Originally published by Robert Rose Inc., 120 Eglinton Avenue East,

Suite 800, Toronto,

Ontario M4P 1E2, Canada.

Japanese translation rights arranged with Robert Rose Inc. through

Tuttle-Mori Agency, Inc., Tokyo

［著者紹介］
ジュディス・フィンレイソン　Judith Finlayson
人の健康や女性の歴史、食べ物と栄養など幅広いテーマにわたる著作があるベストセラー作家。カナダの全国紙グローブ・アンド・メールに連載をもったこともあるコラムニストであり、雑誌ジャーナリストでもある。多数の料理本も出す一方で、法律や医療や女性問題を扱う多くの機関で委員を務める顔ももつ。カナダのトロント在住。

ケント・ソーンバーグ博士（「まえがき」の執筆者）　Dr. Kent Thornburg
アメリカ・オレゴン州ポートランドにあるオレゴン健康科学大学のボブ＆チャーリー・ムーア栄養健康研究所所長、ナイト心臓血管研究所発達健康センター長および内科学教授。

［訳者紹介］
加藤輝美（かとう　てるみ）
英語翻訳者。愛知県立大学文学部英文学科卒。自動車関連の実務翻訳、洋楽雑誌の記事翻訳を経て、トライデント外国語・ホテル・ブライダル専門学校非常勤講師。訳書に『シンプルなクローゼットが地球を救う――ファッション革命実践ガイド』（春秋社）がある。

あなたは「祖父母が食べたもの」で決まる

2020年10月１日　初版印刷
2020年10月10日　初版発行

著　者　ジュディス・フィンレイソン
訳　者　加藤輝美
発行人　植木宣隆
発行所　株式会社 サンマーク出版
東京都新宿区高田馬場2-16-11
☎03-5272-3166（代表）
印　刷　三松堂株式会社
製　本　株式会社村上製本所

ISBN978-4-7631-3829-3 C0030
ホームページ　https://www.sunmark.co.jp